당신에게 건강을 선물합니다.

_____ 님께

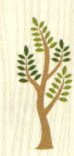

병을 낫게 하는 것은 자연이다.
음식물로 못 고치는 병은 의사도 못 고친다.

- 히포크라테스

천혜의 명약
암을 이기는 약초 ❶

약초대한명인이 63년 동안 연구한
암을 다스리는 약초와 제조법

천혜의 명약
암을 이기는 약초 ①

• 권혁세 지음 •

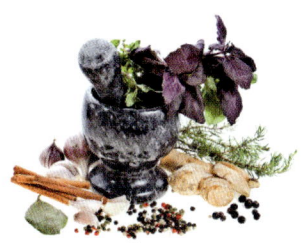

도서
출판 평단

| 일러두기 |

1. 보건복지부 통계에 따라 현대인이 진료를 많이 받는 암으로 구성하였다.
2. 이해하기 어려운 전문 용어는 쉽게 풀어 쓰려고 노력하였다.
3. 우리나라에서 자생하거나 재배되고 있는 것들로 실었다.
4. 약용 식물의 학명(學名), 과명(科名), 생약명(生藥名), 이명(異名) 등을 맨 앞에 밝혔다.
5. 식물의 분포, 재배, 채취, 약성 등에 대하여 한눈에 알아볼 수 있도록 조견표(早見表)를 만들었다.

분 포	식물의 한반도 자생지(또는 재배지)
생 지	식물이 자생하는 토양 및 환경(또는 여부)
키	다 자란 식물의 높이(덩굴 식물의 경우는 줄기의 길이)
분 류	풀인지 나무인지, 1년생인지 다년생인지, 육생(陸生)인지, 수생(水生)인지 등의 구분
번 식	재배할 경우의 번식 방법
약 효	식물 전체에서 약재로 쓰는 부위
채 취 기 간	1년 중 약재를 채취하는 시기
취 급 요 령	약재를 채취한 후의 약재 처리 및 보존 방법
성 미	약재가 지니고 있는 성질
독 성 여 부	약으로 쓸 때의 1회 사용(허용) 기준
동 속 약 초	해당 식물과 비슷한 약효를 지닌 식물 이름

6. 본문 시작에서는 이명(異名)과 별칭(別稱), 민간요법에 얽힌 유래, 식물학적·생태적 특징, 유사종과의 비교, 식물의 용도를 기술한 다음, 그 식물의 잎·꽃·열매를 상세히 설명하였다.
7. 각 암에 맞는 약초와 그에 따른 '제조법'과 '주의사항'을 기술하였으며, '기타 효능'에는 식물에 맞는 질환을 소개하였다. 또한 '이 약초는…'에는 그 식물의 탁월한 효능을 소개하였다.
8. 본문의 이미지는 Wikimedia Commons, 'This file is licensed under the Creative Commons Attribution'에 따라 출처를 밝혔다. 이외는 저자가 직접 촬영한 것이며, public domain을 사용하였다.

머리말

 무릇, 우주의 기운을 받아 소우주(小宇宙)의 존재로 태어난 우리의 몸은 천하의 자연과 불가분(不可分)의 관계에 있다. 따라서 건강을 지키고 질병을 치유하는 근원도 자연에서 찾을 수 있다. 그런데도 우리는 건강을 지키고 병을 고치기 위해 명약(名藥)을 찾아 시정(市井)을 헤매고 있다. 그러나 정작 산과 들에 지천으로 널려 있는 그 흔한 초목이 바로 하늘이 준비해 놓은 신약이요 명약이라는 사실을 모를 뿐만 아니라 알려고도 하지 않는다. 심지어는 알려 주어도 믿지 않으려 한다. 명약이란 비싸고 구하기 어려운 것이라는 편견 때문이다.

 그래서 누구나 쉽고 편하게 명약을 접할 수 있는 길을 세상에 널리 알리기 위해 지난 63년 동안 쌓아 온 연구와 경험을 바탕으로 민간요법의 정수(精髓)를 집대성한 《천혜의 명약 암을 이기는 약초》를 편찬하게 되었다.

 필자는 11세 때인 1948년에 충남 천안시 부대동에서 대한성공회 이정호 신부님과 선친으로부터 3년에 걸쳐 우리 몸에 신효한 처방 200여 가지를 전수받는 행운을 얻었다. 그 후 63년 세월이 지난 지금까지 전국 방방곡곡 구석구석을 일일이 찾아다니며 약재를 채취하고 민간에 전래·전수되어 오는 수많은 민간요법을 채집·연구하였다.

이 책에 엄선하여 기록한 처방들은 우리의 조상이 이 땅에 살게 된 이래 오늘에 이르기까지 오랜 세월에 걸쳐 하나하나 체험을 통해 얻어진 순수한 우리 민간요법의 결정체로서, 특히 한 가지 약재로도 수많은 처방을 낼 수 있는 단방(單方)이라는 점이 돋보인다.

또한 산과 들에서 약재를 직접 채취하여 혼자서도 배워 익힐 수 있다는 장점이야말로 민간요법만이 가지고 있는 가장 큰 자랑이다. 그러므로 독자들은 이 책에 망라된 우리 전래의 민간요법 처방들에 대하여 믿음을 가지고 기회 있을 때마다 활용해 보기 바란다.

"돈을 잃으면 조금 잃는 것이요, 명예를 잃으면 많이 잃는 것이요, 건강을 잃으면 전부를 잃는 것이다"라고 한 고래(古來)의 금언(金言)이 새삼스러운 요즘이다. 쉽고 간편한 《천혜의 명약 암을 이기는 약초》로 가족과 이웃의 건강을 보살피고 난치병의 질곡으로부터 벗어날 수 있다면 그처럼 기쁜 일이 어디 있겠는가!

독자 여러분도 그러한 통쾌한 경험을 하게 되기를 진심으로 기원한다.

운산(雲山) 권혁세(權赫世)
한국민간요법연구회 회장
주식회사 익생(益生) 대표

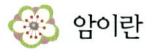 암이란

몸속의 정상 조직 세포가 특수한 환경 및 내재적인 요인에 의해 악화되어 정상적인 성장 조절 방법을 벗어나 무한대로 증식을 하여 종양을 이루는 난치병을 말한다. 궁극적으로는 주위의 조직을 침범하거나 다른 장기에 퍼져 죽음에 이르게 한다.

암은 상피성(上皮性) 세포에서 발생하는 암종(癌腫)과 비상피성 세포에서 발생하는 육종(肉腫)으로 크게 구분된다. 발암 요인으로는 화학물질, 방사선, 바이러스, 방부제, 식품 첨가제, 착색물, 농약, 공장 폐수 등 대부분 환경오염과 관련된 것이 많다. 현대의학으로 그 발병 원인과 완치 방법을 완전히 알지 못하는 불치병의 하나로 꼽히는 무서운 병이다.

치료 방법에는 수술, 방사선 요법, 항암 화학 요법 등이 있고 새로운 치료법의 연구 개발이 속속 시도되고 있으나 아직은 어느 것 하나 시원치 않은 실정이다. 그러므로 좀 더 주의해서 자기 몸 관리에 힘써 예방하는 것이 최선일 것이다.

암의 종류에는 갑상샘암, 위암, 폐암, 간암, 유방암, 대장(결장·직장)암, 자궁경부암, 전립선암 등 그 종류도 다양하다.

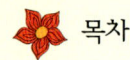 목차

머리말 _ 5
암이란 _ 7

Part 1 갑상샘암

결명차 _ 14 • 꿀풀 _ 18 • 다시마 _ 22 • 마 _ 26 • 미역 _ 30 • 소리쟁이 _ 34
• 수양버들 _ 38 • 익모초 _ 42 • 통통마디 _ 46 • 단풍마 _ 50 • 무 _ 54 •
콩 _ 58   갑상샘암 똑똑한 대처법 _ 62

Part 2 위암

가지 _ 68 • 감초 _ 72 • 개오동나무 _ 76 • 고구마 _ 80 • 두릅나무 _ 84 •
마늘 _ 88 • 무화과나무 _ 92 • 새모래덩굴 _ 96 • 애기똥풀 _ 100 • 오갈피
나무 _ 104 • 율무 _ 108 • 음나무 _ 112 • 인동 _ 116 • 참깨 _ 120 • 참당
귀 _ 124 • 칠엽수 _ 128 • 칡 _ 132 • 호박 _ 136 • 환삼덩굴 _ 140
          위암 똑똑한 대처법 _ 144

Part 3 폐암

갈퀴덩굴 _ 150 • 개미취 _ 154 • 다시마 _ 158 • 등골나물 _ 162 • 마름 _ 166
• 미역 _ 170 • 방아풀 _ 174 • 부처꽃 _ 177 • 사철쑥 _ 180 • 옻나무 _ 184
• 용담 _ 188 • 회화나무 _ 192   폐암 똑똑한 대처법 _ 196

Part 4 간암

긴담배풀_202 • 더덕_206 • 무_210 • 민들레_214 • 비파나무_218 • 수염가래꽃_222 • 우엉_226 • 절굿대_230 • 죽순대_234 • 짚신나물_238 • 활나물_242   간암 똑똑한 대처법_246

Part 5 유방암

고추냉이_252 • 더덕_256 • 바위솔_260 • 산자고_264 • 양파_268 • 엉겅퀴_272 • 용담_276 • 인삼_280 • 지느러미엉겅퀴_288 • 질경이_292   유방암 똑똑한 대처법_296

Part 6 대장암

다래나무_302 • 사과나무_306 • 상황버섯_310 • 영지버섯_314 • 우엉_318 • 주목_322 • 청미래덩굴_326 • 표고버섯_330 • 할미꽃_334 • 화살나무_338   대장암 똑똑한 대처법_342

Part 7 자궁경부암

다래나무_348 • 뚝갈_352 • 맨드라미_356 • 모란_360 • 익모초_364 • 인동_368 • 인삼_372 • 참느릅나무_377 • 하눌타리_380   자궁경부암 똑똑한 대처법_384

Part 8 전립선암

골등골나물_390 • 골무꽃_393 • 매일초_396 • 미역취_399 • 부처꽃_402 • 양파_406 • 옻나무_410 • 죽대_414 • 짚신나물_418 • 청미래덩굴_422   전립선암 똑똑한 대처법_426

천혜의 명약 암을 이기는 약초

Part 1

....

갑상샘암

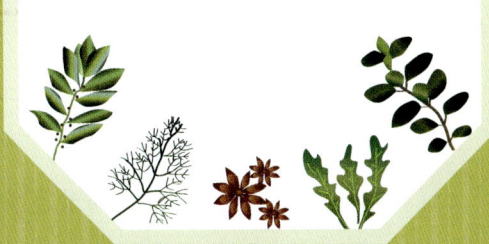

Thyroid Cancer

Part 1 갑상샘암 Thyroid Cancer

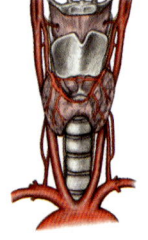
갑상샘 구조

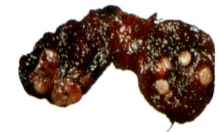
갑상샘암 조직

갑상샘은 인체에서 가장 큰 내분비선으로 목의 중앙부에 위치하고 있으며 날개를 편 나비 모양으로 생겼는데 사람에 따라서는 말굽 모양으로 생긴 것도 있다. 목밑샘이라고도 한다.

갑상샘은 우리 몸의 성장, 발육, 지능 발달에 관여하는 티록신 호르몬 및 칼슘 대사를 조절하는 호르몬을 분비한다. 이 호르몬은 뼈의 성숙을 촉진하고 단백질, 당분, 지방의 대사를 활성화시킴으로써 기초 대사를 조절하여 발육을 촉진하게 한다. 따라서 갑상샘 호르몬이 결핍되면 체구가 왜소해지는 크레틴병이나 점액 수종이 생기고, 과잉되면 눈알이 튀어나오는 바제도병이 된다.

갑상샘 질환은 정신적으로 스트레스를 많이 받는 사람에게 많이 발생한다. 화를 잘 내거나 결벽증이 있는 사람, 유방에 멍울이 있었던 사람, 배꼽 아랫부분에 불쾌한 느낌을 자주 받았던 사람이 잘 걸리며, 특히 중년 여성들에게 많이 나타난다.

A. 갑상샘기능저하증: 갑상샘의 호르몬 분비 기능이 떨어져 생기는 질병이다. 전신이 나른하거나 피부건조, 안면부종, 탈모 등의 피부 증상, 정신 증상, 신경 반사의 저하, 혈압 저하, 맥박수 저하, 저체온 등의 증상이 일어난다. 저지방, 저칼로리의 음식을 섭취하는 것이 좋고 설탕, 과당, 술, 동물성 지방 등을 금해야 한다. 대체적으로 치료가 잘 되는 편이므로 너무 걱정하지 않아도 된다.

B. 갑상샘기능항진증: 갑상샘 호르몬 분비가 지나치게 많아서 생기는 질병이다. 심장 박동이 빨라져 가슴이 울렁거리고 떨림, 다음, 다식, 다한, 다뇨, 수척(체중감소) 등의 증상과 함께 신경과민, 불면, 불안, 호흡곤란(운동시) 등을 유발하기도 하고 심장 질환 및 수전증, 골다공증 등이 올 수도 있다. 또한 설사를 자주하고 피로를 쉽게 느끼며 점점 쇠약해진다. 심하면 안구가 튀어나오고 사물이 이중으로 보인다.

   다음의 약초와 처방으로 효험을 볼 수 있다.

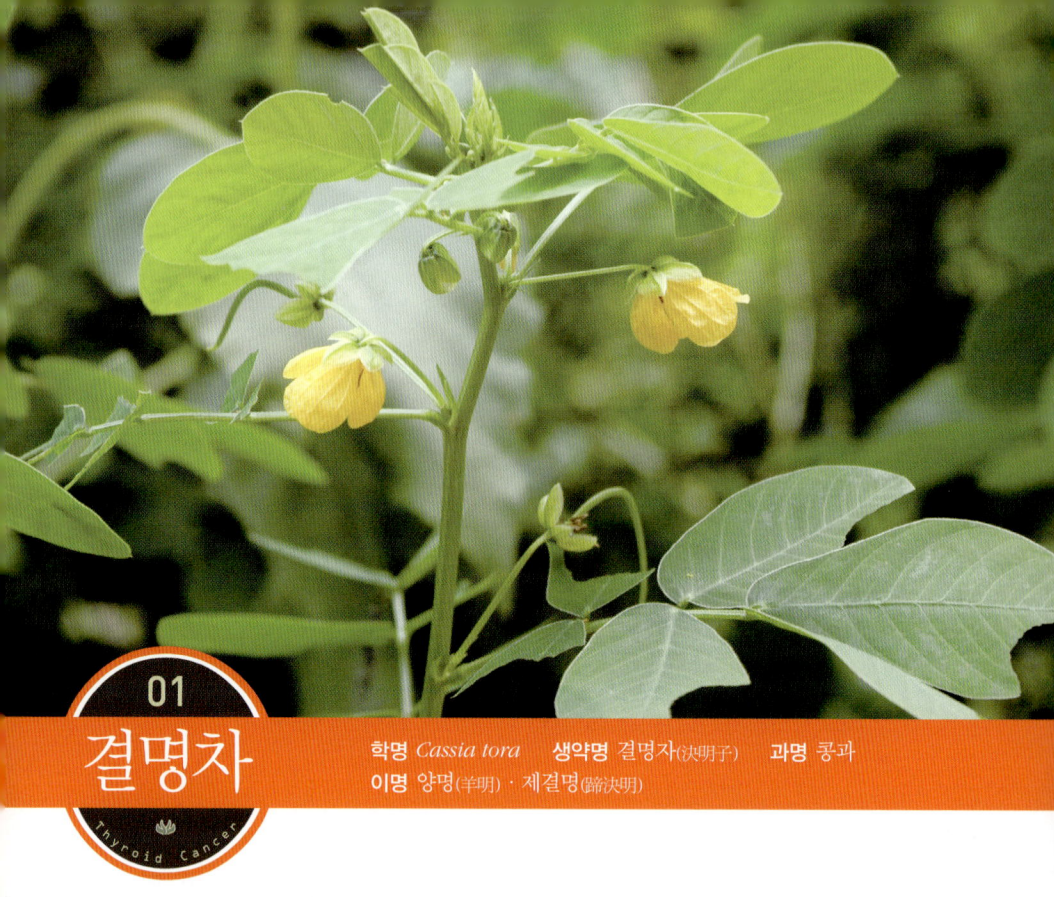

01 결명차

학명 *Cassia tora*　　**생약명** 결명자(決明子)　　**과명** 콩과
이명 양명(羊明)·제결명(䑏決明)

결명차는 긴강남차와 비슷하여 긴강남차라고도 하나 긴강남차는 여러해살이풀이다. 결명·마제결명·초결명이라고도 한다. 전체에 짧은 털이 있다. 결명차의 씨를 결명자라 하는데 특이한 냄새와 맛이 있다. 결명(決明)이라는 명칭은 눈을 밝게 해준다는 뜻에서 유래되었다.

분 포	전국 각지	생 지	밭에 재배
키	1~1.5m	분 류	한해살이풀
번 식	씨	약 효	온포기 · 씨
채취기간	9~10월	취급요령	날것(잎) 또는 말려(씨) 쓴다.
성 미	서늘하며, 쓰고 달다.	독성여부	없다.

잎 어긋나며 짝수 1회 깃꼴겹잎이다. 작은 잎은 2~4쌍이며 거꿀달걀꼴이고 길이는 3~4cm이다.

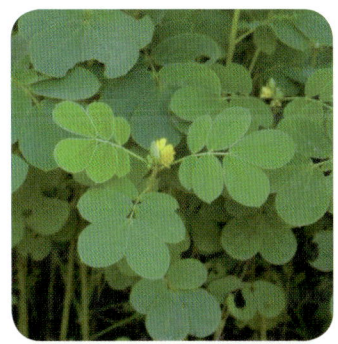

꽃 7~8월에 잎겨드랑이에서 1~2개의 꽃대가 나와 그 끝에 노란색의 오판화가 달려 핀다. 꽃잎은 5개이고, 꽃받침 조각은 긴달걀꼴이며 끝이 뭉뚝하다.

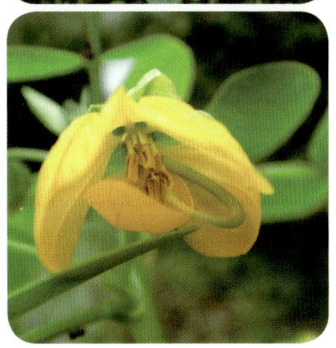

열매 8~9월에 꽃이 진 뒤에 활처럼 길쭉한 꼬투리가 황갈색 또는 녹갈색으로 달려 익는다. 길이는 10cm 정도이다. 그 속에 윤기가 나는 황갈색 내지 흑갈색의 씨가 한 줄로 들어 있다. 씨는 길이 3~6mm, 지름 2~3.5mm의 기둥 모양이고 모가 나 있으며 양 옆에는 엷은 황갈색

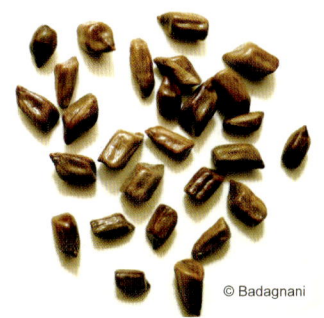

© Badagnani

의 세로줄 및 띠가 있다.

제조방법 씨(결명자) 5~6g을 1회분 기준으로 달여서 1일 2~3회 3~4일 정도 복용하면서 달인 물로 1일 5회 이상 환부를 씻는다.

주의사항 1. 결명차 복용 중에 삼(대마)을 금한다.
2. 성질이 차므로 볶아서 냉기를 제거해 주는 것이 좋다.
3. 설사를 자주하는 사람이나 저혈압이 있는 사람은 적당량을 섭취하는 것이 좋다. 만일 계속 마시게 되면 몸의 기운이 떨어지고 어지럼증을 느끼게 된다.

기타효능 주로 순환계 · 소화기 질환에 좋다.
각기, 각막궤양 · 각막염, 간경변증, 간기능회복, 간염(급성간염), 강장보호, 건위, 결막염, 고혈압, 과민성대장증후군, 관절염, 구내염, 구창, 근시, 기울증, 녹내장, 늑막염, 담석증, 당뇨병, 대변불통, 대하증, 두통, 두풍, 류머티즘, 멀미, 적면, 명목, 목적동통, 발열, 방광염, 백내장, 변비, 보간 · 청간, 복막염, 복수, 부인병, 비뇨혈, 비만증, 빈혈증, 삼눈, 색맹, 설사, 소화불량, 시력감퇴, 신경쇠약, 신경통, 신장병, 십이지장궤양, 안검연염, 안구건조증, 안정피로, 안질, 알레르기, 야뇨증, 야맹증, 오풍, 완하, 원기부족, 위궤양, 위무력증, 위산과다증, 위염, 위장염, 위통, 위하수, 위학, 유산 · 조산, 은진, 이뇨, 익상편, 장결핵, 적안, 정수고갈, 정신피로, 주독, 중독, 천식, 청력감퇴, 초조감, 출혈, 충수염, 치통, 콜레스테롤 억제, 통경, 투침, 트라코마, 폐결핵, 풍혈, 행혈, 현훈증, 홍채세척, 황달, **[소아 질환]** 소화불량, 야뇨증

이 약초는…

- 씨를 볶아서 차로 달여 마시면 간과 눈에 특히 좋다.
- 잎은 외상 치료에 사용된다.
- 약으로 쓸 때는 주로 씨를 탕으로 하여 사용한다.
- 안트라퀴논 성분이 들어 있어 변비에 도움을 준다.
- 위가 약한 사람은 식후에 차로 마시면 위를 튼튼하게 해준다.
- 구취로 스트레스 받는 사람은 결명차를 마실 때 2~3분간 입안에 머금고 있다 마시면 도움이 된다.

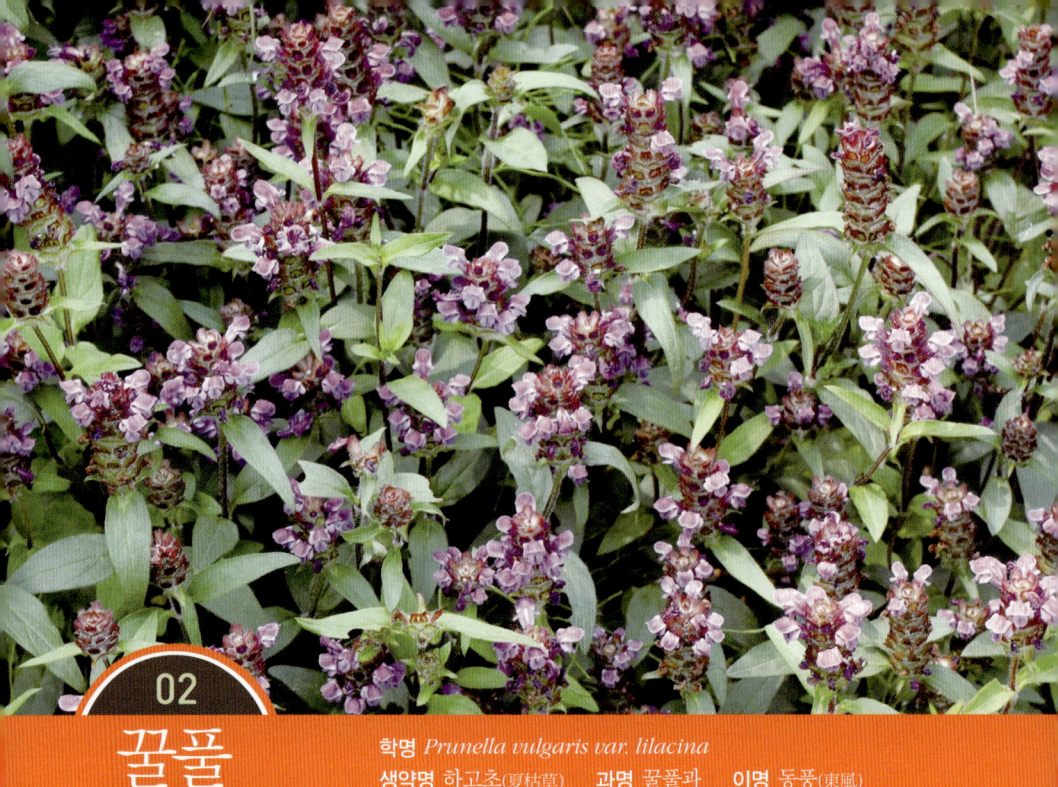

02 꿀풀

학명 *Prunella vulgaris var. lilacina*
생약명 하고초(夏枯草)　**과명** 꿀풀과　**이명** 동풍(東風)

꿀풀은 서주하고초(徐州夏枯草) · 하고초 · 꿀방망이 · 가지골나물이라고도 한다. 전체에 짧은 털이 하얗게 흩어져 나 있다. 줄기는 네모지고 다소 뭉쳐나며 곧게 서는데, 꽃이 진 다음에 밑에서 곁가지가 나온다. 유사종으로 흰 꽃이 피는 것을 흰꿀풀, 붉은 꽃이 피는 것을 붉은꿀풀이라 한다. 관상용 · 밀원 · 식용 · 약용으로 이용된다.

분 포	전국 각지	생 지	밭에 재배
키	20~30cm	분 류	한해살이풀
번 식	분근·씨	약 효	온포기·씨
채취기간	5~7월	취급요령	날것(잎) 또는 말려(씨) 쓴다.
성 미	차며, 맵고 쓰다.	독성여부	없다.
동속약초	두메꿀풀·붉은꿀풀·흰꿀풀		

잎 마주나며 길이 2~5cm의 긴 달걀꼴 또는 긴 타원 모양의 댓잎피침형으로서 끝이 뾰족하고 가장자리가 밋밋하거나 톱니가 약간 있다. 길이 1~3cm인 잎자루가 있으나 위쪽의 잎에는 잎자루가 없다.

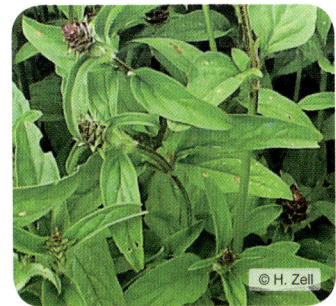

꽃 7~8월에 줄기 끝에 짧은 원기둥 모양의 꽃이삭을 달고 수상 꽃차례를 이루며 자줏빛 또는 적자색으로 피는데, 길이 3~8cm의 꽃이삭에 양 입술 모양의 꽃이 촘촘히 달린다. 꽃턱잎은 편평한 심장형이고 가장자리에 털이 있으며 각각 3개의 꽃이 달린다. 꽃받침은 뾰족하게 5개로 갈라지고 겉에 잔털이 있으며 아랫입술꽃잎은 다시 3개로 갈라지는데 중앙의 갈라진 조각에는 톱니

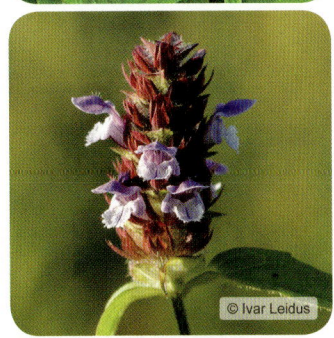

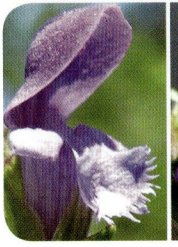
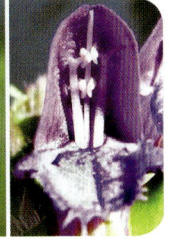

가 있다. 양성화는 크며 암꽃은 작고 4개의 수술 중 2개는 작다.

 8~9월에 황갈색의 분과가 달려 익는다.

 온포기 또는 열매 8~10g을 1회분 기준으로 달인 물을 1일 2~3회 7~8일 정도 복용한다.

 1. 해롭지 않으나 치유되는 데로 중단하는 것이 좋다.
2. 비위가 약한 사람은 신중히 복용하는 것이 좋다.
3. 소화 기능이 약하거나 설사를 자주할 때는 복용하지 않는 것이 좋다.
4. 체온이 낮은 사람은 절대 주의해야 한다.

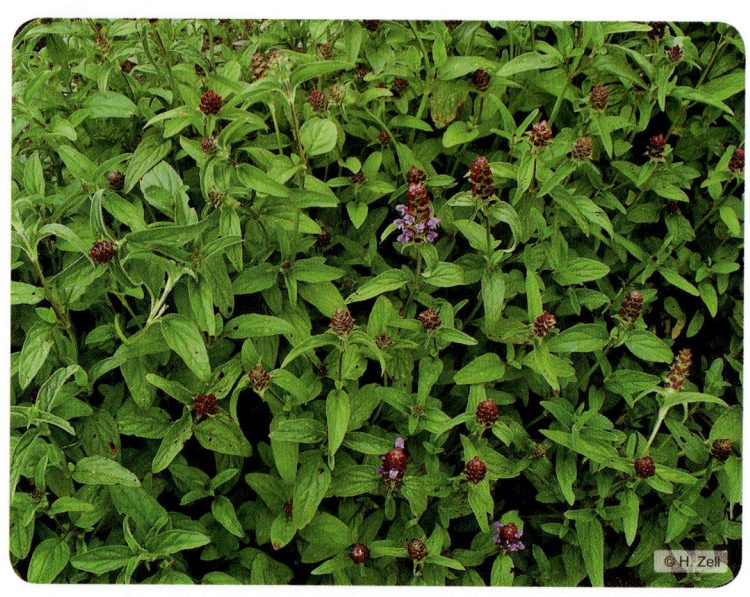

기타 효능 주로 비뇨기·안과 질환에 좋다.

간염, 간허, 강장보호, 거담, 건위, 결기, 결핵, 고혈압, 구안와사, 나력(나력루), 녹내장, 늑막염, 담, 두진, 목적동통, 방광염, 백내장, 번조, 보간·청간, 산후발열, 삼눈, 소변불통, 소염제, 소화불량, 수종, 습비, 신장병, 안검연염, 안질, 열광, 월경불순, 유방염, 유종, 이뇨, 임파선염, 자궁내막염, 잔뇨, 적백리, 종독, 창종, 축농증, 트라코마, 폐결핵, 풍열, 히스테리

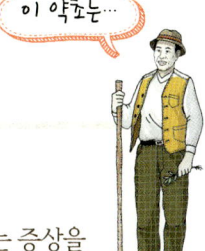

- 어린순은 식용으로 사용한다.
- 안구충혈, 눈이 붓고, 눈물이 흐르고, 햇빛을 보지 못하는 증상을 완화시켜 준다.
- 두통이나 어지럼증에 도움을 준다.
- 지혈작용이 있어 자궁출혈에 탁월한 효능이 있으며, 생리통 완화에도 효과가 있다.
- 습진이나 가려움증에 도움을 주며, 소화불량에도 효과가 있다.

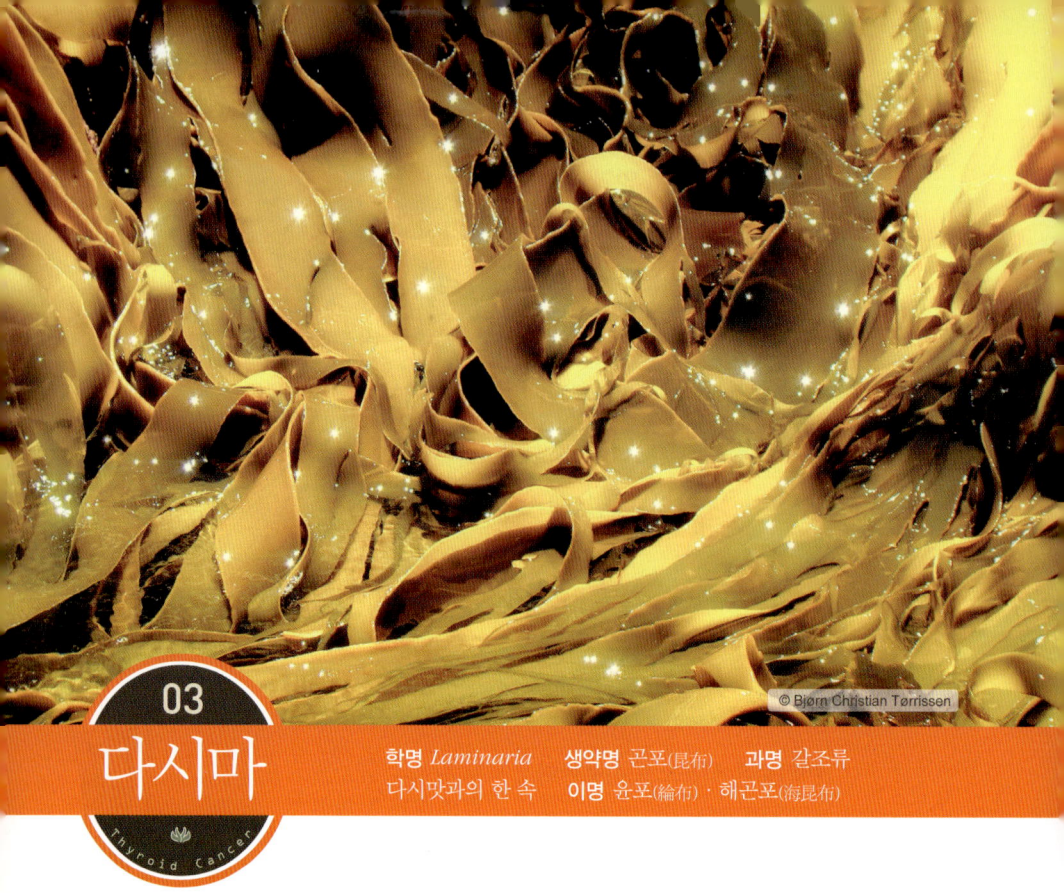

03 다시마

학명 Laminaria　　**생약명** 곤포(昆布)　　**과명** 갈조류
다시맛과의 한 속　　**이명** 윤포(綸布) · 해곤포(海昆布)

다시마는 곤포 · 해대(海帶)라고도 한다. 찬 바닷물에 사는 한해성(寒海性) 식물이다. 여러해살이지만 밑쪽의 체부만이 여러 해 살아남고 잎 부분은 해마다 새잎으로 교체된다. 우리나라의 다시마는 주로 참다시마와 애기다시마이다. 1년생 다시마는 아직 엽체가 얇고 가벼워 상품 가치가 없으며 2년생부터 채취할 수 있다. 다시마를 말리면 녹갈색 또는 흑갈색이 되는데 겉에 하얀 가루 같은 것이 나타난다.

분 포	동·서·남해안	생 지	바다에서 양식
키	1.5~3.5m	분 류	여러해살이 대형 바닷말
번 식	포자	약 효	온포기
채취기간	여름~가을	취급요령	햇볕에 말려 쓴다.
성 미	차며, 짜다.	독성여부	없다.
동속약초	참미역·미역의 엽상 전초		

엽체 2~4년생인 엽체는 포자 세대로서 외형적으로는 줄기·잎·뿌리의 구분이 뚜렷하다. 줄기와 잎 사이에 생장대가 있어 매년 위로 자라고 끝에서는 계속 녹아 없어진다. 끝 녹음과 생장의 차이에 의해서 자란다.

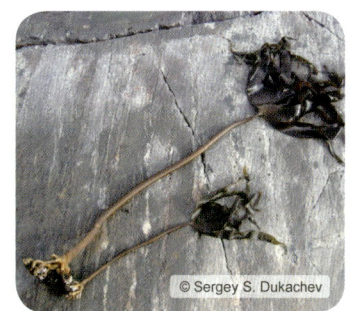

잎 황갈색 또는 흑갈색의 넓은 띠 모양으로 길게 자라는데 바탕이 두껍고 표면은 미끄러우며 가장자리에 쭈글쭈글한 물결 모양이 있다. 중간 부분보다 약간 아래쪽이 가장 넓어 보통 너비 25~40cm, 길이 1.5~3.5m 정도로 크다. 중앙부분은 다소 두꺼워 두께 1.8~3.5mm 가량 된다. 어릴 때는 세로로 용무늬가 생기나 자라면서 없어진다.

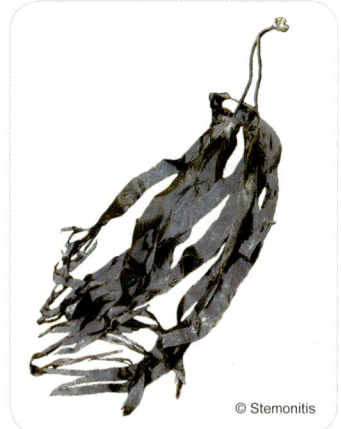

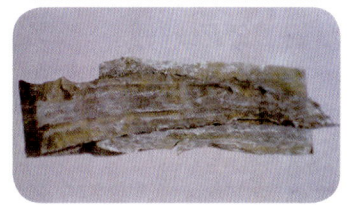

줄기 짧은 원기둥 모양이며 자루처럼 생겼는데 곧게 서고 여러 갈래로 가지를 낸다. 세로로 달리는 중앙부의 줄기를 중대(中帶)라 한다.

뿌리 얽힌 뿌리가 잘 발달해 있어 바위에 단단하게 붙는다.

포자 가을(11월이 최성기)에 엽체 표면에 무성 포자가 만들어지고 이어 모체 밖으로 방출된다. 방출된 포자는 얼마 동안 물 속을 헤엄쳐 다니다가 바닥에 붙어 발아하여 불과 수십 세포 정도로 된 실 모양의 유성 생식 배우체를 형성하는데 몸 길이가 5mm 정도밖에 되지 않으나 유성체로서 수컷 배우체와 암컷 배우체가 반반 가량의 비율로 나타난다. 이윽고 수온 10℃ 이하의 조건이 되면 수컷 배우체에서 정자를 만들어 방출하여 암컷 배우체에서 형성된 알과 수정한다.

제조방법 온포기를 말려서 가루를 내어 10~12g을 1회분 기준으로 물에 타서 1일 2~3회 8~10일 정도 복용한다.

주의사항 1. 순무와 배추를 같이 먹게 되면 갑상샘 호르몬을 생성하는 데 필요한 비정상적인 효소체계가 발생하는 경우가 있기 때문에 주의해야 한다.
2. 성질이 차므로 몸이 냉하고 설사를 자주하는 사람은 과다 복용하지 말아야 한다.
3. 다시마에는 요오드 함유량이 많아 과다 복용하면 갑상샘 기능

항진증이나 저하증이 더 나빠지는 경우가 있다.

기타 효능 **주로 순환계 · 신경계 · 호흡기 질병에 좋다.**
감기, 갑상샘 질환(갑상샘염, 갑상샘기능항진증), 견비통, 고혈압, 고환염, 관절염(화농성관절염), 구금, 구내염, 구창, 근육통, 다혈증, 당뇨병, 동맥경화, 매독, 복막염, 비만증, 산후허로, 심장병, 심장판막증, 알레르기, 암(유방암, 자궁암, 피부암), 위산과다증, 임신중독증, 임질, 저혈압, 충치, 치질, 콜레스테롤 억제, 탈항, 토혈, 편도선비대, 편도선염, 피부미용, 햇볕에 탄 데, 후두염

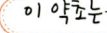

- 식용 및 약용으로 사용되며 요오드의 원료이다.
- 좋은 다시마는 진한 갈색을 띤다.
- 몸속의 중금속과 유해물질을 배출하게 한다.
- 숙변에 도움이 되며, 혈당 조절에도 큰 도움을 준다.
- 콜레스테롤 수치를 낮춰주기에 고지혈증과 같은 각종 심혈관 질환을 미리 예방하는 데 좋으며, 간경화에 좋다.

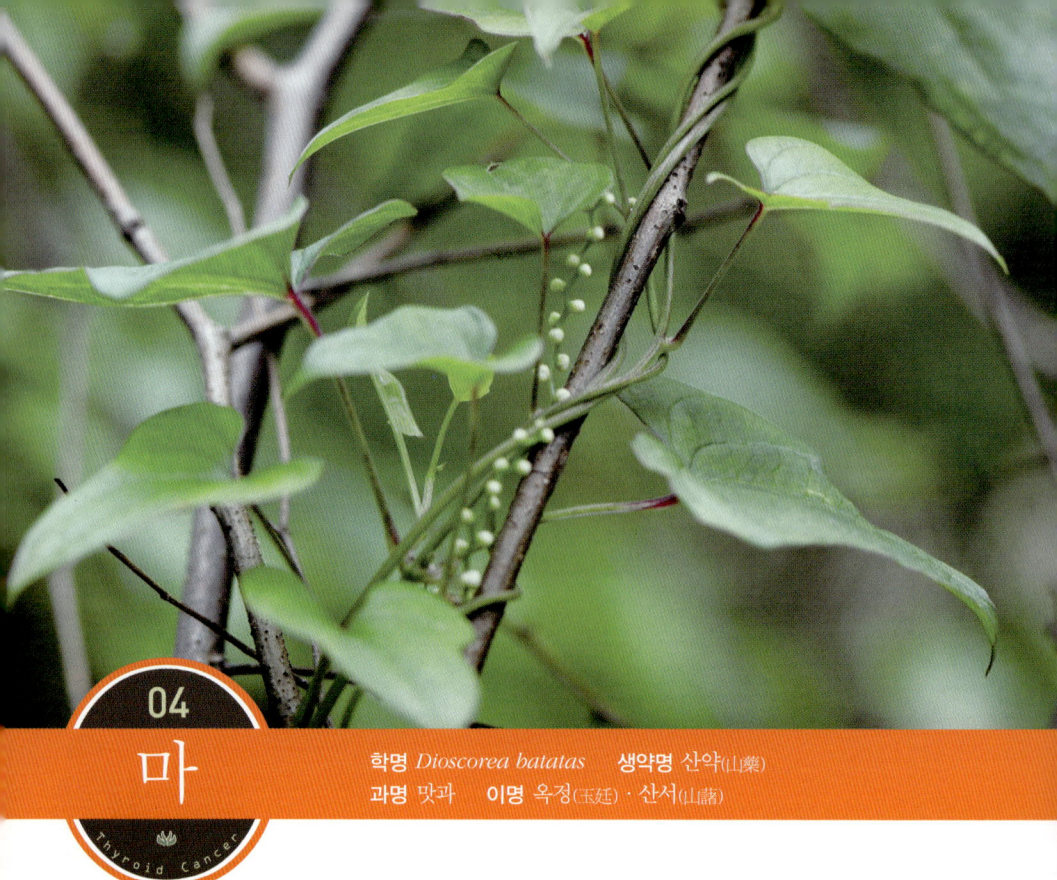

04 마

학명 *Dioscorea batatas*　　**생약명** 산약(山藥)
과명 맛과　　**이명** 옥정(玉廷) · 산서(山藷)

마는 산우(山芋) · 서여(薯蕷) · 산약(山藥)이라고도 한다. 전체에 자줏빛이 돈다. 줄기는 오른쪽으로 감아 오르면서 다른 물체에 감긴다. 덩이뿌리는 육질이며 땅속 깊이 들어간다. 덩이뿌리는 품종에 따라 긴 것, 둥근 것, 손바닥 모양인 것, 덩어리 같은 것 등 모양과 크기와 빛깔이 다양하다. 관상용 · 식용 · 약용으로 많이 이용된다. 덩이뿌리와 살눈을 식용하는데, 덩이뿌리는 대개 쪄서 먹거나 날로 갈아서 먹는다. 약으로 쓸 때는 탕으로 하거나 환제 또는 산제로 하여 사용한다.

분 포	전국 각지	생 지	산과 들
키	1~3m	분 류	여러해살이 덩굴풀
번 식	덩이뿌리·씨·살눈[珠牙]	약 효	덩이뿌리
채취기간	가을~이듬해 봄	취급요령	햇볕에 말려 쓴다.
성 미	평온하며, 달다.	독성여부	없다.
동속약초	재배마		

잎 마주나거나 돌려나는데 삼각형 또는 삼각 모양의 달걀꼴이다. 밑은 심장 모양이면서 양쪽이 불쑥 나오기도 하며 끝은 뾰족하다. 잎자루가 길고 잎맥과 더불어 자줏빛이 돈다. 잎겨드랑이에 살눈[珠芽]이 생긴다.

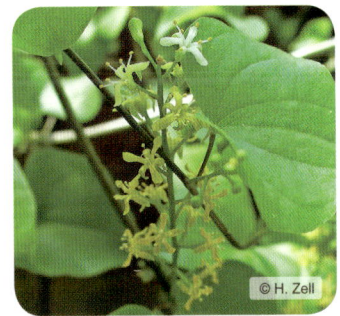

꽃 6~7월에 자주색 또는 흰색으로 피는데 잎겨드랑이에서 1~3개씩의 수상 꽃차례가 발달한다. 암수딴그루이다. 수꽃의 꽃차례는 곧게 서고 꽃대가 없는 꽃이 많이 달리며 6개의 수술이 있다. 암꽃의 꽃차례는 밑으로 처져 몇 개의 암꽃이 달리며 6개의 꽃덮이 조각으로 되어 있다.

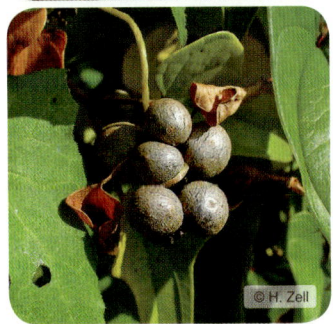

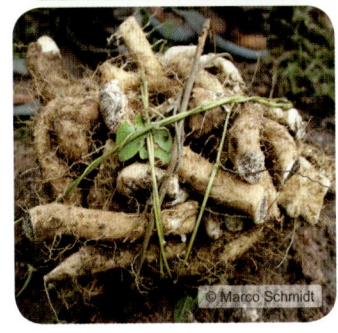

9~10월에 황회색의 삭과가 달려 익는데 3개의 날개가 있고 그 속에 둥근 날개가 달린 씨가 들어 있다.

 덩이뿌리 5~8g을 1회분 기준으로 산제 또는 환제로 하여 1일 2~3회 25~30일 정도 공복에 복용한다.

 1. 소화 기능이 약한 사람은 조심하는 것이 좋다.
2. 몸이 냉한 사람은 금하는 것이 좋다.
3. 음식으로 먹을 때는 익혀 먹는 것이 좋다.
4. 음식을 먹을 때 잘 체하는 사람도 주의하는 것이 좋다.

건강 생활을 돕는 데 많이 쓰인다.
강근골, 강장보호, 강정제, 건망증, 건비위, 건위, 과민성대장증후군, 구창, 구토, 근골동통, 기억력감퇴, 나력, 냉한, 다뇨증, 단독, 당뇨병, 대하증, 동맥경화, 동상(동창), 몽설, 발모제, 방광염, 보로, 보신(補腎), 보신(補身)·보익, 보정, 보폐·청폐, 보혈, 불로장생, 비증, 빈뇨증, 사지구련, 산후식욕부진, 산후허로, 산후회복, 생남약, 서근, 설사, 소갈증, 소변간삽, 소변불금, 숙취, 시력감퇴, 식욕부진, 신경쇠약, 심신허약, 심장병, 안신, 안정피로, 야뇨증, 양기부족, 영류, 오심, 오장보익, 오한, 요통, 원기부족, 원형탈모증, 위장염, 유정증, 유종, 음낭종독, 이명, 자궁외임신, 자양강장, 정양, 젖몸살, 종독, 중독, 진정, 창종, 천식, 청력감퇴, 충치, 치질, 탕화창(화상), 폐결핵, 피로곤비, 한열왕래, 해수, 허로, 허약체질, 흉통, **[소아 질환]** 감병, 소아대변청, 소아이수, 토유, 허약체질, **[열매]** 헛배가부르다, 오줌소태, 허탈, 폐허, 현기증, 성기능항진, 기억력항진, 정신안정, 한열왕래, 단독, 부스럼, 나력, 동맥경화, 허로, 피부습진, 뜸자리, 몽정, 소아여윔, 보폐, 보허, 안오장, 보노, 안정피로, 식욕부진, 익정, 이명증, 소영(목의혹), 익신, 원형탈모, 피부습진, 식욕부진, 구토, 갑상샘종, 해독

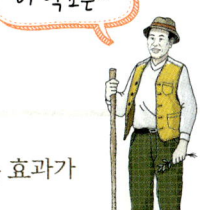

- 콜레스테롤 수치를 낮추고 혈관벽의 노폐물을 제거하는 효과가 있다.
- 디아스타아제의 성분이 들어 있어 인슐린 분비를 촉진하므로 당뇨를 다스리는 데 쓰인다.
- 뮤신 성분이 들어 있어 위벽을 보호한다. 속 쓰림이나 위궤양에 도움이 되며, 장에 쌓인 노폐물을 배출시키는 효과와 장에 유익한 세균을 번식시키기도 한다.
- 위궤양 환자들은 조리하여 먹는 것보다는 생마를 먹는 것이 좋다.
- 비타민과 아미노산이 풍부하여 남성 호르몬 생성에 도움을 주며, 여성의 대하나 염증성 냉증에 도움을 준다.
- 신경이 예민해 깊은 수면을 취하지 못하거나 가슴이 답답해 한 사람에게 효과가 있다.

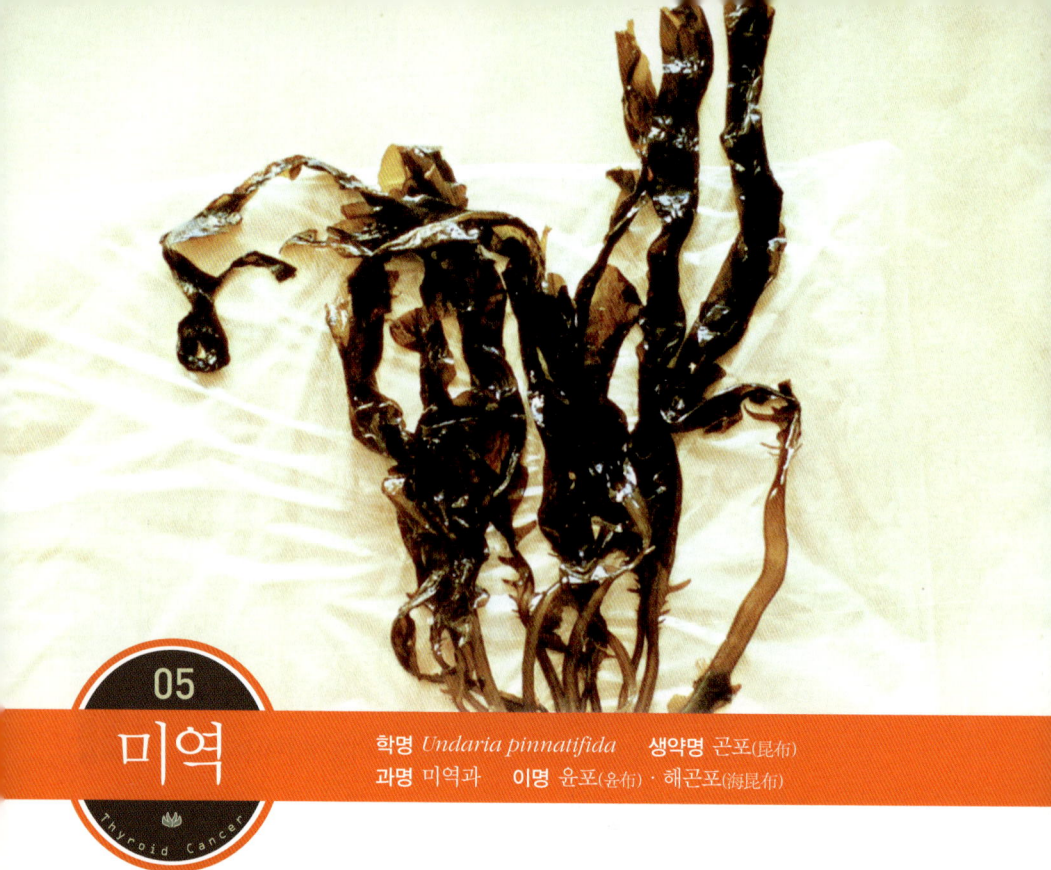

05 미역

학명 *Undaria pinnatifida*　**생약명** 곤포(昆布)
과명 미역과　**이명** 윤포(綸布) · 해곤포(海昆布)

미역은 감곽(甘藿) · 해채(海菜)라고도 한다. 몸은 녹갈색 또는 흑갈색을 띠는데 외형적으로는 뿌리 · 줄기 · 잎의 구분이 뚜렷한 엽상체(葉狀體) 식물이다. 줄기는 갈라지지 않으며 위쪽 부분은 부드러운 막질의 잎이 되는데 그 중앙에는 줄기의 이음 부분인 중륵이 아래위로 뻗어 있다. 줄기는 납작하게 눌린 타원형이고 그 밑의 뿌리는 나뭇가지 모양으로 여러 번 갈라져서 복잡하게 얽힌 모양을 하고 바위에 붙어 있다. 엽상체의 생장점은 줄기에서 잎으로 이어지는 부분에 있는데 대체로 가을에서 겨울 동안에 자라고 봄

분 포	전국 연안	생 지	해안의 바위
키	1~1.5m, 폭 50cm 정도	분 류	한해살이 바닷말(갈조류)
번 식	포자	약 효	줄기 전체
채취기간	가을~이듬해 봄	취급요령	햇볕에 말려 쓴다.
성 미	차며, 짜다.	독성여부	없다.
동속약초	참미역, 다시마 등의 줄기 전체		

에서 초 여름 동안에 무성 포자를 내어 번식하며 초여름부터 한여름에 고사(枯死)하는 온해성 해조이다. 줄기가 마르면 겉에 하얀 서리 같은 백상(白霜)이 나 있다. 약으로 쓸 때는 탕으로 하거나 산제로 하여 사용한다.

잎

중륵(中肋 : 잎의 한가운데를 세로로 통하고 있는 굵은 잎맥)과 잎으로 구성된 엽상부(葉狀部)의 전체 모양은 둥근 달걀꼴 또는 댓잎피침형이다. 중륵이 발달해 있으며 잎의 좌우 양옆은 깃꼴로 갈라져 있다. 잎 표면에 많은 털집이 있는데 육안으로는 작은 점이 흩어져 있는 것처럼 보인다. 엽상부의 중륵은 아래쪽 줄기로 이어지고 납작하며 밑부분에서는 미역귀라고 불리는 포자잎

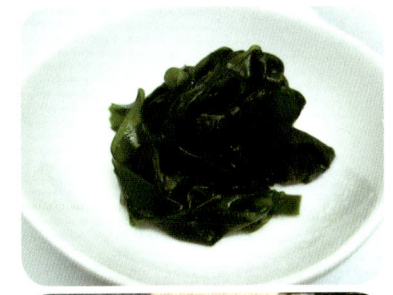

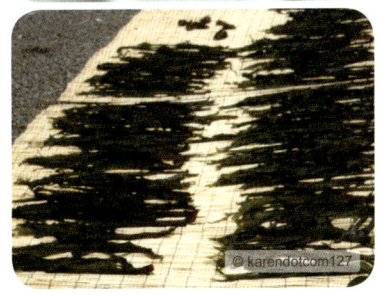

을 이루어 이곳에 포자가 형성된다. 겉에는 표피 세포가 변하여 된

점액샘이 발달하여 점액질을 분비하므로 표면은 미끌미끌하다.

포자 일반적으로 미역이라고 부르는 것은 포자체이고 포자 잎에 포자주머니가 만들어지면 곧 편모를 가진 포자가 방출된다. 포자를 방출한 후에 모체는 녹아 버리지만 포자는 돌이나 바위에 붙어 발달하여 아주 작은 실 모양의 배우체가 된다. 배우체에는 암수의 구별이 있고 각각 알이나 정자를 만드는데 수정은 정자가 알이 있는 곳으로 헤엄쳐 나와 이루어진다. 수정란은 발아, 성장하여 미역(포자체)이 된다.

 온포기를 말려서 가루를 내어 10~12g을 1회분 기준으로 물에 타서 10일 이상 복용한다.

 1. 세계보건기구(WHO)의 하루 평균 요오드 권장량은 150㎍이므로 너무 많이 먹어도 좋지 않다.
2. 미역으로 다이어트 하는 것은 의사와 상담하는 것이 좋다. 요오드 과다 섭취로 인한 갑상샘에 안 좋은 영양을 끼칠 수도 있기 때문이다.
3. 위와 콩팥 기능이 약한 사람은 소량으로 복용하는 것이 좋다.

기타 효능 **주로 혈압과 담경을 다스리며, 종독에도 효험이 있다.**
각기, 건선, 고혈압, 고환염, 골다공증, 관상동맥 질환, 기미·주근깨(주근깨), 다혈증, 담, 동맥경화, 발모제, 변비(조시), 비만증, 비염, 산증, 수종, 식체(감·곶감, 감자), 심장병, 알레르기, 암(암 예방/항암/악성종양 예방, 피부암), 은진, 임파선염, 적취, 종독, 천식, 충치, 콜레스테롤 억제, 편도선염, 햇볕에 탄 데, 행혈

이 약초는…

- 단백질·탄수화물·미네랄·요오드·칼슘 등이 골고루 함유되어 있어 뼈를 튼튼하게 하며, 흡수율이 높아 산모에게 좋다.
- 또한 갑상샘 호르몬의 주성분인 요오드의 함량도 높다.
- 중성지방과 콜레스테롤을 억제하는 알긴산 성분이 들어 있어 피를 맑게 하고, 동맥경화 및 피부노화 예방에 좋으며, 신진대사를 증진하는 데 좋다.
- 여성의 자궁수축과 지혈작용에 탁월하다.
- 풍부한 섬유질은 변비, 비만을 예방하는 데 도움을 준다.

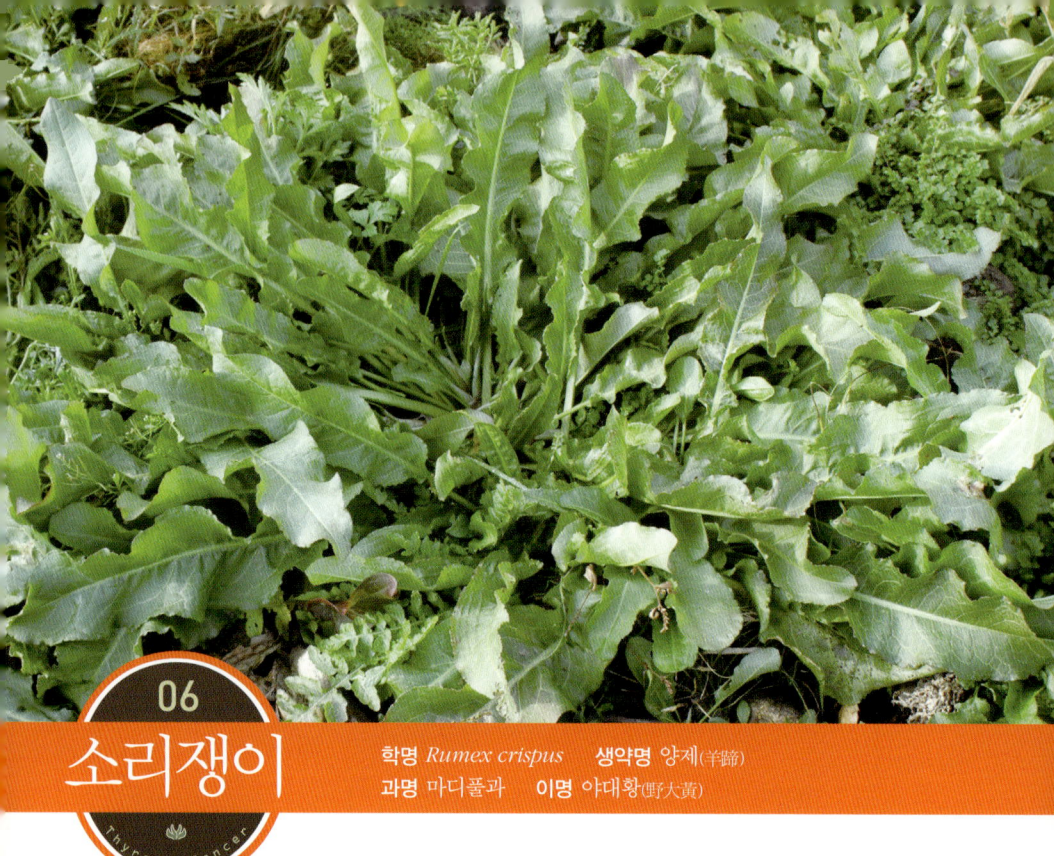

06 소리쟁이

학명 *Rumex crispus*　**생약명** 양제(羊蹄)
과명 마디풀과　**이명** 야대황(野大黃)

소리쟁이는 독채(禿菜)·양제·양제초·소루쟁이·긴잎소리쟁이·송구지라고도 한다. 열매가 익으면 바람에 흔들려 소리가 난다 하여 소리쟁이라는 이름이 붙었다. 뿌리는 굵고 곧으며 황색인데 살이 쪄서 두툼하다. 줄기는 곧게 서서 자라고 세로줄이 많으며 녹색 바탕에 흔히 자줏빛이 돈다. 뿌리를 양제근(羊蹄根), 잎을 양제엽(羊蹄葉), 씨를 양제실(羊蹄實)이라 한다. 사료·식용·약용으로 이용된다. 어린잎을 식용한다. 약으로 쓸 때는 탕으로 하거나 생즙을 내어 사용하며, 술을 담가서도 쓴다.

분 포	전국 각지	생 지	습지 근처
키	30~80cm	분 류	여러해살이풀
번 식	씨	약 효	뿌리
채취기간	8~9월	취급요령	쪼개서 햇볕에 말려 쓴다.
성 미	차며, 쓰다.	독성여부	없다.
동속약초	묵밭소리쟁이 · 참소리쟁이		

잎 뿌리잎은 길이 13~30cm, 너비 4~6cm의 댓잎피침형 또는 긴 타원형으로서 가장자리가 물결 모양이며 잎자루가 길다. 줄기잎은 어긋나는데 긴 타원 모양의 댓잎피침형으로서 양 끝이 좁으며 표면에 주름이 많아 우글쭈글하다.

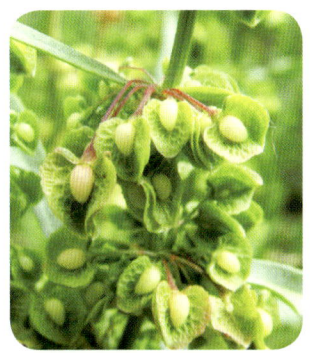

꽃 6~7월에 연한 녹색으로 피는데 가지 끝과 줄기 끝에서 많은 잔꽃이 층층으로 돌려나와 전체적으로 원추 꽃차례를 이룬다. 꽃덮이 조각과 수술은 각각 6개씩이다. 암술대는 3개이며 암술머리는 털처럼 잘게 갈라진다.

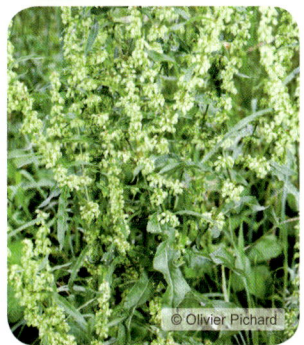

열매 가을에 세모진 수과가 달려 갈색으로 익는데 꽃받침처럼 보이는 안쪽 꽃덮이 3개로 둘러싸여 있다.

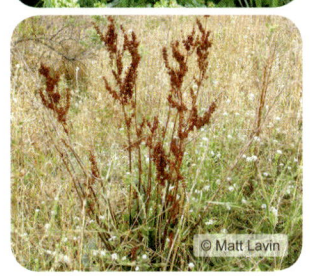

안쪽 꽃덮이는 심장 모양이며 톱니가 없고 겉에 사마귀 같은 돌기가 있다.

 뿌리 5~7g을 1회분 기준으로 달여서 1일 2~3회 복용하면서 달인 물로 환부를 씻는다.

 1. 너무 오래 달이지 않도록 주의해야 해며, 깽깽이풀·측백나무·하눌타리 약초를 금해야 한다.
2. 성질이 차므로 냉한 체질과 몸이 약한 사람은 과다 복용하면 설사와 위장장애를 일으킬 수 있다.
3. 특히 줄기와 잎을 과다 복용하면 신트림·위장염·소화불량 증상이 나타나며, 칼슘결핍증·수족경련 등의 증상이 나타날 수도 있다.
4. 식욕부진인 사람은 금하는 것이 좋다.

주로 소화기·피부과 질환을 다스리며, 출혈에 효험이 있다.
각기, 간염, 개창, 거품대변, 건선, 건위, 관격, 관절염, 관절통, 구창(口瘡), 구창(灸瘡), 구충(십이지장충), 근골동통, 근염, 낙태, 난소종양, 농종독, 대변과다, 대변불통, 대장염, 대하증, 독창(백독창), 두부백선, 두설, 무좀, 반진, 발 부르튼 데, 백전풍, 변비(조시), 변혈증, 변형성관절증, 부인병, 부종, 붕루, 비창, 비치, 산후변혈, 산후복통, 산후증, 살갗이 튼 데, 상완신경통 선창, 설사, 소변불통, 소종양, 소화불량, 속근골, 수렴제, 슬통, 습진, 신경통, 아토피성피부염, 악창, 백혈병, 어혈, 연주창, 열성하리, 완선, 외상소독, 외이도염, 요슬산통, 월경불순, 위염, 유방염, 음부소양증, 음부 질환, 음창, 임질, 자궁전굴·후굴, 장염, 적백리, 적취, 절, 종독, 좌섬요통, 척추 질환(척추관협착증), 천연두, 출혈, 탕화창(화상), 토혈, 통경, 풍, 피부미용(거칠어진 피부-고운 살결을 원할 때, 피부보습), 피부윤택, 피부병, 피부소양증, 피부염, 해수, 해열, 혈리, 호흡기병, 황달

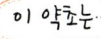

- 강력한 항산화 효과와 세포독성을 억제하는 효과가 있다.
- 어린잎은 나물로 무쳐 먹으며 뿌리는 약재로 사용하는 데 변비, 지혈, 종기 등에 효과가 있다.
- 뿌리를 날 것으로 갈아 식초에 개어 피부에 바르면 가려움증, 무좀, 습진, 여성 음부습진 등에 효과를 볼 수 있다.
- 에모딘 성분이 들어 있어 탈모에 도움이 된다.
- 이뇨불리나 기능성 자궁출혈에 효과가 있으며, 씨잇은 염증성 장염에 효과가 있다.

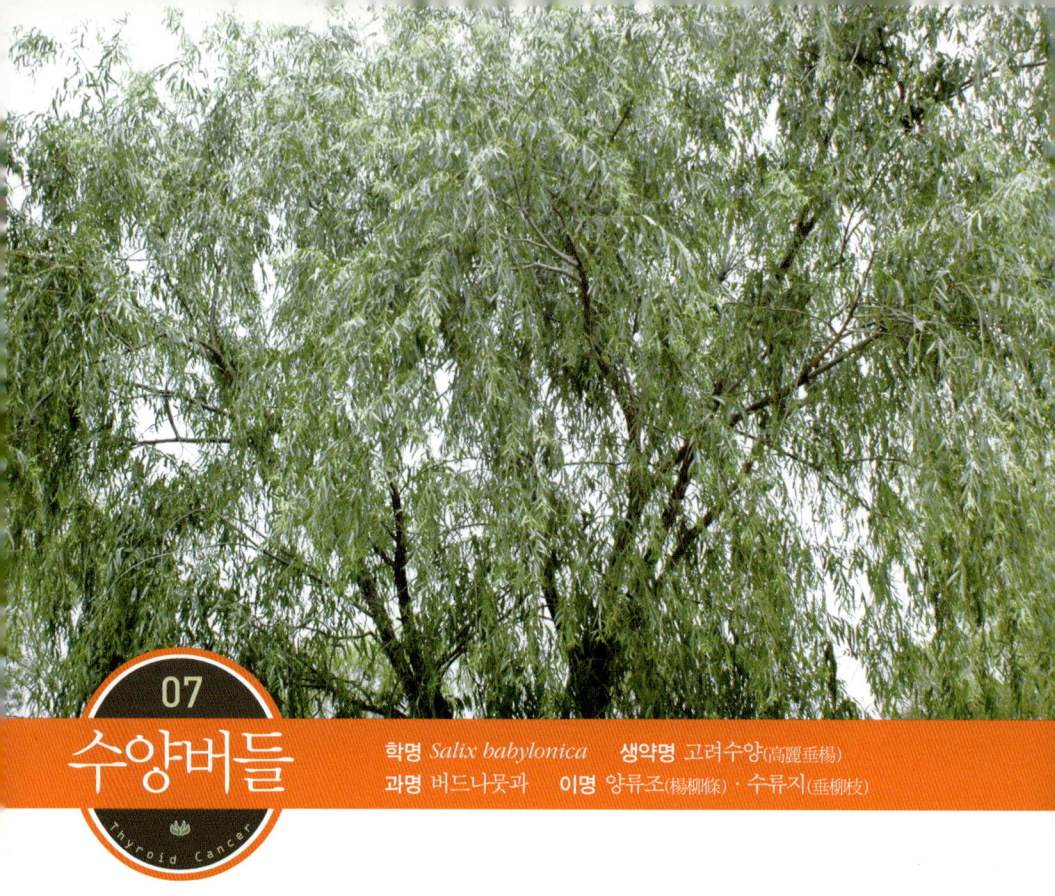

07 수양버들

학명 *Salix babylonica* **생약명** 고려수양(高麗垂楊)
과명 버드나뭇과 **이명** 양류조(楊柳條) · 수류지(垂柳枝)

수양버들은 참수양버들 · 사류(絲柳) · 수류(垂柳)라고도 하며 이름을 줄여서 수양이라고도 한다. 원산지는 중국이며 중국의 수양산 근처에 많다고 하여 수양버들이라는 이름이 생겼다고 한다. 또 조선 왕조 때 수양대군의 이름을 따서 수양버들이 되었다는 속설도 있다. 나무껍질은 흑회색이고 세로로 깊게 갈라진다. 적갈색의 가느다란 가지가 잎과 함께 아래로 길게 늘어져 바람에 나부낀다. 공업용 · 관상용 · 약용으로 이용된다. 정원수 · 가로수 · 풍치목으로 많이 심으나 화분증(花粉症)이 우려되는 나무이다. 봄이면 공중을

분 포	전국 각지	생 지	길가, 하천변, 인가 부근
키	10m 정도	분 류	낙엽 활엽 소교목 또는 교목
번 식	꺾꽂이	약 효	잎·잔가지(연한 끝줄기 15cm 정도)
채취기간	5~9월	취급요령	그늘에 말려 쓴다.
성 미	차며, 쓰다.	독성여부	없다.
동속약초	냇버들		

날아다니며 코를 간지럽히거나 재채기를 나게 하는 것이 바로 수양버들의 홀씨이다. 가지를 유지(柳支), 잎을 유엽(柳葉), 꽃을 유화(柳花), 뿌리를 유근(柳根), 나무껍질을 유백피(柳白皮), 털이 달린 씨를 유서라 하며 모두 약으로 쓴다. 목재는 건축재·기구재로 이용된다. 약으로 쓸 때는 주로 탕으로 하여 사용한다.

잎 어긋나며 길이 5~12cm의 댓잎피침형인데 끝이 길게 뾰족하며 밑은 좁아지고 가장자리가 밋밋하거나 작은 톱니가 있다. 양면에 털이 없으며 뒷면은 흰빛이 돌고 잎자루는 짧다.

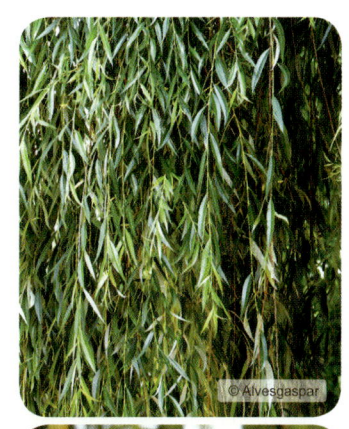

꽃 4월경에 잎과 함께 길이 2~4cm의 꽃이삭이 위로 활처럼 굽어서 달리는데 밑에 3~5개의 잎이 나온다. 암수딴그루의 단성화이다. 꽃대에 털이 많다. 수꽃은 길

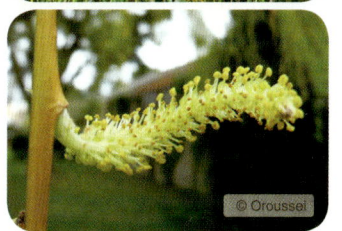

이 2~4cm이며 황색이고 수술이 2개 있다. 암꽃은 길이 2~3cm이고 원기둥 모양이며 1개의 암술이 있다. 암술과 수술은 각각 1개의 꽃턱잎 안에 1~2개의 꿀샘과 함께 달린다.

 5월경에 원뿔 모양의 삭과가 달려 익는데 흰 솜털이 바람을 타고 날아다닌다.

 잔가지 10~15g을 1회분 기준으로 달여서 1일 2~3회 3~4일 정도 복용하면서 달인 물로 환부를 씻는다.

 1. 껍질을 과다 복용하면 위장장애를 일으킬 수 있다.
2. 간혹 이명이나 구토증세가 나타날 수도 있다.

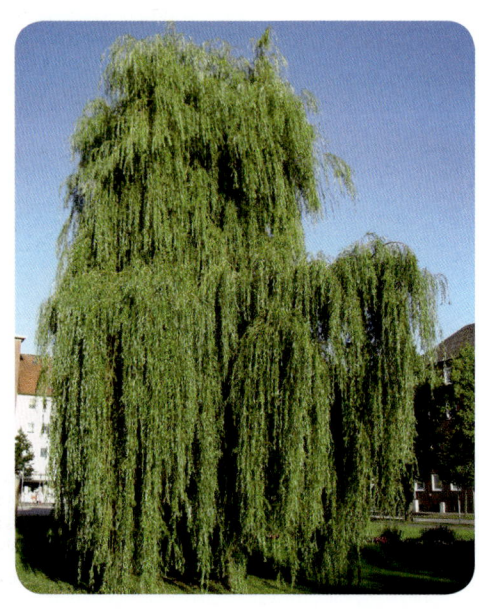

3. 때론 대변이 묽어지거나 알레르기와 가려움증이 발생할 수 있다.

기타 효능

주로 비뇨기 · 피부과 · 순환계 질환을 다스린다.

각기, 감기, 거담, 고혈압, 골절증, 농가진, 동통, 두진, 류머티즘, 멀미, 불감증, 불임증, 생남약, 소변불통, 수렴제, 습진, 신경통, 신근경색, 옹종, 유방염, 이뇨, 자궁내막염, 자궁외임신, 적백리, 종기, 종독, 좌섬, 중독, 진통, 창종, 척추 질환(추간판헤르니아), 출혈, 치통, 타박상, 폐결핵, 풍, 풍비, 풍습, 피부병, 항문주위농양, 해열, 황달, 홍역

이 약초는…

- 가지는 중풍, 종기, 소염, 류머티스즘에 효과가 있다.
- 잎과 껍질은 지혈이나 감기, 해열, 황달, 치통, 신경통에 효과가 있다.
- 타닌 성분이 들어 있어 이뇨작용을 하며 담의 결석을 녹여주는 효과가 있다.
- 새순을 말려 달인 물로 머리를 감으면 비듬 제거에 도움이 된다.
- 수양버들 즙을 장기 복용하면 자궁출혈에 도움이 된다.
- 잔가지를 삶은 물을 복용하면 신장과 폐 기능의 회복에 도움이 된다.

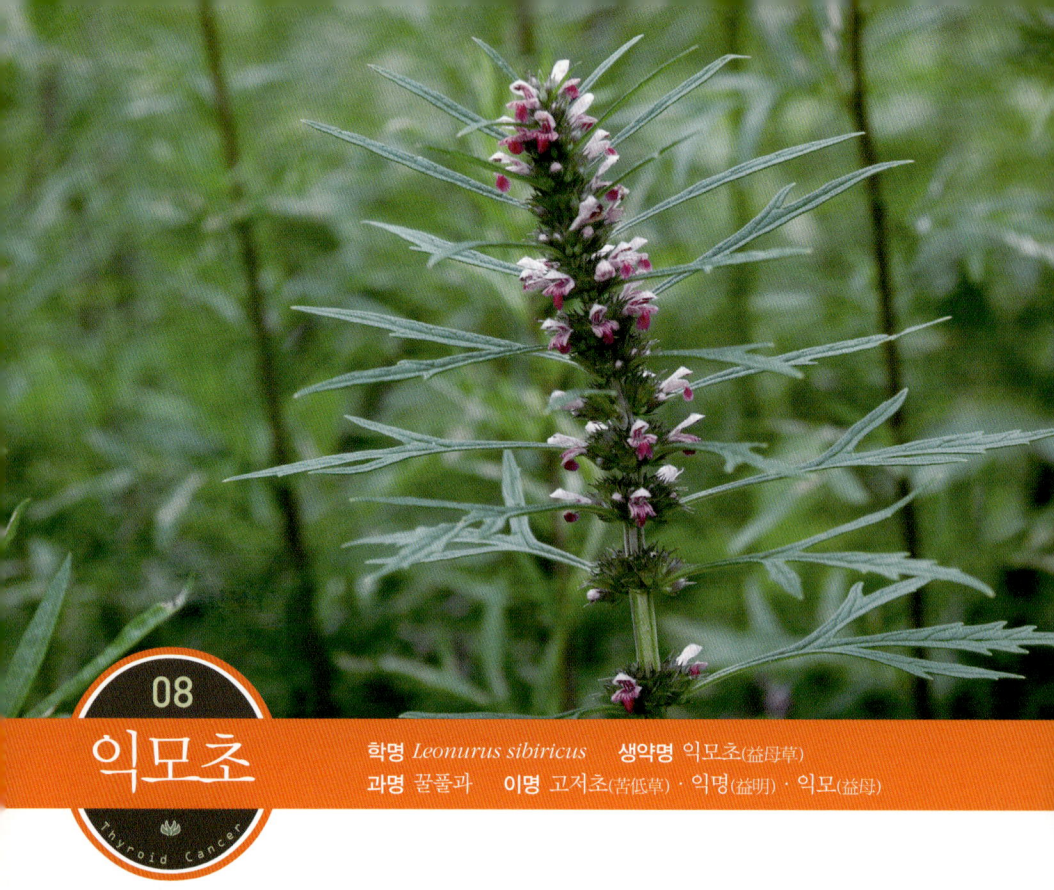

08 익모초

학명 *Leonurus sibiricus* **생약명** 익모초(益母草)
과명 꿀풀과 **이명** 고저초(苦低草) · 익명(益明) · 익모(益母)

익모초는 육모초 · 임모초 · 익명초 · 암눈비앗 · 야천마(野天麻) · 저마 · 하고 · 토질한 · 충울 · 개방아라고도 한다. 줄기는 둔하게 네모지고 가지를 치며 흰색의 잔털이 나 있어 전체에 백록색이 돈다. 주로 약용으로 이용된다. 온포기를 익모초, 씨를 충울자(茺蔚子)라 하며 약재로 사용한다. 익모초는 온포기와 씨앗이 모두 알차고 꽉 차 있어 충울(茺蔚)이라 하며, 여성 질환에 좋고 눈을 밝게 한다 하여 익모(益母) 또는 익명(益明)이라는 이름이 생겼다. 또 줄기가 마처럼 각이 져 있어 야천마라는 별명이 붙었다. 이 풀을 돼지가

분 포	전국 각지	생 지	들, 빈터, 밭둑, 길가
키	50~150cm	분 류	두해살이풀
번 식	씨	약 효	온포기 · 씨
채취기간	6~10월	취급요령	날것 또는 그늘에 말려 쓴다.
성 미	약간 차며, 맵고 쓰다.	독성여부	없다.

잘 먹어 저마(猪麻)라고도 한다. 하지 이후에는 말라 죽기 때문에 하고(夏枯)라는 이름도 있다. 또한 질한(質汗)이라는 약재처럼 베이고 잘린 상처를 치료하는 데 효험이 있다 하여 흙에서 나는 질한이라는 뜻에서 토질한(土質汗)이라는 이명도 있다. 약으로 쓸 때는 탕으로 하거나 생즙을 내어 사용하며, 술을 담가서도 쓴다.

잎 마주나는데 뿌리잎은 잎자루가 길고 달걀 모양의 원형으로서 가장자리에 둔한 톱니가 있거나 깊게 패였으며 꽃이 필 때쯤 떨어진다. 줄기잎은 길이 5~10cm이고 3개로 갈라지는데 갈라진 조각들은 다시 2~3개로 갈라지고 가장자리에 톱니가 있다. 앞면은 녹색이고 뒷면은 흰색의 짧은 털이 모여 나 있어 분백색이 돈다.

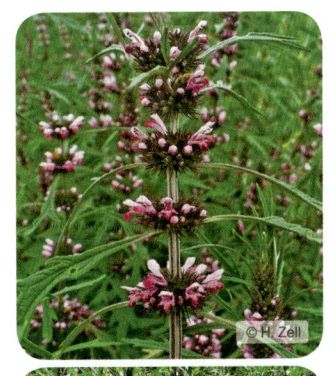

꽃 7~8월에 길이 6~7mm의 엷은 홍자색 또는 분홍색 꽃이 줄기 위쪽의 잎겨드랑이에서 몇 송이

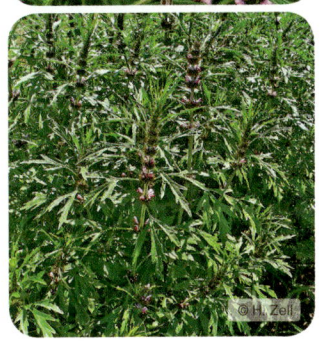

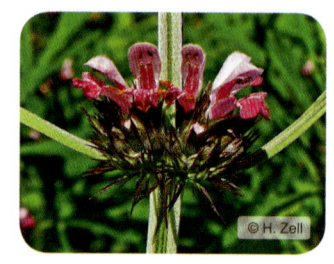

씩 층층이 윤산 꽃차례를 이루며 달려 핀다. 꽃받침은 통 모양이고 5개로 갈라지며 끝이 바늘처럼 뾰족하다. 꽃부리는 입술 모양이고 2개로 갈라진다. 아랫입술꽃잎은 다시 3개로 갈라지는데 가운데 것이 가장 크고 붉은 줄이 있다. 수술은 4개 중 2개가 길고 암술은 1개이다.

 열매

9~10월에 넓은 달걀꼴의 분과를 맺는데 꽃받침 속에 들어 있고 익으면 넷으로 갈라져 씨가 여러 개 나온다. 씨는 길이 2~2.5mm이며 겉에 능선이 3개 있다.

 제조방법

열매 3~5g을 1회분 기준으로 달여서 1일 3~4회 3일 정도 복용한다.

주의사항

1. 복용 중에 고삼, 복령을 금한다.
2. 고혈압이 있거나 신체가 허약한 사람은 복용을 금한다.
3. 약재를 다룰 때 쇠붙이 도구(철)를 쓰지 않는다.
4. 어혈증상이 없는 자궁 질환인 경우나 임신한 상태에서는 복용을 금해야 한다.
5. 한 번에 200g을 먹어서 죽은 사례도 있으니 과다 복용을 금한다.

 기타효능

주로 소화기·순환계 질환을 다스린다.
가성근시, 강장보호, 건위, 결핵, 관절냉기, 구고, 구토, 기미 · 주근깨(주근깨), 냉병, 녹내장, 누낭염, 누안, 단독, 담궐, 대하증, 명목, 목적동통, 방광허랭, 배한, 백내장, 보중익기, 보혈, 복냉, 복통, 부인병, 부종, 불임증, 붕루, 산증, 산후발열, 산후복통, 산후부종, 산후증, 산후풍, 삼눈, 색맹, 서리, 서증, 설사, 소갈증, 소변불통, 소화불량, 시력감퇴, 식욕부진, 식체(메밀 음식, 수수 음식), 신장병, 안질, 암(자궁암), 액취증, 야맹증, 양궐, 완선, 외이도염, 요혈, 위무력증, 위장염, 위한, 유종, 음극사양, 음랭, 이뇨, 이완출혈, 익상편, 일사병 · 열사병, 임신중독증, 자궁내막염, 자궁수축제, 자궁허랭, 장결핵, 적면공포증, 적안, 종기, 중독, 창종, 최토, 출혈, 충수염, 타박상, 태양증, 토혈, 통풍, 피부윤택, 학질, 한습, 한증, 행혈, 허랭, 현훈증, 혈압조절, 홍채세척, [소아 질환] 냉복통

이 약초는…

- 레오누린 성분이 들어 있어 여성의 생리통에 효과적이다.
- 혈액순환을 원활하게 하고, 월경을 정상적으로 조절해 주며, 산후 지혈과 복통에 큰 도움을 준다.
- 이뇨작용이 잘 안 되는 사람은 큰 효과를 볼 수 있다.
- 눈 시력 개선에도 효과가 있다.

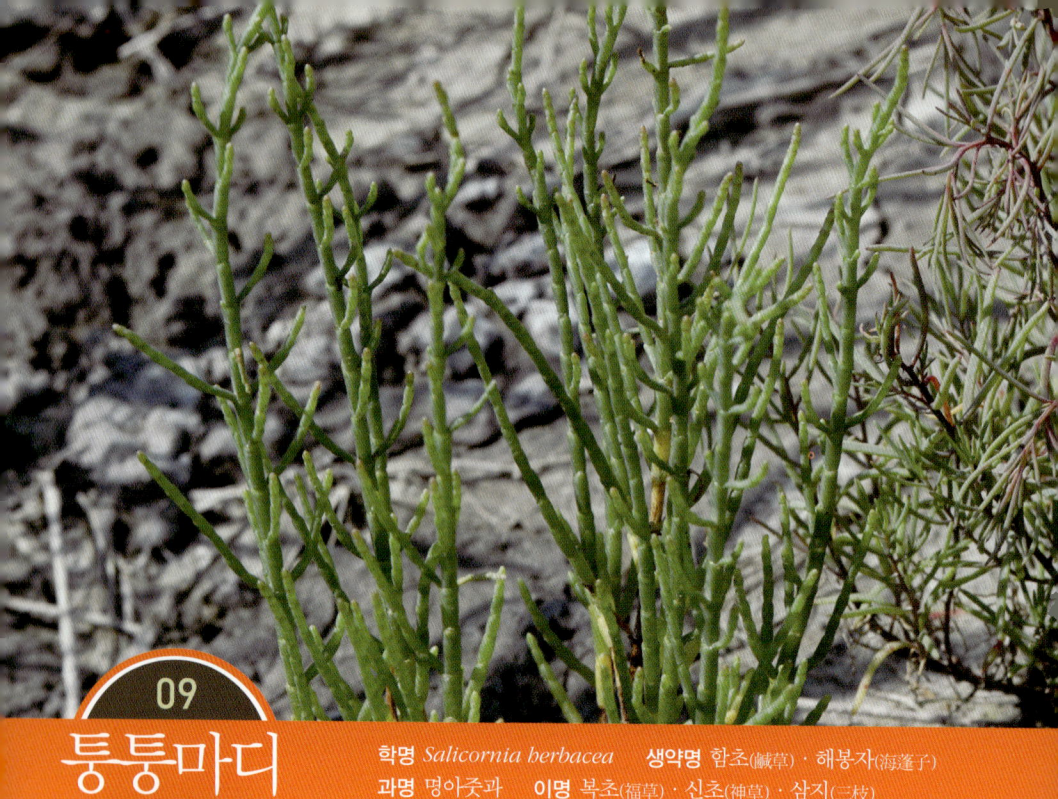

09 퉁퉁마디

학명 *Salicornia herbacea* **생약명** 함초(鹹草)·해봉자(海蓬子)
과명 명아줏과 **이명** 복초(福草)·신초(神草)·삼지(三枝)

퉁퉁마디는 몹시 짜다 하여 함초·염초(鹽草)라고도 한다. 또한 전체 모양이 산호를 닮았다 하여 산호초라고도 한다. 이밖에 신초(神草)·복초(福草)라는 별칭도 있다. 바닷가 갯벌에서 잘 자라는데 바닷물에 잠기면 죽는다. 염전에서도 잘 자라지만 잡초 취급을 받아 생여떼·거정게·귀찮떼라고도 부른다. 살이 많은 줄기는 다육질이고 원기둥 모양이며 곧게 서는데 마디가 있고 가지는 2~3번 갈라져서 마주난다. 포기 전체가 봄부터 여름까지는 짙은 녹색으로 자라다가 가을이 되면 홍적색으로 변하여 작은 선인장

분 포	남해안, 서해안, 울릉도	생 지	바닷가 갯벌 근처
키	10~30cm	분 류	한해살이풀
번 식	씨	약 효	온포기
채취기간	8~9월(단풍 들기 전)	취급요령	햇볕에 말려 쓴다.
성 미		독성여부	없다.

같은 모습이 된다. 마디마디가 통통하게 불룩 튀어나오므로 통통마디라는 이름이 붙었다. 잎은 소금기가 있어서 짜지만 독성이 없어 옛날부터 식용으로 이용해 왔다. 줄기를 잘라다가 국을 끓이거나 갈아서 밀가루와 함께 반죽하여 전을 부쳐 먹기도 한다. 흙 속에 스며든 바닷물을 한껏 빨아들여 광합성 작용으로 물기만을 증발시키고 바닷물 속에 들어 있는 갖가지 미네랄 성분만을 고스란히 담고 있다. 약으로 쓸 때는 말린 것을 탕으로 하거나 산제 또는 환제로 하여 사용한다. 또한 술을 담가서도 쓴다.

잎 퇴화한 비늘 같은 작은 잎이 마주나며 밑부분은 칼집 모양으로 한데 합쳐 붙는다.

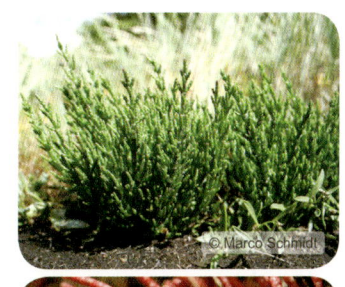

꽃 8~9월에 녹색의 작은 꽃이 가지 위쪽 마디 사이의 오목한 곳에 3개씩 수상 꽃차례를 이루며 달려 핀다. 꽃덮이는 다육질로서 통통한 사각형이고 서로 붙는다. 수술은 1~2개이며 암술은 1개이다. 씨

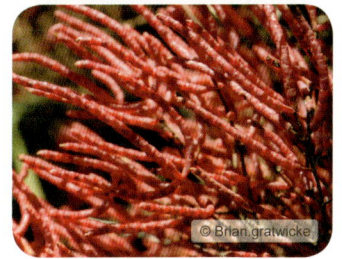

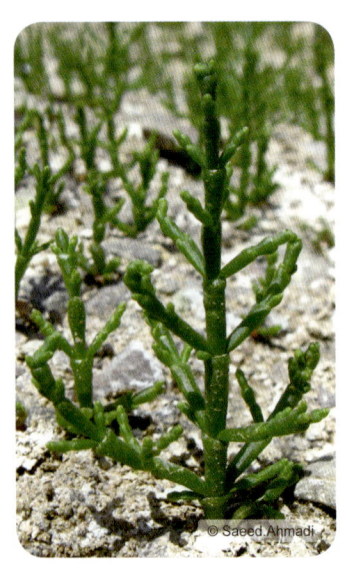

방은 달걀꼴이며 암술대는 2개로 갈라져 길게 나온다.

열매 10월에 길이 2mm 정도인 납작한 달걀꼴의 포과가 달려 익는데 꽃덮이에 싸여 있다. 열매 속에 검은 씨가 들어 있다.

제조방법 20~30g을 1회분 기준으로 달여서 1일 2~3회 8~10일 정도 복용한다.

주의사항 1. 적당량으로 꾸준히 먹으면 혈압이 낮아지지만, 한 번에 과다 복용하면 오히려 혈압이 올라가거나 피부염증을 유발할 수 있다.
2. 다양한 무기질이 있어 다이어트에 효과적이지만, 복용을 중단하면 원상태로 돌아가기 때문에 꾸준히 복용해야 한다.
3. 나트륨 함량이 높아 당뇨 및 심혈관계 질환 환자는 다른 음식과 나트륨 함량을 잘 조절해 복용해야 한다.

기타효능 주로 운동계 질환을 다스리며, 면역 효능이 있다.
고혈압, 관절염, 근육통, 기미·주근깨(주근깨), 당뇨병, 면역력증강, 변비, 비만증, 빈혈증, 암(암 예방/항암/악성종양 예방), 요통, 월경불순, 저혈압, 조루, 중독, 천식, 출혈, 치질, 콜레스테롤 억제,

피로곤비, 피부윤택, 행혈

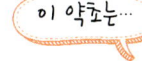

- 이뇨작용을 하므로 부종 등에 효과가 있다.
- 비테인 성분이 들어 있어 혈관의 지방을 낮춰주므로 동맥경화나 고지혈증에 효과가 있으며, 피부 탄력을 높여주기도 한다.
- 면역력을 높여주고, 결핵균의 활성을 저하시키며, 투통이나 간 기능 개선에 효과가 있다.
- 미네랄 성분이 많아 변비에 큰 효과가 있다.
- 항암작용이 매우 높다.

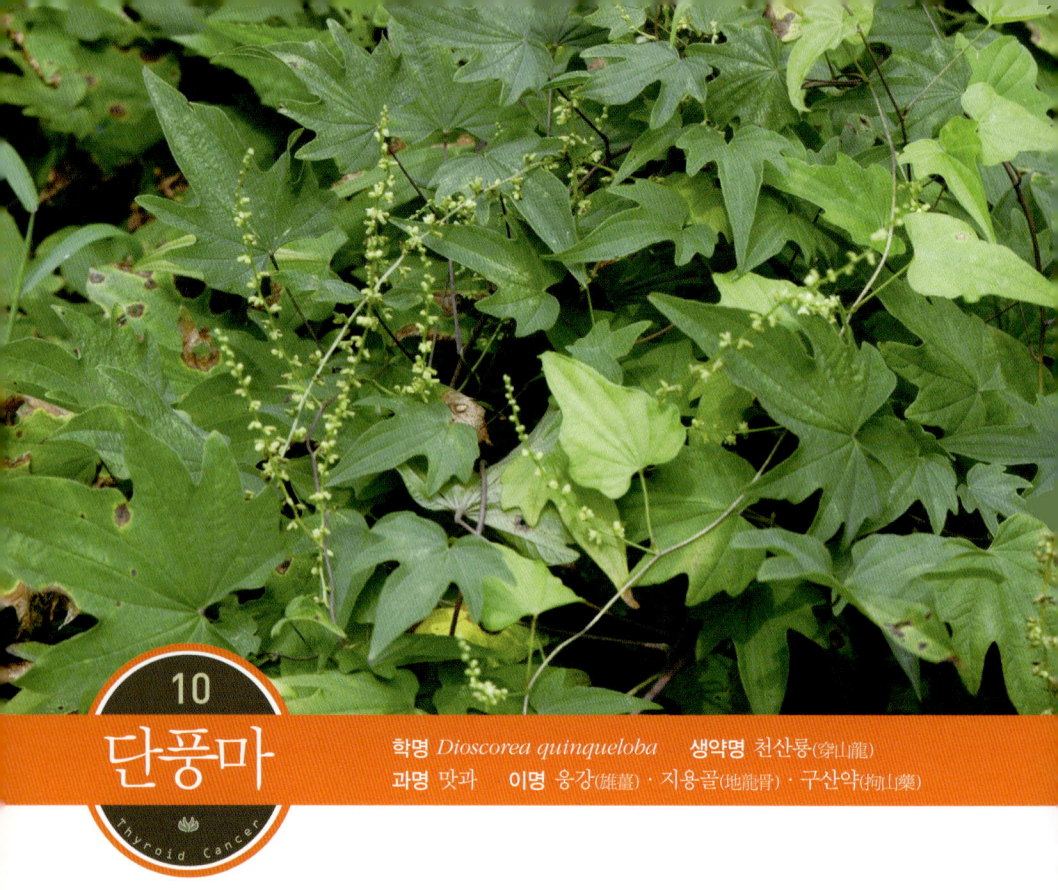

10 단풍마

학명 *Dioscorea quinqueloba* **생약명** 천산룡(穿山龍)
과명 맛과 **이명** 웅강(雄薑)·지용골(地龍骨)·구산약(狗山藥)

단풍마는 살이 쪄 굵은 뿌리줄기가 옆으로 뻗는다. 줄기는 다소 연하며 많은 가지가 갈라지고 다른 물체를 감으면서 길게 뻗는다. 돌기 같은 털이 있다. 풀잎의 모양이 단풍과 닮았다 하여 붙여진 이름이다. 관상용·식용·약용으로 이용된다. 어린잎은 식용한다. 약으로 쓸 때는 탕으로 하거나 환제로 하여 사용한다.

분 포	제주, 경남, 충남, 강원, 경기, 평북	생 지	산과 들
키	1~2m	분 류	여러해살이 덩굴풀
번 식	실생·육아·분주	약 효	덩이뿌리
채취기간	가을	취급요령	잔뿌리 및 겉껍질을 제거하고 햇볕이나 불에 말려 쓴다.
성 미	따뜻하며, 쓰고 달다.	독성여부	없다.
동속약초	부채마의 뿌리줄기		

잎 어긋나며 손바닥 모양으로 5~9개로 갈라지는데 길이 6~12cm, 너비 4~10cm이며 밑은 심장 모양이다. 갈라진 조각 중에서 가운데 것은 좁은 달걀꼴이고 끝이 뾰족하며 옆에 있는 것은 끝이 둥글거나 둔하다. 잎자루는 길고 밑부분에 1쌍의 작은 돌기가 있다.

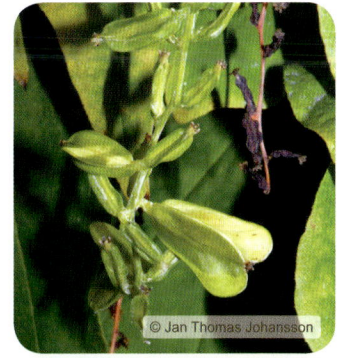

꽃 6~7월에 엷은 황록색으로 피는데 잎겨드랑이에서 길이 5~15cm의 꽃이삭이 자라 수상꽃차례를 이루며 작은 꽃들이 많이 달린다. 암수딴그루이다. 수꽃이삭은 때때로 갈라지는데 수꽃의 꽃대는 짧고 마르면 적갈색으로 된다. 암꽃이삭은 단일하여 아래로 늘어진다. 꽃덮이는 수평으로 퍼지고 꽃덮이 조각

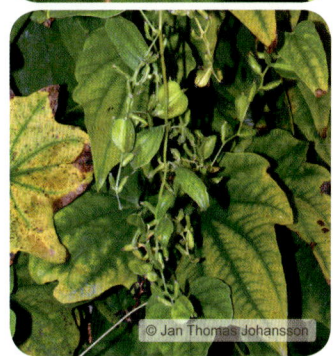

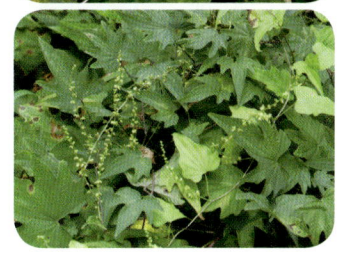

과 수술은 각각 6개씩이다.

 9~10월에 길이 20~22mm, 너비 19~27mm의 삭과가 달려 익는데 끝이 오목하게 들어가고 3개의 날개가 있다. 씨에도 둥근 날개가 있고 끝이 오목하게 들어간다.

 덩이뿌리 10~12g을 1회분 기준으로 산제 또는 환제로 하여 1일 2~3회 1개월 정도 복용한다.

1. 독성이 없지만 복용 후 가슴이 답답하고 어지럼증이 있다면 주의하는 것이 좋다.
2. 단풍마와 비슷한 도꼬로마는 독성이 있으므로 잘 분별해야 한다.
3. 적당량으로 꾸준히 복용하는 것이 좋다.

주로 호흡기 질환을 다스리며, 방광경에 효험이 있다.
강장보호, 건위, 견비통, 관절염(화농성관절염), 기관지염, 나력, 다뇨증, 담, 동상, 몽설, 무도병, 발모제, 보로, 빈뇨증, 생남약, 서근, 설사, 소종양, 신장기능강화, 신장염, 심장병, 악창, 연주창, 열성하리, 영류, 옹종, 요통, 유종, 이뇨, 자양강장, 제창, 종독, 중독, 천식, 타박상, 탕화창(화상), 토혈, 해수, 행혈, 허약체질

이 약초는…

- 혈액순환을 원활하게 해주므로 고혈압, 동맥경화에 효과가 있고 중풍 예방에 도움이 된다.
- 콜레스테롤 수치를 낮추는 데 효능이 있다.
- 디어스게닌 성분이 들어 있어 관절에 좋으며 관절염으로 인한 통증을 완화시켜 준다.
- 간이나 기관지, 비염, 기침, 천식에 효과가 있다.
- 피부의 발진을 완화시켜 주고, 피부노화를 예방해 주며, 체내 호르몬을 균형을 이루게 한다.

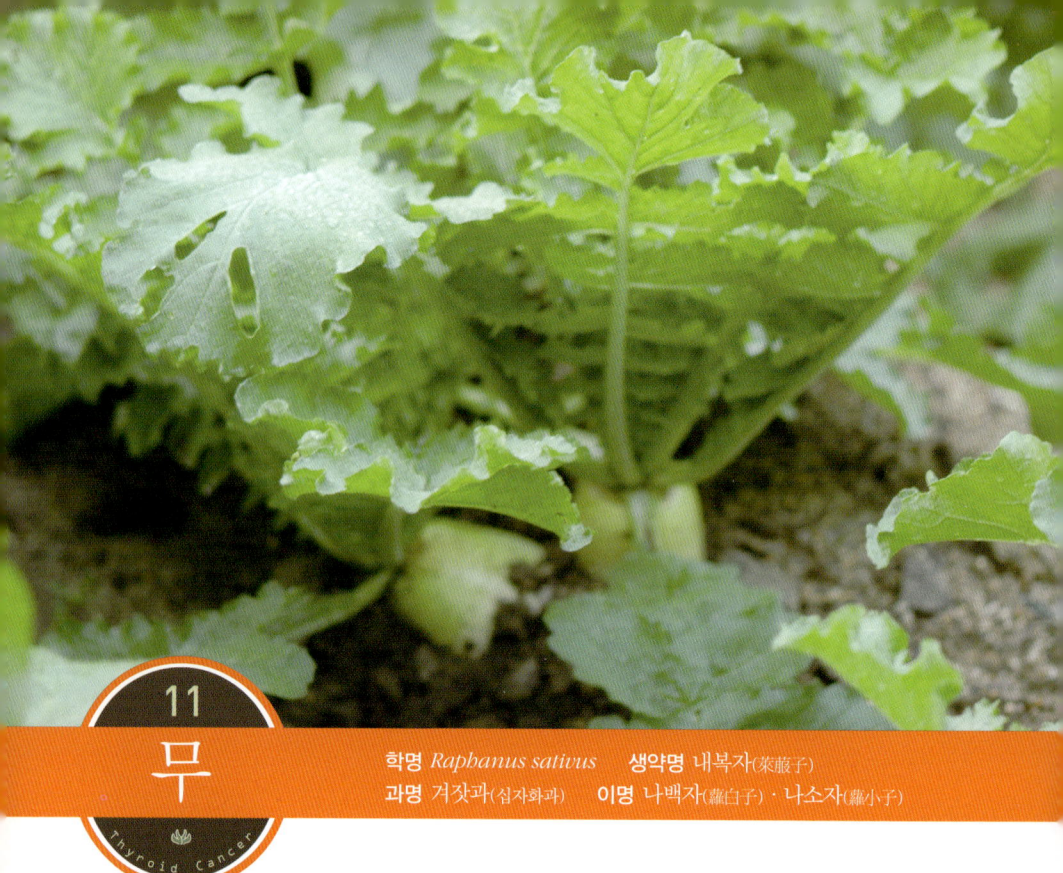

11 무

학명 *Raphanus sativus*　　**생약명** 내복자(萊菔子)
과명 겨잣과(십자화과)　　**이명** 나백자(蘿白子) · 나소자(蘿小子)

무는 나복(蘿蔔) · 내복(萊菔) · 노복(蘆菔) · 청근(菁根)이라고도 한다. 배추 · 고추와 함께 우리나라 3대 채소 중 하나이다. 줄기의 밑부분과 이것에 이어진 원뿌리가 비대해진 것이 무이다. 희고 살이 많아 잎과 함께 많이 쓰이는 중요한 채소이다. 우리가 김치나 깍두기용 무로 흔히 쓰는 재래종은 길이 20cm, 지름이 7~8cm이며 무게는 800~900g이다. 식용 · 약용으로 이용된다. 무에는 비타민 C가 많이 들어 있어 겨울철에 비타민 공급원으로 중요한 역할을 해왔다. 약으로 쓸 때는 씨는 탕으로 하고 무(뿌리)는 생식하

분 포	전국 각지	생 지	밭에 재배
키	20~100cm	분 류	한해살이 또는 두해살이풀
번 식	씨	약 효	뿌리·씨
채취기간	5~6월(씨), 연중(뿌리)	취급요령	날것으로 쓴다.
성 미	평온하며, 맵고 달다.	독성여부	없다.

거나 생즙을 내어 사용한다.

잎 대개 깃털 모양의 잎이 뿌리에서 더부룩이 무리 지어 솟아 뭉쳐나며 1회 깃꼴겹잎인데 잎자루가 있고 보통 거친 털이 나 있으며 가장자리에 거친 톱니가 있다. 잎몸은 주걱 모양에서부터 1~12쌍의 작은 조각으로 깊게 갈라진 것 등 여러 가지 모양을 하고 있다.

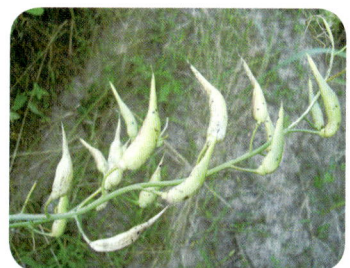

꽃 4~5월에 엷은 자주색 또는 흰색의 사판화가 십자형으로 배열되어 피는데 꽃줄기 끝에서 총상 꽃차례를 이루며 달린다. 꽃줄기는 길이 1m 정도까지 자란 다음 가지를 치며 그 밑에서 총상 꽃차례가 발달하고 작은 꽃대가 있다. 꽃잎은 거꾸로 된 넓은 달걀 모양의

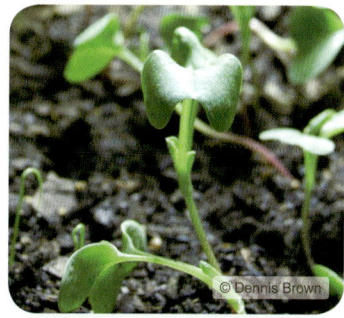

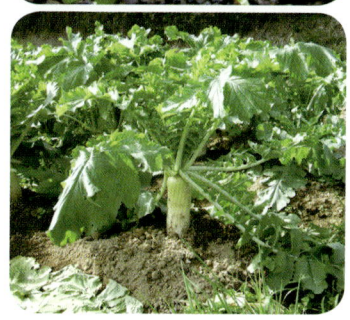

쐐기꼴이며 꽃받침보다 2배 정도 길다. 꽃받침 조각은 선 모양의 긴 타원형이다. 암술은 1개이고 수술은 6개 중 2개가 짧다.

5월에 길이 5cm 정도의 길쭉한 폐과(閉果)가 달리는데 꼬투리에 잘록하게 들어간 곳이 있으며 꼬투리마다 볼록해진 부분에 1개씩 2~4개의 적갈색 씨가 들어 있다. 꼬투리는 익어도 갈라지지 않는다.

뿌리 생즙 80~120g 정도를 1회분 기준으로 1일 2회 1개월 정도 공복에 복용한다.

1. 복용 중에 지황(생지황, 건지황, 숙지황)과 맥문동 덩이뿌리를 금한다.
2. 신체가 허약한 사람은 복용을 금한다.
3. 무와 순무는 기운을 내리는 효능이 있으므로 몸이 약한 사람은 과다 복용하지 않는 것이 좋다.

주로 호흡기 질환을 다스리고, 건강 생활에 유익하다.
가슴앓이, 각기, 감기, 개창, 거담, 건위, 견비통, 고혈압, 골다공증, 관격, 관절염(화농성관절염), 구내염, 구충, 금창, 기관지염, 냉병, 네프로제(신장증), 뇌기능장애, 단독, 담, 담석증, 당뇨병, 당뇨지갈, 대변불통, 독감, 두통, 멀미, 무좀, 배뇨통, 변비, 복막염, 부종, 비뉵혈, 비염, 비위허약, 빈혈증, 설사, 소갈증, 소화불량, 숙취, 습담, 습진, 식체(달걀, 두부, 떡이나 찰밥, 메밀), 신경통, 신장염(급성신장염), 실음, 암(간암, 자궁암), 애역, 야뇨증, 야맹증, 요독증, 월경불순, 위산과다증, 위염, 음낭습, 이질, 인후염 · 인후통, 자궁내막염, 저혈압, 전립선비대증, 종독, 주독, 중독(니코틴중독, 마약중독, 버섯중독, 아편중독, 약물중독, 연탄가스중독), 중이염, 천식, 축농증, 출혈, 충수염(급성맹장염), 충치, 치질, 치통, 타박상, 탕화창(화상), 토혈, 편두통, 폐렴, 해수, 해열, 현훈증, 황달, 후비, **[소아 질환]** 감적, 경풍, 구루병, 백일해, 홍역

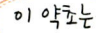

- 아밀라제 성분이 풍부해 과음으로 인해 높아진 아세트알데히드 수치를 낮게 해준다.
- 비타민 C가 풍부해 멜라닌 색소의 침착을 막아 주기 때문에 미백 효과를 볼 수 있다.
- 항산화 작용이 뛰어나 노화를 촉진시키는 활성산소를 줄여주므로 노화방지를 해준다.
- 대장운동을 활발하게 하는 리그닌 성분이 들어 있어 변비에 좋다.
- 디아스타아제와 페루오키시타제라는 성분이 많이 들어 있어 체내의 해로운 노폐물을 배출시켜 준다.
- 무를 꾸준히 먹으면 대장암을 예방할 수 있다.
- 인돌과 글루코시노레이트 성분이 들어 있어 체내의 발암물질을 제거해 준다.

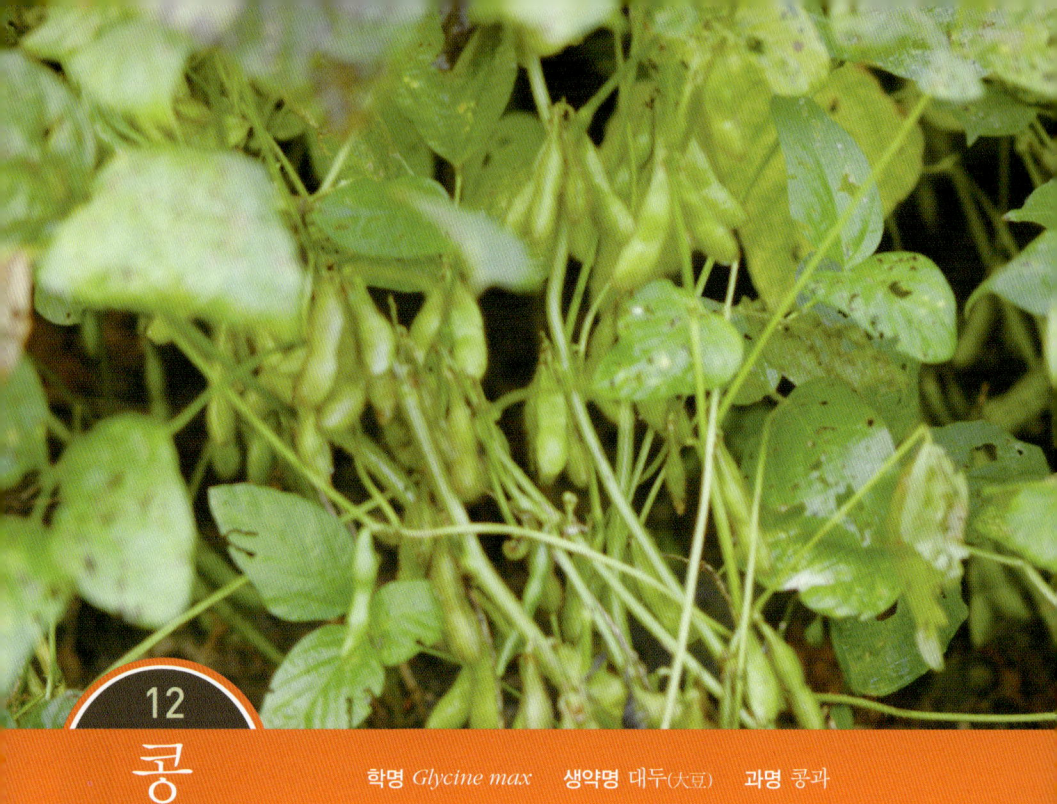

12 콩

학명 *Glycine max*   생약명 대두(大豆)   과명 콩과

콩은 뿌리에는 많은 뿌리혹이 달린다. 온포기에 황갈색 털이 촘촘히 나 있다. 줄기는 둥글고 목질화되어 굳으며 속이 차 있다. 옛날에는 콩이라 하면 대두(大豆)를 가리켰으나 오늘날에는 식용으로 이용되는 '콩과 식물'의 씨를 총칭하는 경우가 많다. 콩을 용도에 따라 분류하면 일반용으로 쓰이는 보통콩(일반콩), 기름을 짜기에 알맞은 기름콩, 밥에 넣어 먹기에 알맞은 밥밑콩, 콩나물을 기르기에 알맞은 콩나물콩(쥐눈이콩), 가축의 사료로 이용하는 풋베기콩 등으로 구별된다. 공업용·사료·식용·약용으로 이용된다. 콩에는 30~50%의 단백질을 비롯하여 13~25%의 지방, 비타

분 포	전국 각지	생 지	밭에 재배
키	60~100cm	분 류	한해살이풀
번 식	씨(콩)	약 효	씨
채취기간	9~10월	취급요령	말려 쓴다.
성 미	평온하며, 달다.	독성여부	없다.

민 등 많은 영양소가 들어 있어 주로 식용하는데 밥에 넣거나 된장·간장·고추장·두부·비지 등을 만들어 먹고 콩나물을 길러 먹는다. 또 기름을 짜서 여러 가지 용도로 쓰며 콩깻묵도 거름과 사료로 널리 이용한다. 콩깍지는 좋은 사료가 되며 풋베기하여 가축에게 먹인다. 또한 콩은 접착제, 셀룰로이드 대용품, 플라스틱, 수용성 페인트, 글리세린, 비누 등 다양한 공업 제품의 원료로 쓰인다. 약으로 쓰이는 콩은 주로 대두와 검은콩이다. 약으로 사용할 때는 주로 날것으로 쓰되 씹지 않고 물로 삼킨다. 서리태는 술을 담가서도 쓴다.

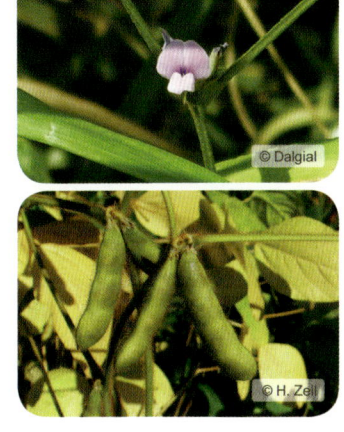

잎 어긋나며 3개의 작은 잎으로 구성된 깃꼴겹잎이다. 작은 잎은 달걀꼴 또는 타원형이며 가장자리가 밋밋하고 끝이 약간 뾰족하다. 표면은 짧은 털로 덮여 있다.

꽃 7~8월에 자줏빛이 도는 홍색 또는 흰색으로 피는데 나비 모양을 한 7~30개의 꽃이 잎겨

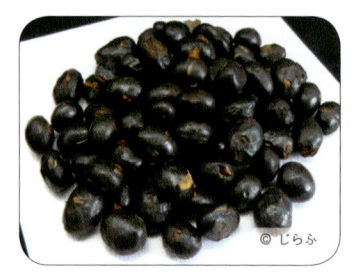

드랑이에서 총상 꽃차례를 이루며 달린다. 꽃받침은 종 모양이며 끝이 5개로 갈라지는데 밑의 것이 가장 길다. 수술은 10개이며 각각 2개로 갈라지고 암술은 1개이다.

 9~10월에 협과인 꼬투리가 달려 익는데 납작한 선 모양의 타원형이며 거친 털이 많이 나 있고 그 속에 씨가 1~7개 들어 있다. 씨를 콩이라 한다.

 서리태 30~40g을 1회분 기준으로 산제 또는 환제로 하여 1일 2~3회 1개월 이상 복용한다. 볶은 가루를 먹어도 좋다.

 1. 유방암 환자는 콩을 과다 복용하면 여성 호르몬이 많이 생성되기 때문에 주의해야 한다.
2. 완두콩에는 소량의 청산이 함유되어 있으므로 하루에 40g 이상 먹지 않는 것이 좋다.
3. 물에 오래 담가 놓으면 영양소가 빠져나갈 수 있다.

주로 소화기 질환을 다스리며, 강장 보호에 효험이 있다.
각기, 감기, 갑상샘 질환(갑상샘기능항진증), 강장보호, 건위, 결막염, 고혈압, 골다공증, 골수염, 골절번통(골연풍), 관절염(화농성관절염), 광견병, 냉한, 노이로제, 뇌일혈, 뇌졸중, 담, 당뇨병, 동맥경화, 동상, 마비, 변비, 복부팽만, 복수, 복통, 부종, 빈혈증, 산후회복, 소화불량, 실음, 십이지장궤양, 연주창, 옹종, 요통, 요혈, 월경불순, 위궤양, 위무력증, 위산과다증, 위장염, 위축신, 유산·조산, 이롱·난청, 인두염, 임신중독증, 저혈압, 중독(알코올중독, 약물중독), 중이염, 중풍, 치조농루, 칠창, 탕화창(화상), 편도선비대, 편도선염, 폐결핵, 풍, 풍비, 풍습, 풍열, 항강, 해수, 허약체질, 후두염

이 약초는…

- 남성은 검은콩을 일정량으로 꾸준히 먹게 되면 전립선암을 예방할 수 있다. 나이 많은 사람은 크게 효과를 보기도 한다.
- 여성은 검은콩을 일정량 꾸준히 먹게 되면 유방암, 자궁내막증, 섬유낭포성 유방 질환, 자궁섬유근종 등으로부터 보호할 수 있다.
- 검은콩은 모발을 건강하게 해주는 비타민 E와 모발을 자라게 하는 시스테인 성분이 많아 탈모 예방에 좋다.
- 아세틸콜린 성분이 많아 기억력을 좋게 한다.
- 피부에 좋은 안토시아닌 성분이 들어 있어 피부를 탄력 있게 해주며, 기미와 주근깨 생김을 억제한다.

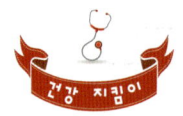

갑상샘암 똑똑한 대처법

한국 여성 암 발병률 1위가 갑상샘암이라 한다. 이 암은 갑상샘 결절로 일반인의 19~67퍼센트에서 발견되는데 그 중 5퍼센트는 악성 결절로 진행되어 암에 걸린다고 한다. 그러나 아이러니하게도 암중에 완치율이 제일 높은 암이 갑상샘암으로 알려져 있다. 하지만 수술 후 알게 모르게 후유증을 겪고 있는 사람들이 있다.

그러면 암 환자가 생활 속에서 잘 대처해야 할 것은 무엇이 있을까?

1. 꾸준히 운동하기

모든 암에서 꾸준한 운동은 절대적인 실천 덕목이다. 운동은 암을 예방하기도 하고, 암 재발률도 줄인다. 우리가 평소에 꾸준한 운동을 하면 혈관을 건강하게 하고 뇌도 풍부한 산소량으로 건강하게 된다.

간혹 피곤하여 운동을 게을리하는 사람이 있는데 오히려 운동을 하면 그 피로가 풀리는 것을 느낄 수 있을 것이다. 그래서 건강학자들은 화나면 걸으면 좋다고 한다.

운동은 꼭 헬스장에 가서만 하는 게 아니다. 일상생활 속에서 운동할 수 있는 게 많다. 집 안 청소를 음악을 들으면서 즐겁게 할 수 있고, 공원 같은 곳을 편하게 조깅을 하면 된다.

2. 음식은 적당히 골고루 먹기

갑상샘암에 좋은 음식은 아직 알려져 있지 않다. 그러나 약용 식물과 함께 식이요법을 실천하는 것이 매우 좋다. 모든 질병은 탐심에서 비롯된다. 그로 인해 비만이 되고 당뇨와 콜레스테롤 수치가 올라간다. 그러므로 중요한 것은 자신의 정상체중을 기억하여 반드시 정상체중을 유지할 수 있도록 적당히 골고루 먹는 습관을 기르는 게 좋다.

모든 암 환자는 단백질 섭취가 중요하다. 그 이유는 면역력을 유지해 주기 때문이다. 단백질은 콩이나 견과류, 두부, 달걀에 많이 들어 있다. 또한 생선과 적당한 육류(살코기)를 섭취해 주는 것이 좋은데 가급적 육류는 적게 먹는 게 좋다.

3. 충분한 수면 취하기

면역력은 음식을 통해서도 이루어지지만, 충분한 수면을 통해서 면역력은 좋아진다. 편안한 마음으로 잠자리에 들면 면역력을 높이는 멜라토닌이 잘 분비되는 것으로 알려져 있다. 그러므로 먼저 자신이 신경이 예민한지, 불면증이 있는지를 점검하는 것이 매우 중요하다.

갑상샘암에 걸려 스트레스를 많이 받고, 심지어 우울증에 걸리는 사람도 있다. 몸과 마음이 지쳐 여러 가지로 불편을 호소하는 사람들이 많다. 건강한 생활을 하기 위해서 자신을 점검하고 전문가에게 상담을 받아 치료를 받고 충분한 수면을 취하는 것이 갑상샘암에서 해방하는 길이다.

천 혜 의   명 약   암 을   이 기 는   약 초

Part 2

위암

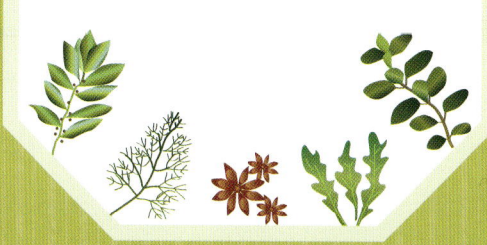

Stomach Cancer

Part 2 위암 Stomach Cancer

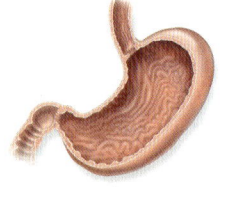
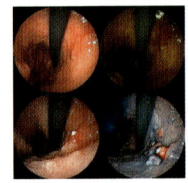

위 구조   위암

위(胃)에서 발생하는 암이다. 위와 십이지장과의 경계 부분인 유문부(幽門部)에 많이 발생한다. 불규칙적으로 명치끝에서 통증이 일며 위가 항상 꽉 차 있는 듯한 팽만감이 든다.

위통·식욕부진·트림·체중감소 등의 증세가 나타나고 하리(下痢)가 지속되거나 하리와 변비가 번갈아 지속되고 숨을 쉬면 악취가 풍기는 경우도 있다. 토한 것이나 대변 등에 피가 섞여 나오는 수가 있다. 그러나 초기에는 별 증상을 느낄 수 없기 때문에 뚜렷한 증상을 말할 수 없다. 주로 40대 전후에 많이 일어난다. 변이 검은 경우에 의심해 볼 필요가 있다.

발병 원인은 아직 확실한 정설이 확립되어 있지 않으며, 초기에는 뚜렷한 증상이 없고 일반적인 만성 위장병과 비슷하여 판단하기 어렵다.

　발병이 되면 고치기가 매우 힘드나, 다음의 처방으로 병을 완화시킬 수 있는 경우가 많다. 다른 각종 암의 증세에도 항암제로서 효험이 있다.

　다음의 약초와 처방으로 효험을 볼 수 있다.

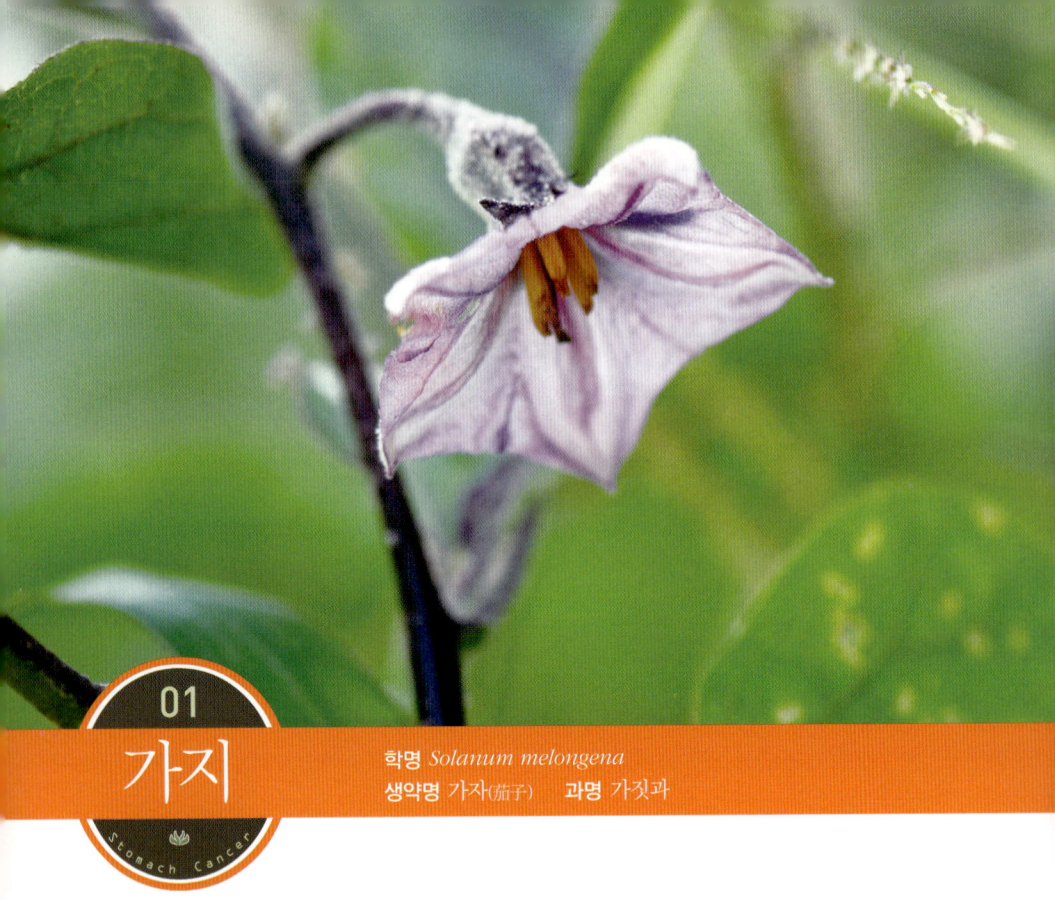

01 가지

학명 *Solanum melongena*
생약명 가자(茄子) **과명** 가짓과

가지는 까지·조채자(弔菜子)·가(茄)·가자(茄子)라고도 한다. 줄기는 곧게 자라며 전체에 별 모양의 회색 털이 나 있다. 간혹 가시가 생기기도 한다. 줄기는 검은빛이 도는 짙은 보라색이다. 가지나물에는 파리가 앉지 않는다고 한다. 색이 선명하고 윤기가 있는 것이 좋다. 구부러지지 않고 모양이 바른 것이 좋다. 일조량이 풍부한 온화한 지역에서 잘 자란다. 열매는 주로 식용으로, 뿌리인 가근(茄根)은 약용으로 이용된다. 약으로 쓸 때는 탕으로 하거나 환제로 하여 사용한다.

분 포	전국 각지	생 지	밭에 재배
키	60~100cm	분 류	한해살이풀
번 식	씨	약 효	열매·줄기·잎·뿌리
채취기간	10월	취급요령	날것 또는 햇볕에 말려 쓴다.
성 미	차며, 달고 맵다.	독성여부	없다.

잎 어긋나며 잎자루가 길고 달걀 모양의 타원형 또는 긴 타원형이다. 길이는 15~35cm이며 끝이 뾰족하거나 또는 둔하다.

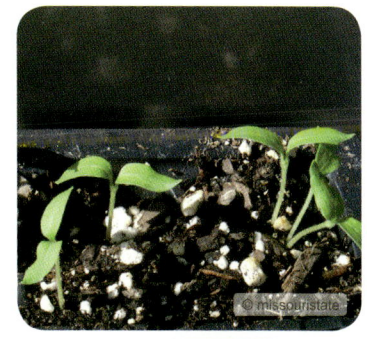

꽃 6~9월에 통꽃이 흰색 또는 연한 자줏빛으로 한 가지에 1~3개 정도 달려 핀다. 마디 사이의 중앙에서 꽃대가 나와 몇 송이의 꽃이 달리는데 꽃받침은 자줏빛이다.

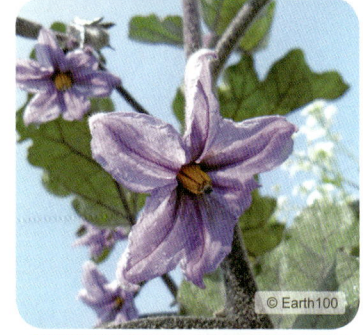

열매 6~10월에 원통형의 자줏빛 장과가 달려 익는데 보통 검정색에 가까운 자줏빛이다.

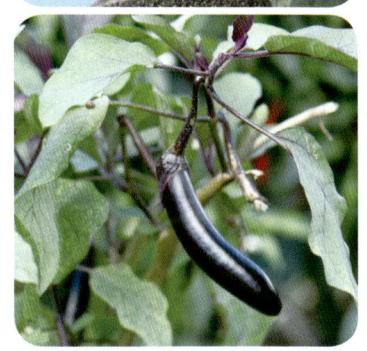

제조방법 뿌리 5~6g을 1회분 기준으로 달여서 1일 2~3회

10일 이상 복용한다.

 1. 기가 허한 사람은 복용을 금한다.
2. 해롭지 않으나 치유되는 대로 중단한다.
3. 가지는 성질이 차므로 목이 약한 사람이 과다 섭취하면 기침이 심해질 수 있다. 또한 말을 많이 하는 직업을 가진 사람은 목소리가 거칠어지기도 한다.
4. 가을에 먹는 가지는 쓴맛이 강해 몸에 유익하지 않으므로 소량으로 섭취하는 게 좋다.
5. 몸이 냉한 사람이 과다 섭취하면 복통을 일으키고 설사를 하며, 여자는 자궁을 상하게 한다고 알려져 있다.
6. 수술을 받는 환자는 마취가 잘 안 되는 경우도 있다고 하니 주의해야 한다.

주로 순환계·소화기 질환을 다스리며, 건위에 효험이 있다.
각기, 고혈압, 구내염, 주근깨, 동상, 적면, 무좀, 배뇨통, 백전풍, 변혈증, 부종, 붕루, 빈혈증, 사마귀, 산후풍치, 설사, 식체, 신장병, 심장병, 애역, 열성하리, 요통, 위경련, 위궤양, 유두풍, 음종(남성외음부부종), 음창, 이뇨, 인두염, 인후염·인후통, 자궁하수, 중독(문어중독, 생선중독, 수은중독, 약물중독), 진통, 창종, 충치, 치은염, 치질, 치통, 타박상, 파상풍, 표저, 풍치, 피임, 한진, 해열, 행혈, 혈림, 화농, 후두염

이 약초는…

- 가지에 안토시아닌 색소와 폴리페놀이라는 성분이 들어 있어 항암 효과가 있다.
- 수분이 94%나 되고 칼로리가 낮아 다이어트에 좋다.
- 식이섬유가 풍부해 장운동을 활발하게 해주며, 장의 유해 독소를 배출시켜 준다.
- 꾸준히 섭취하면 만성피로, 노화개선, 심혈관 질환 예방 등의 효과를 볼 수 있다.

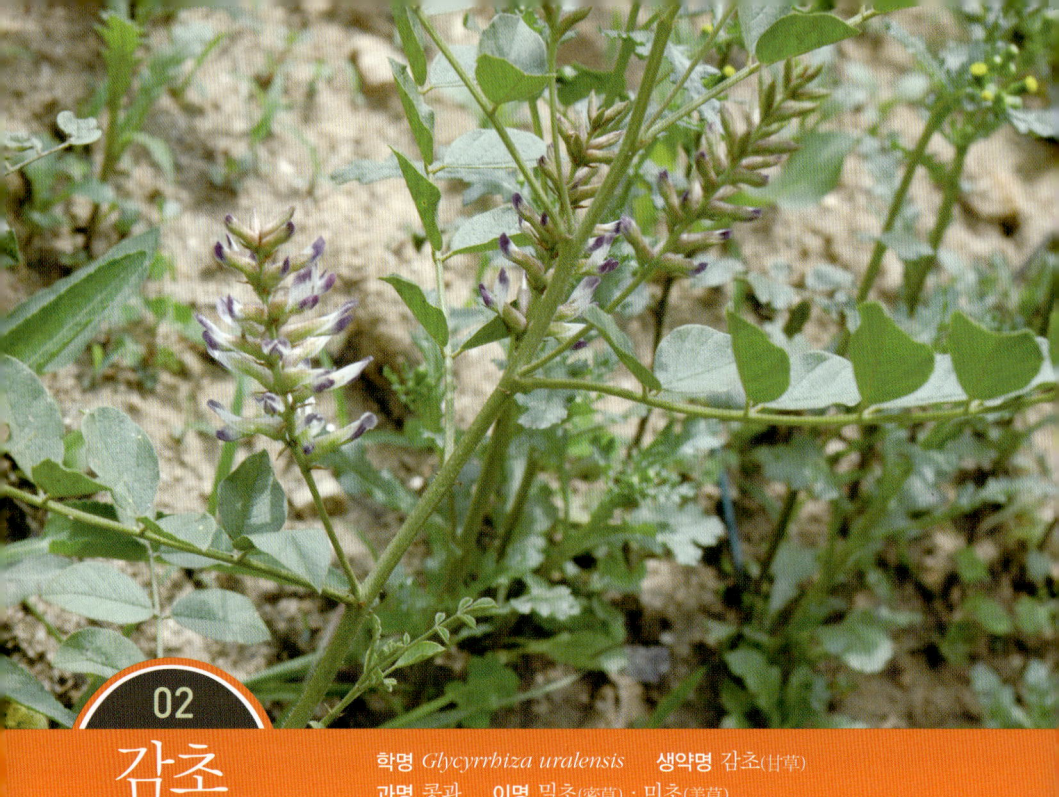

02 감초

학명 *Glycyrrhiza uralensis*　**생약명** 감초(甘草)
과명 콩과　**이명** 밀초(密草)·미초(美草)

감초의 겉껍질은 적갈색이나 암갈색을 띠며 세로로 주름이 있고 때때로 피목, 싹눈 및 비늘잎이 붙어 있다. 껍질 벗긴 감초는 바깥면이 엷은 황색이고 섬유성이다. 뿌리줄기는 원기둥 모양이고 거기에 연결된 원뿌리는 땅속 깊숙이 뻗어 있다. 곧게 서 있는 땅 위 줄기는 모가 지며 흰색의 가느다란 짧은 털이 촘촘히 나 있어 회백색으로 보인다. 방향성이 있다. 뿌리를 국로(國老)라고 하며 그 맛이 달아 감초라고 부른다. 예전에 생선 장수들이 생태를 20마리(1코)씩 감초 줄기로 꿰어서 팔았는데 그렇게 하면 잡균이 붙지

분 포	남부 지방	생 지	밭에 재배
키	100cm 정도	분 류	여러해살이풀
번 식	씨	약 효	뿌리
채취기간	가을	취급요령	햇볕에 말려 쓴다.
성 미	평온하며, 달다.	독성여부	없다.
동속약초	양감초·황감초		

않는다고 전해진다. 약용·감미료(간장 담그는 데)로 이용된다. 한방에서는 모든 약물과 배합이 잘 되어 다른 약의 작용을 순하게 하므로 다른 약에 첨가하여 중화제(조화제)·해독제로 쓴다. 약으로 쓸 때는 탕으로 하거나 환제 또는 산제로 하여 사용하며, 술을 담가서도 쓴다.

잎 어긋나고 홀수 깃꼴겹잎으로 작은 잎이 7~17개씩 달리는데 달걀 모양의 타원형이고 가장자리에 톱니가 없으며 끝이 뾰족하다. 잎의 크기는 길이 2~5cm, 너비 1~3cm이며 흰 털과 샘점이 있다.

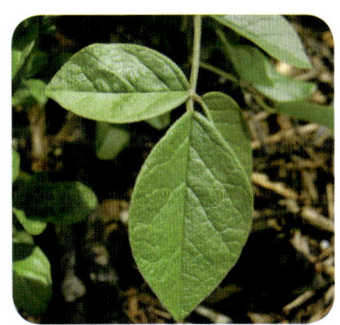

꽃 7~8월에 남자색 꽃이 총상꽃차례를 이루며 잎겨드랑이에 달려 핀다. 꽃의 크기는 1.4~2.5cm 정도이다.

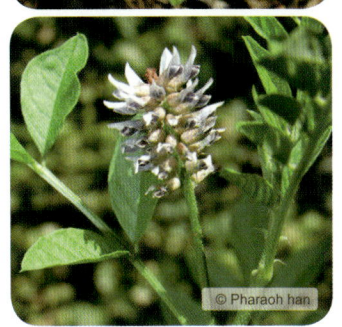

© Pharaoh han

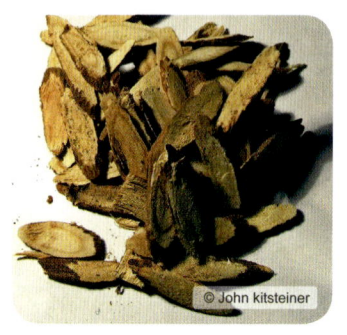

열매 8~9월에 협과가 달려 익는데 꼬투리는 편평한 선 모양이고 활처럼 굽으며 바늘 같은 갈색 털이 촘촘히 나 있다. 신장 모양을 닮은 씨가 6~8개씩 들어 있는데 검은색으로 윤기가 난다.

제조방법 뿌리줄기 5~6g을 1회분 기준으로 달여서 1일 2~3회 1개월 이상 공복에 복용한다.

주의사항 1. 과다 복용하면 고혈압과 부종을 일으킬 수 있고, 남성은 호르몬 분비가 감소할 수 있으며 성욕감퇴 등 성기능 장애가 나타날 수 있다.
2. 감초는 혈액 속의 나트륨을 상승하게 한다. 때문에 과다 복용하면 저칼륨 혈증, 부정맥이 나타날 수 있다.
3. 혈전 용해제를 복용하는 사람은 의사와 상담한 후 복용하는 것이 좋다.
4. 과다 복용하면 갑상샘 기능과 기초대사량이 떨어진다. 이로 인해 체중이 늘어날 수도 있다.

기타효능 주로 소화기·순환계·이비인후과 질환을 다스리며, 약재의 중화제·해독제로 쓴다.

간염, 간질, 감기, 강장보호, 건망증, 건위, 경련, 광견병, 근골무력증, 근육통, 기관지확장증, 나력, 노이로제(신경증), 뇌졸중, 담, 당뇨병, 독감, 발열, 방광습열, 배뇨통, 보혈, 복통, 비색증, 비염, 비위허약, 비증, 생인손, 선창, 소화불량, 신경쇠약, 심계항진, 심장병, 십이지장궤양, 안면경련, 안질, 애, 액취증, 열격, 열독증, 염증, 오로, 오풍, 오한, 온신, 옹저, 옹종, 완하, 원기부족, 위궤양, 위염, 윤폐, 은진, 이급후중, 인두염, 인후염·인후통, 자양강장, 저혈압, 종독, 중독(과일중독, 식중독, 알콜중독, 약물중독, 초오중독), 진정, 천식, 청열, 치질, 칠창, 통증, 통풍, 편도선비대, 편도선염, 피부염, 한진, 해수, 해열, 행기, 행혈, 화농, 후두염, **[소아 질환]** 간질, 감병, 경축, 백일해, 소아대변청, 소아천식, 소화불량, 열성경련, 태독

이 약초는…

- 감초에는 글리시리진(glycyrrhizin) 성분이 들어 있어 암과 종양의 발생을 억제한다.
- 위궤양, 십이지장궤양 환자에게 효과가 있다.
- 항염작용이 있어 염증 개선과 피로회복에 좋고 대상포진에 효과가 있다.
- 독일에서는 위염이나 기침, 기관지염의 치료제로 사용하고 있다.
- 세균독과 뱀독을 풀어주는 효과가 있으며, 간염·두드러기·피부염·습진 등에 효과가 있다.

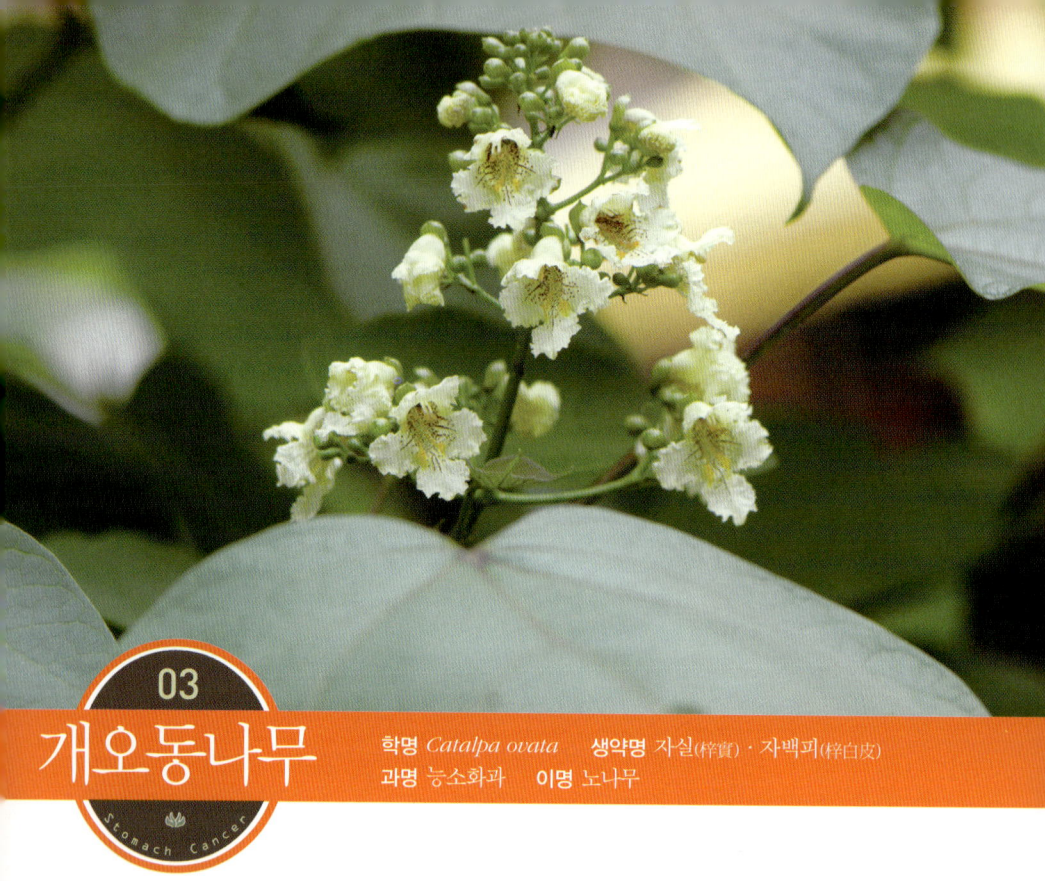

03 개오동나무

학명 Catalpa ovata **생약명** 자실(梓實)·자백피(梓白皮)
과명 능소화과 **이명** 노나무

개오동나무는 낙엽 활엽 교목으로 원산지는 중국이고 한국·중국·일본 등에 분포하며 마을 부근이나 정원수로 사용한다. 꽃향기가 좋아 벌들을 불러 모으고, 민간에서는 나뭇가지가 하늘을 향해 있고 잎이 넓어서 개오동을 심으면 벼락을 피할 수 있다고 전해진다. 향오동·목각두(木角豆)·목왕(木王)·가목(榎木)·개오동·노나무라고도 한다. 가지가 퍼지며 작은 가지에 털이 없거나 간혹 있다. 목재는 나막신 재료로도 사용했다. 열매를 자실, 나무껍질을 자백피라고 한다. 약으로 쓸 때 나무껍질은 탕으로 하며,

분 포	전국 각지	생 지	야산, 길가, 밭둑, 마을 부근
키	10~20m	분 류	낙엽 활엽 교목
번 식	씨	약 효	열매·나무껍질
채취기간	가을	취급요령	햇볕에 말려 쓴다.
성 미	평온하며, 달다.	독성여부	없다.

열매는 산제 또는 환제로 하여 사용한다. 열매껍질은 약용으로 말려 두고 쓴다.

잎 마주나거나 돌려난다. 길이 10~25cm의 넓은 달걀꼴이며 대개 3~5갈래로 갈라지는데 갈라진 조각은 너비가 넓고 끝이 아주 뾰족하다. 앞면은 털이 없고 자줏빛이 도는 녹색인데, 뒷면은 엷은 녹색이고 맥 위에 보통 잔털이 있다. 잎자루는 길이 6~14cm로 길며 자줏빛을 띤다.

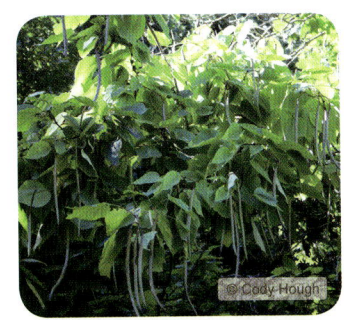

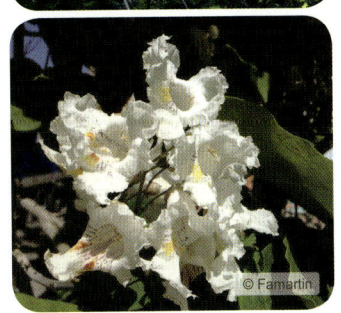

꽃 6~7월에 원추 꽃차례를 이루며 가지 끝에 원뿔형으로 붙어 황백색 또는 엷은 노란색으로 피는데 꽃잎은 입술 모양이며 양면에 자주색 반점과 노란 줄이 있고 털이 없다. 수술은 완전한 것이 2개이며 꽃밥이 퇴화된 것이 3개 있다.

10월에 회갈색의 삭과가 늘어져 달려 익는다. 씨는 갈색이고 양쪽에 털이 난다.

 1. 열매 4g, 감초 뿌리줄기 2g, 지네 2마리를 1회분 기준으로 함께 달여서 1일 2~3회 15~20일 정도 복용한다.
2. 나무껍질이나 열매 또는 씨 6~8g을 1회분 기준으로 달여서 1일 2~3회 1주일 이상 복용한다.

 1. 외용제로 사용할 때는 진하게 달여서 바르거나 말리지 않은 껍질을 찧어서 바르는 것이 좋다.
2. 몸이 말랐거나 냉한 사람은 더 마르고 허해질 수 있으니 주의해야 한다.
3. 복용 중에는 뽕나무를 금한다. 지네를 쓸 때는 머리와 다리를

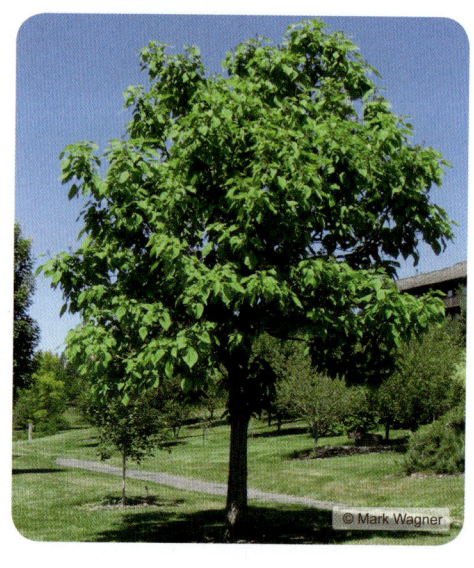

제거하고 쓴다.

4. 임산부는 가급적 주의하는 것이 좋다.

기타 효능 **주로 순환계·비뇨기 질환에 효험이 있다.**

각기, 간염, 강장보호, 건위, 고혈압, 구충, 무좀, 발모제, 발열, 부종, 신경통, 요도염, 요독증, 요혈, 위궤양, 이뇨, 종독, 종창, 중독, 충치, 치질(치핵), 콜레스테롤 억제, 탕화창(화상), 피부소양증, 해열, 황달

이 약초는…

- 껍질에 들어있는 시린진(syringin) 성분은 간 손상을 완화시켜 주며, 혈관 확장과 피로회복, 항경련, 항스트레스 작용에 효과가 있다. 또한 신경통, 간염, 담낭염, 황달, 신장염 등에 도움을 준다.
- 목각두는 이뇨제로서 신장염이나 소변불리에 효과가 있다.
- 속껍질을 찧어 타박상, 치질, 피부의 염증 등에 바르면 효과가 있다.
- 껍질을 달인 물에 머리를 감으면 두통에 도움이 되고, 머리카락에 윤기가 생긴다.
- 노화 예방 및 시력과 청력 개선에 도움을 준다.

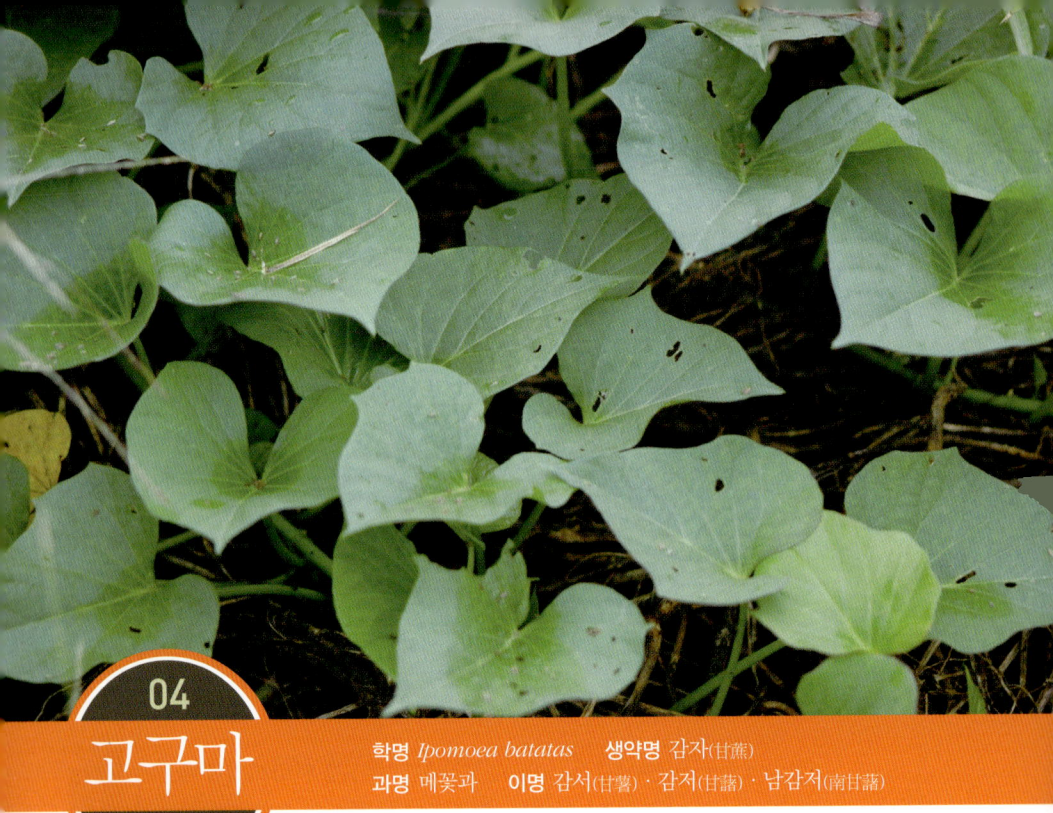

04 고구마

학명 *Ipomoea batatas* **생약명** 감자(甘藷)
과명 메꽃과 **이명** 감서(甘薯)·감저(甘藷)·남감저(南甘藷)

고구마는 저우(藷芋)·감서·감저·남감저·조저(趙藷)·단감자·단고구마라고도 한다. 고구마의 원산지는 중앙아메리카이며, 주로 아시아에서 재배되고 있다. 고구마는 온대에서는 1년생이지만 열대에서는 숙근성(宿根性)으로 분류된다. 우리나라에는 일본을 통해 전래되었는데 고구마라는 이름도 일본말인 고귀위마(古貴爲麻)에서 유래하였다고 한다. 줄기는 지면을 따라 기어 뻗으면서 잎자루 밑으로부터 뿌리를 내린다. 뿌리 줄기가 길게 뻗어 나가면서 그 일부가 땅속에서 커져 덩이 뿌리인 고구마가 된다. 재배에

분 포	전국 각지	생 지	밭에 재배
키	3m 정도	분 류	여러해살이풀
번 식	덩이뿌리	약 효	덩이뿌리
채취기간	가을	취급요령	날것으로 쓴다.
성 미	따뜻하며, 달다.	독성여부	없다.

는 씨를 사용하지 않는다. 덩이뿌리에서 나온 싹을 잘라 밭에 심으면 뿌리를 내린다. 잎과 줄기를 자르면 유즙이 나온다. 공업용(알코올 원료)·식용·약용으로 이용된다. 덩이뿌리는 주로 찌거나 구워 먹으며, 잎과 줄기는 나물로 먹는다. 덩이뿌리를 저장하다 보면 수분이 감소하고 전분이 효소의 작용으로 당화하여 아주 달다. 약으로 쓸 때는 날것으로 쓴다.

잎 어긋나고 잎몸은 심장 모양이며 얕게 갈라져 양쪽 가장자리에 1~3개의 갈라진 조각이 있으나 때로는 깊게 갈라지는 것도 있다. 표면은 윤기가 나며 끝이 뾰족하다. 잎자루는 길다.

꽃 7~8월에 잎겨드랑이에서 나온 꽃대 끝에 연한 홍색 또는 홍자색의 꽃이 나팔꽃 모양으로 5~6개씩 달려 피는데 나팔꽃보다는 조금 작으며 보기 힘들다. 수술은

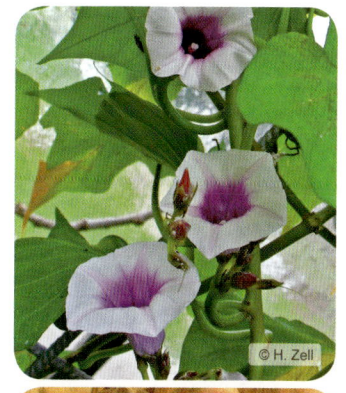
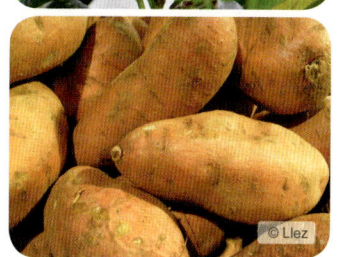

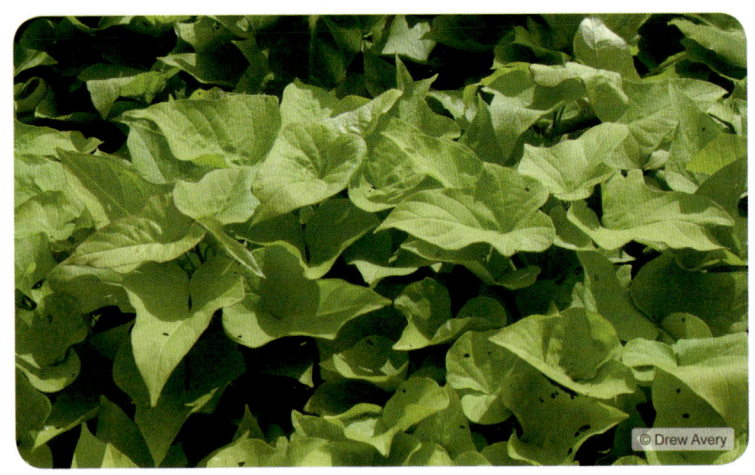

5개, 암술은 1개이다.

 검은 고동색의 동그란 삭과가 달리며 2~4개의 흑갈색 씨가 여문다. 그러나 열매를 맺는 경우는 드물다.

 덩이뿌리를 쪄서 평소에 계속 많이 복용하면 예방에 효과가 있다.

1. 치루 환자는 복용하지 않는 것이 좋다.
2. 소화 기능이 약한 사람은 적당히 섭취하는 것이 좋다.
3. 열량과 탄수화물이 높아 과다 섭취하면 다이어트에 좋지 않다.
4. 옥살산칼슘(calcium oxalate)이 함유되어 있어 과다 섭취할 경우 신장결석이 생길 수 있다.

기타 효능 주로 소화기 계통의 질환에 좋다.

간기능회복, 감기, 동상, 변비, 보중익기, 행혈

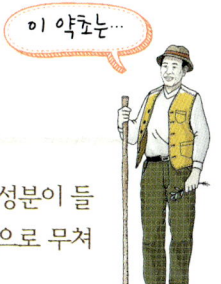
이 약초는…

- 고구마는 식유섬유가 풍부하고 야라핀산(jalapinic acid) 성분이 들어 있어 변비를 개선하는 데 효과가 있다. 줄기를 음식으로 무쳐 먹으면 더 큰 효과를 볼 수 있다.
- 피트산(phytic acid)과 베타 카로틴(beta-carotene) 성분이 들어 있어 활성산소에 의한 세포의 산화 및 변성을 방지해 준다. 때문에 폐암을 예방하는 효과가 있다.
- 고구마의 성분 중 케르세틴(quercetin)은 콜레스테롤을 조절해 주는 효과가 있다.
- 삶은 고구마에는 판토텐산(pantothenic acid) 성분이 들어 있어 혈압상승을 막아준다.
- 고구마에 들어 있는 강글리오시드(ganglioside) 성분은 항암제로 널리 사용되는 아드리아마이신(adriamycin)보다 암세포 증식을 억제하는 데 큰 효과가 있다.

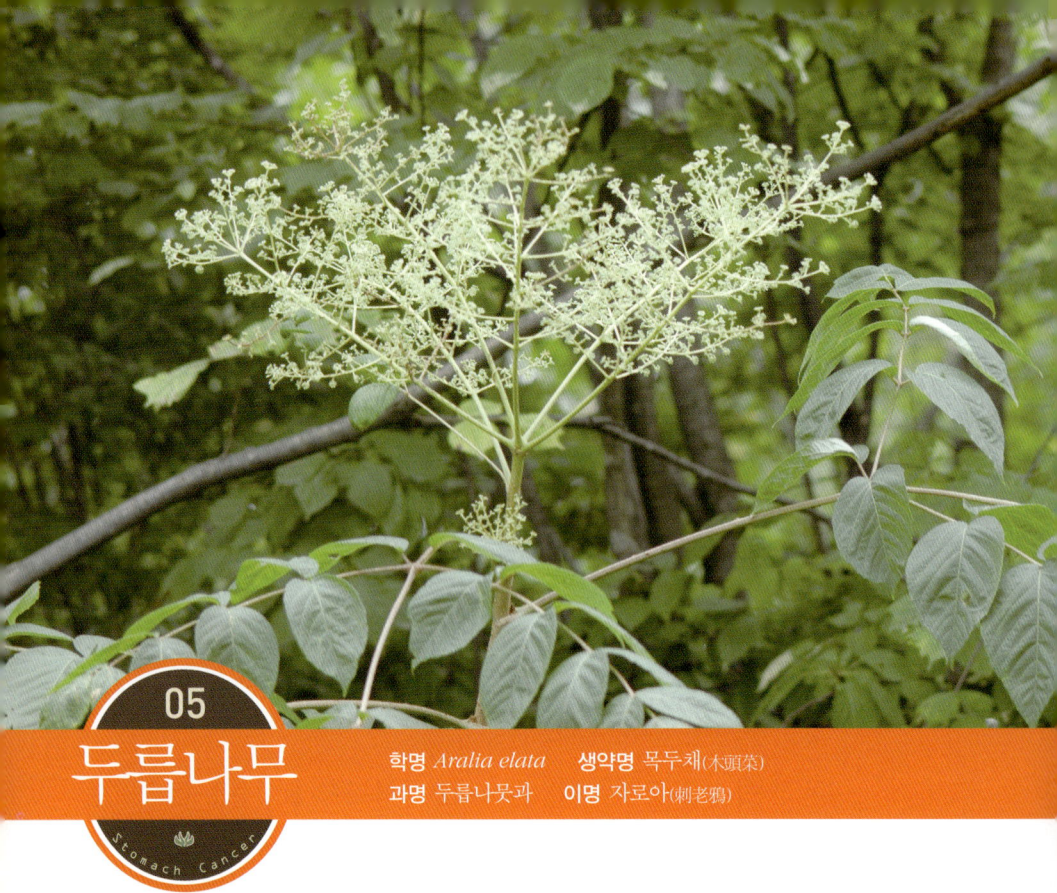

05 두릅나무

학명 *Aralia elata* **생약명** 목두채(木頭菜)
과명 두릅나뭇과 **이명** 자로아(刺老鴉)

두릅나무는 전국의 산에 흔하게 자라는 떨기나무로 세계적으로는 중국·일본·러시아 동북부 등지에 분포한다. 숲 가장자리(林緣) 식생의 주요 구성 종으로 어릴 때 성장속도는 무척 빠르다. 수분환경조건이 양호한 입지에서는 성장속도가 더욱 빠르다. 총목(楤木)이라고도 한다. 원줄기는 곧게 자라고 가지가 약간 나오는데 그다지 많이 갈라지지는 않는다. 전체적으로 억센 가시가 많으나 오래 된 나무는 가시가 자연히 떨어진다. 생약의 총목피(楤木皮)는 나무껍질을 말린 것이다. 나무껍질은 약한 방향(芳香)을 내는데

분 포	전국 각지	생 지	산기슭 양지, 골짜기
키	3~6m	분 류	낙엽 활엽 관목
번 식	분주	약 효	뿌리껍질·나무껍질
채취기간	4~5월	취급요령	햇볕에 말려 쓴다.
성 미	평온하며, 맵다.	독성여부	없다.
동속약초	등근잎두릅나무·독활·애기두릅나무		

이 냄새는 한약으로 쓰이는 독활(獨活)과 비슷하다. 유사종으로 잎의 뒷면에 회색 또는 황색의 가는 털이 나 있는 것을 애기두릅나무라 한다. 관상용·식용·약용으로 이용된다. 봄에 어린순을 나물로 먹는다. 약으로 쓸 때는 주로 탕으로 하여 사용하며, 술을 담가서도 쓴다.

 어긋나며 길이 40~100cm인 2회 홀수 깃꼴겹잎이다. 잎줄기와 작은 잎에 가시가 있다. 작은 잎은 길이 5~12cm, 너비 2~7cm의 넓은 달걀꼴 또는 타원 모양의 달걀꼴인데 끝이 뾰족하고 밑은 둥글며 가장자리에 큰 톱니가 있다. 앞면은 짙은 녹색이며 뒷면은 회색이고 맥 위에 털이 있다.

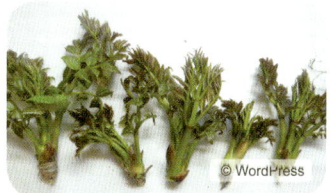

8~9월에 가지 끝에서 길이 30~45cm의 산형 꽃차례

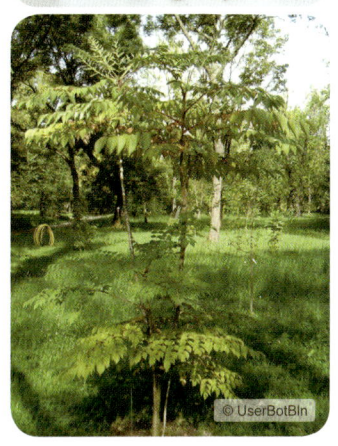

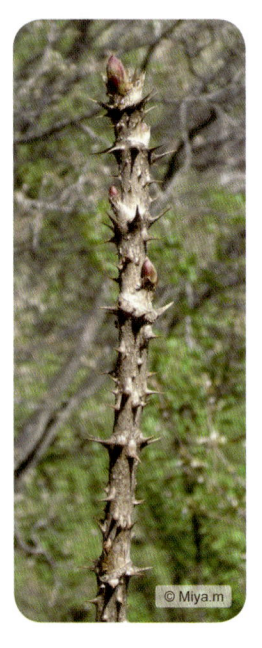

를 이루며 하얀 오판화가 모여 달린다. 꽃의 지름은 3mm쯤이며 양성화이거나 수꽃이 다소 섞여 있다. 꽃잎·수술·암술 대는 각각 5개씩이며, 씨방은 하위이다.

열매 10월에 둥근 핵과가 달려 자줏빛을 띤 검정색으로 익는다. 씨의 뒷면에 좁쌀 같은 돌기가 약간 있다.

제조방법 잔가지 또는 뿌리 12~15g을 1회분 기준으로 달이거나 산제로 하여 1일 2~3회 1개월 이상 복용한다.

주의사항
1. 당뇨에는 장기로 복용할 수 있지만, 소량으로 적절하게 복용하는 것이 좋다.
2. 암이나 기타 만성 질환에 처해 있는 사람은 의사와 상담한 후 복용하는 것이 좋다.
3. 허약한 사람은 약으로 복용할 시 줄기나 뿌리보다는 새순을 복용하는 것이 좋다.
4. 변비나 빈혈이 있는 사람은 가급적 복용하지 않는 것이 좋다.

기타효능 주로 소화기·순환계·신경계·운동계 질환을 다스리고, 백독풍·백전풍에 효험이 있다.

간염, 강정제, 건비위, 건위, 고혈압, 골절번통(골연풍), 골절증, 골증열, 관절염, 담, 당뇨병, 독창(백독창), 백전풍, 복통, 소갈증, 수렴제, 신경쇠약, 신기허약, 위경련, 위궤양, 위·십이지장궤양, 위염, 위장염, 중풍, 진통, 축농증, 타박상, 통풍, 폐렴, 풍, 항강, 해열, 행혈, 황달

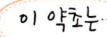

- 두릅에는 타닌(tannin), 콜린(choline), 비타민 C, 단백질이 풍부해 피로회복에 좋으며, 두뇌를 많이 쓰는 사람, 특히 학생들이 먹으면 좋다.
- 두릅은 열량이 낮아 혈당을 떨어뜨리기에 당뇨환자가 먹으면 좋다.
- 사포닌(saponin) 성분이 들어 있어 암을 유발하는 나이트로소아민(nitrosoamine)을 억제시켜 준다.
- 콜레스테롤을 녹여서 배출하게 하므로 고혈압과 동맥경화증에 큰 효과가 있다.
- 비타민 C와 B_1 이외에 신경을 안정시키는 칼슘이 많이 들어 있어 신경통에 좋다.
- 신장이 약해 몸이 붓고 소변을 자주 보는 사람이 먹으면 신장 기능이 좋아지며, 양기 강화에 효과가 있다.

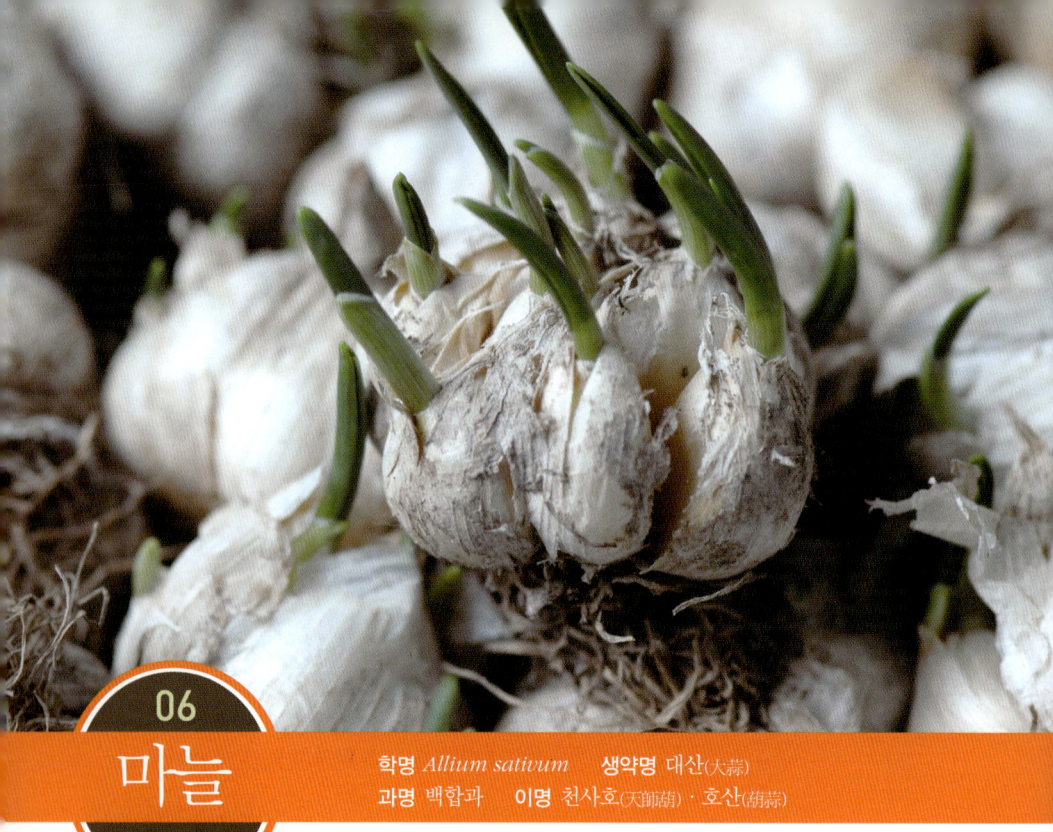

06 마늘

학명 *Allium sativum*　**생약명** 대산(大蒜)
과명 백합과　**이명** 천사호(天師葫)·호산(葫蒜)

2002년 미국〈타임〉지는 마늘을 세계 10대 건강식품으로 선정하면서 다양한 음식의 재료로 사용해도 좋은 기능성 식품이라 평했다. 산(蒜)·대산·대선·호산(葫蒜)이라고도 한다. 뿌리는 얕게 뻗고 줄기 밑에 비늘줄기를 형성하는데 비늘줄기(통마늘)는 연한 갈색의 껍질 같은 잎으로 싸여 있으며, 안쪽에 5~10개의 작은 비늘줄기(마늘쪽)가 꽃줄기 밑동의 주위에 돌려 붙어 있다. 작은 비늘줄기(마늘쪽)의 껍질 색은 적갈색·적자색·백색·엷은 갈색 등이 있다. 시장에서는 조생종 햇마늘을 올마늘, 쪽이 많은 난지형 마늘을 벌마늘, 쪽이 6~8개인 한지형 마늘을 육쪽마늘이라 한다. 전체

분 포	전국 각지	생 지	밭에 재배
키	60cm 정도	분 류	여러해살이풀
번 식	비늘줄기·살눈[珠芽]	약 효	비늘줄기(마늘)
채취기간	6~7월(잎이 고사할 때)	취급요령	햇볕에 말려 쓴다.
성 미	따뜻하며, 맵다.	독성여부	없다.
동속약초	산마늘		

에서 특이한 향기가 난다. 식용·약용으로 이용된다. 비늘줄기는 자극적인 냄새가 강하고 매운 맛이 있어 양념이나 향신료로 많이 쓰인다. 연한 잎과 줄기(마늘종)도 반찬 재료로 쓴다. 특히 마늘에는 곰팡이를 죽이고 대장균·포도상구균 등을 죽이는 살균 효과도 있음이 밝혀졌다. 뿐만 아니라 결핵균·호열자균·이질균·임질균 등에 대한 살균 효과도 현저하다. 약으로 쓸 때는 생식하거나 생즙을 내거나 구워서 먹는다.

잎 3~4개의 잎이 어긋나는데 긴 댓잎피침형으로서 끝이 흔히 말리며 밑동은 통 모양의 잎집이 되어 줄기를 감싼다. 빛깔은 청록색 바탕에 분백색을 띤다.

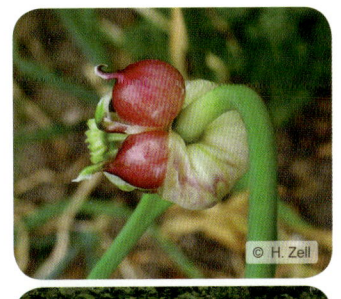

꽃 7월에 잎 속에서 높이 60cm 정도의 꽃줄기가 나와 곧게 서며 그 끝에 1개의 큰 산형 꽃차례가 달리는데 꽃은 연한 홍자색을 띤

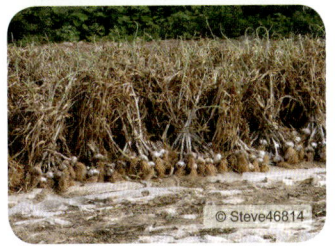

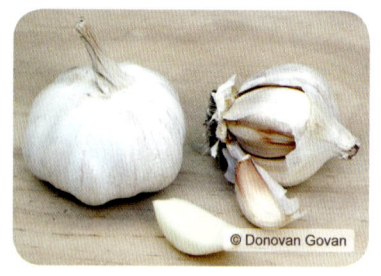

다. 꽃차례 받침은 길며 부리처럼 뾰족하다. 꽃 사이에 많은 무성아(無性芽)가 달린다. 꽃덮이 조각은 6개이며 타원 모양의 댓잎피침형이고 바깥쪽의 것이 보다 크다. 수술은 6개이며 꽃덮이보다 짧고 밑부분에 2개의 돌기가 있다.

 열매 결실을 하지 않는다.

 제조방법 비늘줄기 5~10쪽을 1회분 기준으로 구워서 1일 2회 1개월 이상 공복에 복용한다.

 주의사항 1. 제조법에 따라 복용 중에는 개고기, 맥문동, 백하수오를 금한다.
2. 알리신(alicin) 성분이 들어 있어 심장 질환을 앓고 있는 사람이나 위가 약하고 위궤양이 있는 사람은 금하는 게 좋다.
3. 간에서 분해되는 양이 변하는 약물이나 혈전 용해제, 항응고제를 복용하는 사람은 금하는 것이 좋다.

기타효능 **주로 퇴화 억제 기능을 돕고, 순환계·운동계 질환에 좋다.**
각기, 간경변증, 간기능회복, 간염(급성간염), 간질, 감기, 강심제, 강장보호, 강정제, 거담(혈담), 건선, 건위, 견비통, 고혈압, 곽란, 광견병, 구충, 근육통, 기관지염, 기관지천식, 냉병, 냉한, 노망, 늑막염, 담, 당뇨병, 독창, 동맥경화, 동상, 두부백선, 류머티즘, 무좀, 백전풍, 변비, 복통, 부종, 불면증, 비뉵혈, 비만증, 상완신경통, 서증, 선창, 설사, 성욕감퇴, 소갈증, 소변불금, 소복팽만, 슬통, 식체(떡이나 찰밥), 심장병, 아토피성피부염(태열), 완선, 요도염, 요통, 원기부족, 원형탈모증, 위경련, 위장염, 위통, 은진, 음낭습, 음부소양증, 음종(남성외음부부종), 음종, 음창, 이뇨, 자한, 종독, 중이염, 진정, 진통, 천식, 출혈, 충치, 치은염, 치조농루, 치질(치핵), 칠창, 토혈, 풍습, 풍치, 피로곤비, 피부노화방지, 피부소양증, 해수, 혈기심통, 혈담, 후비, [소아 질환] 백일해

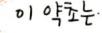

- 미국 국립암연구소와 중국 상해암연구소 공동연구 결과에 따르면, 마늘·파·양파를 즐겨 먹은 결과 전립샘암 50~70%, 위암 50%, 결장암 30%가 낮아졌다고 한다.
- 마늘은 혈압과 혈중 콜레스테롤을 낮춰주는 역할을 하기에 심장병을 예방한다.
- 활성산소 및 체내 과산화지방의 생성을 억제해 피부노화를 예방한다.
- 마늘을 익히면 암을 예방하는 디아릴펜타설피드(diallypentasulfide) 항산화 물질의 활성도와 발암물질의 독소를 제거하면서 폴리페놀(polyphenol), 플라보노이드(flavonoid) 등이 증가하기에 더 좋다.
- 마늘의 성분 중 S-메틸시스테인(S-methylcysteine)은 간암, 대장암의 암세포 증식을 억제한다.

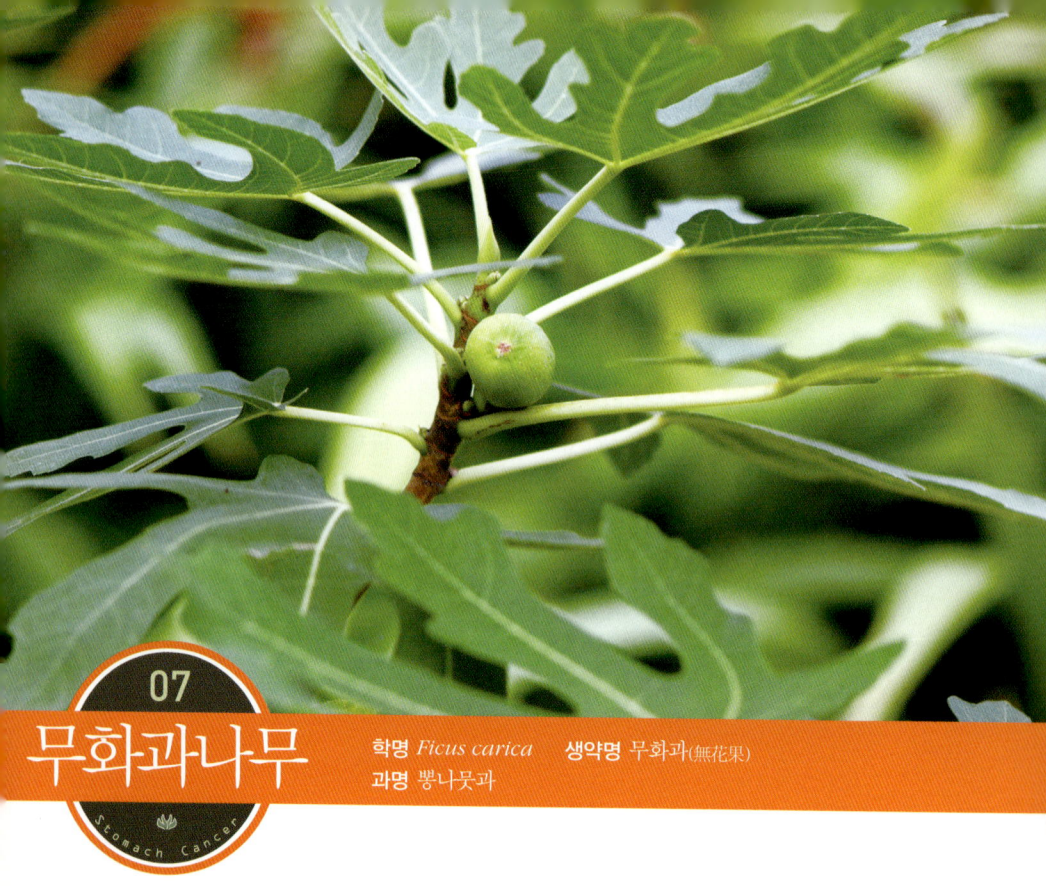

07 무화과나무

학명 *Ficus carica*
과명 뽕나뭇과
생약명 무화과(無花果)

무화과나무의 품종은 카프리형·스미루나형·산페드로형·보통형의 네 계통으로 나뉘며 주로 유럽·아메리카 등지에서 재배한다. 한국에서는 보통형과 산페드로형을 많이 재배한다. 유럽과 미국에서는 건과(乾果)로 많이 쓰고 한국과 일본에서는 주로 날로 먹는다. 줄여서 무화과라고도 한다. 굵은 가지가 옆으로 퍼지는데 갈색 또는 녹갈색이다. 줄기나 잎을 자르면 하얀 유즙이 나온다. 꽃턱이 비대해져 열매로 성숙하기 때문에 겉에서는 꽃이 보이지 않아 무화과라고 한다. 열매가 성숙하는 시기는 1년에 2회인데, 지

분 포	경기 이남	생 지	인가 부근 식재
키	2~4m	분 류	낙엽 활엽 관목
번 식	분주·꺾꽂이·씨	약 효	잎·열매
채취기간	4~10월(잎), 9~10월(열매)	취급요령	날것(열매) 또는 햇볕에 말려 쓴다(잎).
성 미	평온하며, 달다.	독성여부	없다.

난해에 달린 어린 열매가 월동하여 7월경에 성숙한 것을 하과(夏果), 새로 난 가지에 달려 그해 8~10월에 성숙한 것을 추과(秋果)라고 한다. 씨에는 씨눈[胚]이 없으므로 꺾꽂이로 번식시킨다. 관상용·식용·약용으로 이용된다. 열매를 생식하거나 건과·잼·와인 등을 만들어 먹는다. 약으로 쓸 때는 잎은 탕으로 하여 사용하며, 열매는 잘 익은 것을 생식하거나 볕에 말려두고 쓴다.

잎 어긋나며 길이 10~20cm의 넓은 달걀꼴이고 손바닥처럼 3~5갈래로 깊게 갈라진다. 갈라진 조각은 끝이 둔하고 가장지리에 물결 모양의 톱니가 있으며 5개의 맥이 있다. 앞면은 거칠고 뒷면에 잔털이 있다.

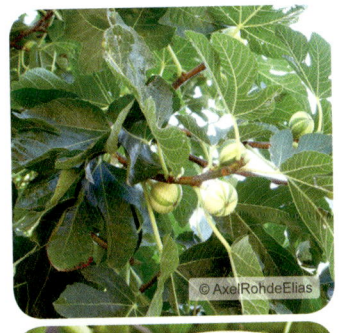

꽃 봄부터 여름에 걸쳐 잎겨드랑이에서 꽃턱이 항아리 모양으로 비대해져 그 안벽에 흰색의 작은 꽃이 빽빽이 달리면서 은두 꽃

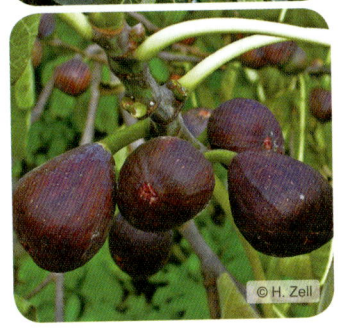

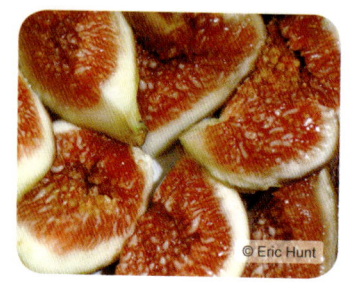

차례를 이룬다. 암수딴그루지만 수나무는 보이지 않는다. 암꽃은 꽃덮이 조각이 3개이고 씨방과 암술대는 각각 1개이다.

 8~10월에 길이 5~8cm인 거꿀달걀꼴의 열매가 달려 흑자색 또는 황록색으로 익는데 이것은 꽃턱이 자란 것이며 가지 밑의 열매부터 차차 위로 올라가면서 익는다. 끝이 붉게 익으면서 갈라지는 경우가 많다.

제조방법 열매 15g을 1회분 기준으로 날것으로 1일 2~3회 10일 이상 공복에 복용한다.

주의사항
1. 잎과 뿌리의 껍질에는 푸로쿠마린(furocourmarin) 성분이 들어 있어 알레르기 질환이 있는 사람은 신체에 닿지 않도록 주의해야 한다.
2. 피부 질환에 사용할 경우에는 가루로 만들어서 바르는 것이 좋다.
3. 무화과에는 약간의 광발암성의 소랄렌(psoralen) 성분이 들어 있으므로 피부암 환자는 주의해야 한다.

기타효능 주로 피부과 · 소화기 · 순환계 질환에 좋다.
각혈, 개창, 건선, 건위, 구충, 기미 · 주근깨(주근깨), 담석증, 류머티즘, 무좀, 반점, 방광염, 변비, 비뇨혈, 빈혈증, 사마귀, 선창, 설사, 소화불량, 식욕부진, 신경통, 옹종, 완하, 요통, 위염, 위장염, 이질, 인두염, 인후염 · 인후통, 자반병, 자양강장, 장염, 종기, 종독, 주독, 중독, 창종, 출혈, 치질(치핵), 타박상, 탈피기급, 토혈, 협심증

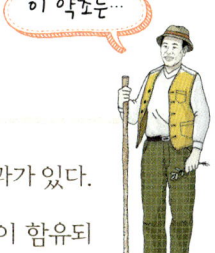

이 약초는…

- 무화과의 즙은 선암, 골수성 백혈병, 림프 육종 등에 효과가 있다.
- 안토시아닌(anthocyanin) 성분과 단백질 분해효소가 많이 함유되어 있어 소화 기능을 도와주며 변비치료에 효과적이고 암을 예방해 준다.
- 무화과의 하얀 즙은 피를 맑게 해주고 혈압상승을 막아주므로 고혈압 치료에도 쓰인다.
- 잎을 삶은 물은 무좀이나 치질에 효과가 있고, 벌레 살충용으로도 효과가 있다.
- 고대 이집트와 로마, 이스라엘에서는 무화과를 강장제, 암, 간장병 등을 치료하는 약으로 썼다.

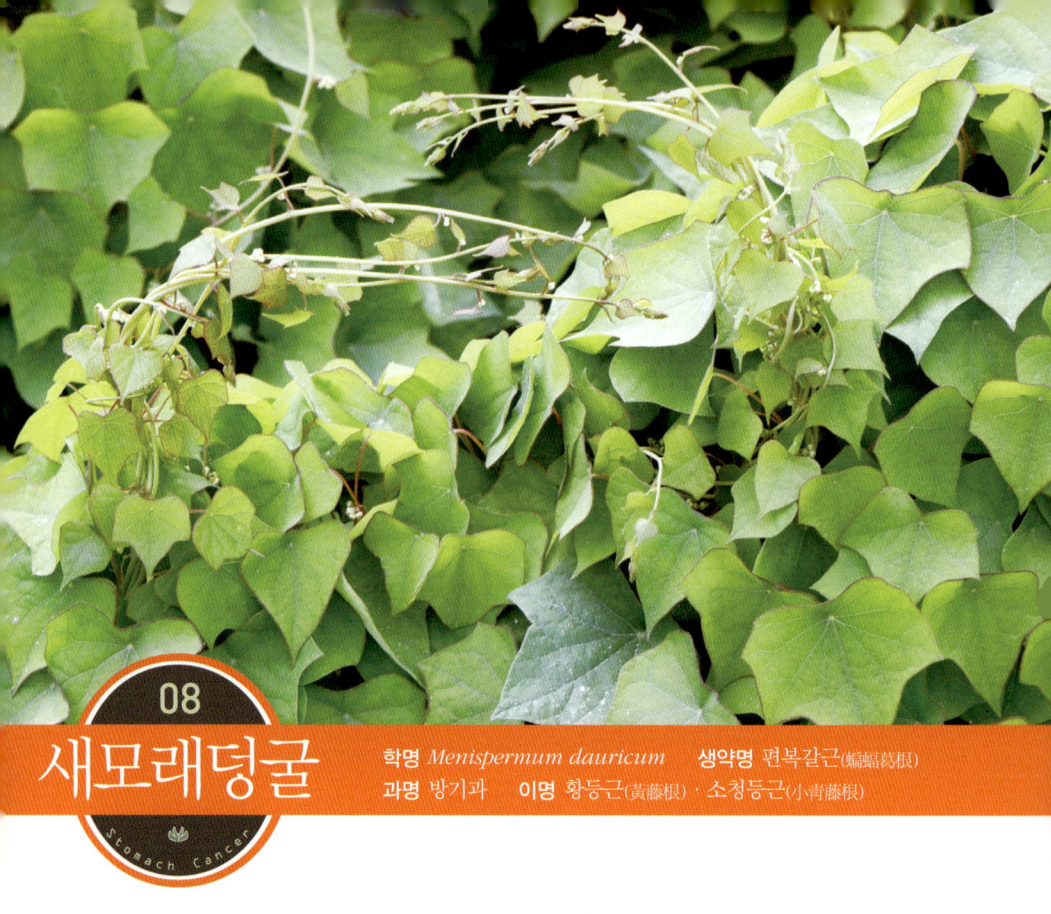

새모래덩굴

학명 *Menispermum dauricum* **생약명** 편복갈근(蝙蝠葛根)
과명 방기과 **이명** 황등근(黃藤根)·소청등근(小靑藤根)

새모래덩굴은 새모래덩굴과의 낙엽 활엽 덩굴 식물이다. 한국·중국 북부·러시아 동부 시베리아·일본 등지에 분포한다. 줄기가 길게 옆으로 뻗으면서 덩굴손으로 다른 물체를 감으며 자라는데 가늘고 긴 줄기에 털은 없다. 유사종으로 잎의 주맥 밑부분과 잎자루의 위쪽에 잔털이 있는 것을 털새모래덩굴이라 한다. 줄기를 편복갈, 뿌리줄기를 편복갈근 또는 만주방기(滿洲防己)라 하며 약용한다. 약으로 쓸 때는 탕으로 하여 사용한다.

분 포	전국 각지	생 지	산지, 돌담 근처, 풀밭, 길가
키	1~3m	분 류	여러해살이 덩굴풀
번 식	분근·씨	약 효	뿌리
채취기간	가을	취급요령	햇볕에 말려 쓴다.
성 미	차며, 쓰고 맵다.	독성여부	없다.
동속약초	털새모래덩굴의 뿌리		

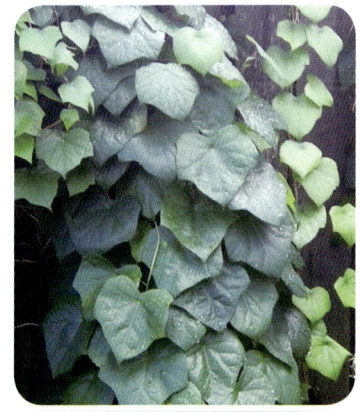

잎 어긋나고 길이와 너비가 각각 5~13cm인 둥근 신장형 또는 둥근 심장형인데 방패 비슷하게 생겼다. 가장자리는 3~7개로 얕게 갈라져 각이 지거나 밋밋하고 끝이 뾰족하다. 표면은 반들반들 윤이 나는데 앞면은 녹색이고 뒷면은 흰빛이 돌며 양면에 털이 없다. 잎자루는 길이 3~10mm이고 잎 몸의 뒷면에 달린다.

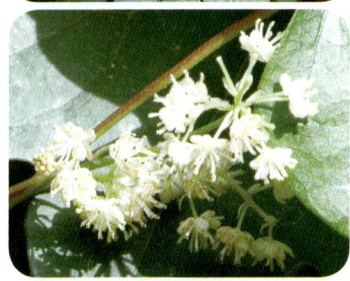

꽃 6월에 연한 황색으로 피는데 잎겨드랑이에서 나온 꽃대 끝에 원추 꽃차례를 이루며 달린다. 암수딴그루의 단성화이다. 수꽃은 꽃받침 조각 4~6개, 꽃잎은 6~10개이다. 수술은 12~20개이며 꽃밥이 4개로 갈라진다. 암

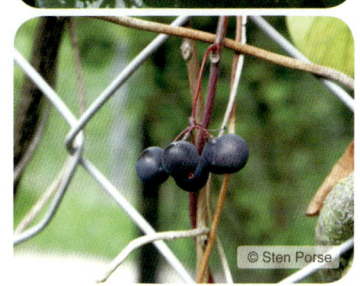

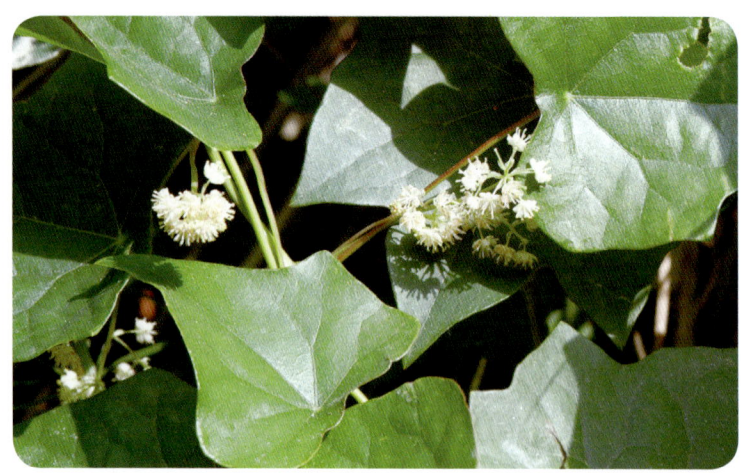

꽃은 1개의 암술과 3개의 심피로 되어 있으며 암술머리는 2개이다.

 9월에 지름 1cm 정도의 둥근 핵과가 까맣게 익는다. 씨는 편평하고 둥근 심장형이다.

 뿌리 4~6g을 1회분 기준으로 달여서 1일 2~3회 1개월 정도 복용한다.

 1. 새순을 나물로 무쳐 먹을 때는 쓴맛을 빼야 하므로 데친 뒤 찬물에 담가서 잘 우려낼 필요가 있다.
2. 열매를 복용하면 토하고 설사를 하는 경우도 있으므로 주의해야 한다.
3. 장기 복용할 때에는 의사와 상담하는 것이 좋다.

4. 해롭지 않으나 치유되는 대로 복용을 중단하는 것이 좋다.

기타 효능 **주로 방광경이나 중풍에 좋다.**
각기, 기관지염, 단독, 담, 동통, 복통, 수족마목, 위장염, 종독, 중독, 중풍, 진통, 타박상, 편도선염, 풍, 풍비, 풍습, 해열

이 약초는…

- 뿌리는 신경통, 이질, 장염, 인후편도선염, 사지마비, 관절염, 복통에 효과가 있다.
- 콜레스테롤과 혈압을 낮춰주므로 고혈압 치료에 효과가 있다.
- 손발의 경련이나 부종, 전신부종, 방광염, 피부의 가려움증에 쓰인다.
- 알칼로이드(alkaloid) 성분이 들어 있어 암 예방에 도움이 되며, 편두통이나 지혈제로도 쓰인다.

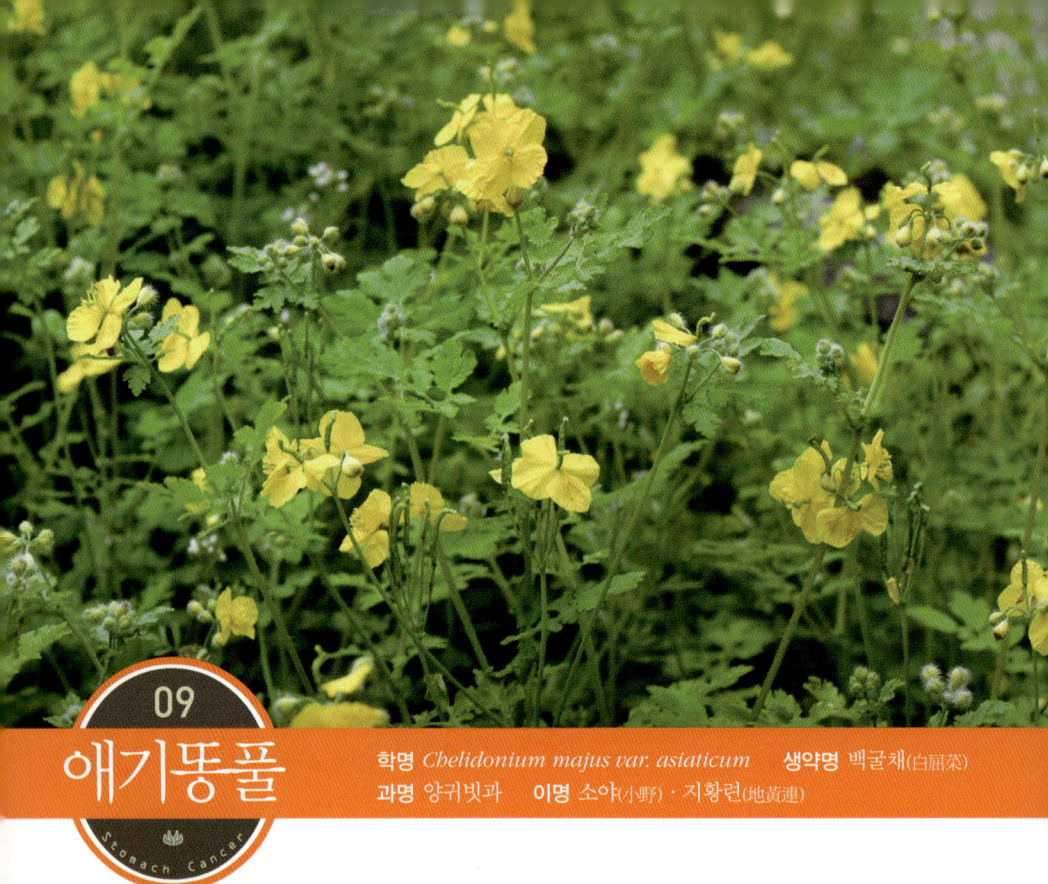

09 애기똥풀

학명 *Chelidonium majus var. asiaticum*　**생약명** 백굴채(白屈菜)
과명 양귀빗과　**이명** 소야(小野)・지황련(地黃連)

애기똥풀은 들이나 길가에서 흔히 자라며 한국・일본・중국 동북부・사할린・몽골・시베리아・캄차카 반도 등지에 분포한다. 젖풀・씨아똥・까치다리라고도 한다. 등황색의 곧은 뿌리가 땅속 깊이 들어간다. 곧게 선 줄기에서 가지가 많이 갈라지는데 속이 비어 있으며 잎과 더불어 분처럼 흰빛이 돌고 곱슬털이 있으나 나중에 없어진다. 꽃은 배추꽃과 모양이 흡사하다. 온포기를 자르면 나오는 귤색의 즙액이 애기 똥과 비슷하다 하여 애기똥풀이라는 이름이 붙었다. 관상용・식용・약용으로 이용된다. 온포기를 백

분 포	전국 각지	생 지	마을 근처의 길가·풀밭
키	30~80cm	분 류	두해살이풀
번 식	씨	약 효	온포기
채취기간	6~8월	취급요령	날것 또는 햇볕에 말려 쓴다.
성 미	따뜻하며, 쓰고 시다.	독성여부	있다.

굴채라고 하며 마취 및 진정 작용이 있어 약용한다. 독성이 강하므로 함부로 먹으면 탈이 날 수 있다. 어린잎을 식용할 때는 반드시 우려서 먹는다. 약으로 쓸 때는 탕으로 하거나 생즙을 내어 사용하며, 술을 담가서도 쓴다

잎 마주나며 1~2회 깃 모양으로 깊게 갈라지고 잎자루가 있다. 잎의 크기는 길이 7~15cm, 너비 5~10cm이다. 끝이 둔하며 가장자리에 둔한 톱니와 함께 깊게 피어 들어간 자리가 있다. 앞면은 짙은 녹색이고 뒷면은 분처럼 흰 녹색이다.

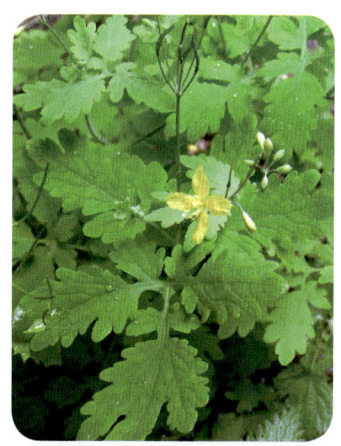

꽃 5~8월에 황색으로 피는데 줄기 위쪽의 잎겨드랑이에서 나온 가지 끝에 지름 2~4cm의 꽃이 몇 송이씩 산형 꽃차례를 이루며 달린다. 꽃받침 조각은 2개인데 길이 6~8mm의 타원형이고 일찍 떨어진

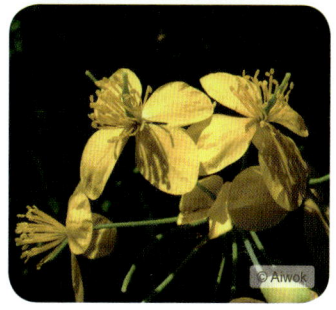

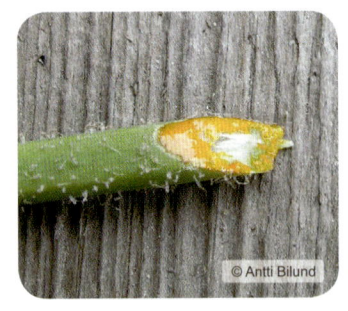

다. 꽃잎은 4개이고 길이 12mm의 긴 달걀꼴이다. 수술은 약 20개 정도로 많다. 암술은 1개이며 암술머리는 약간 굵고 끝이 2개로 얕게 갈라진다.

 7~8월에 길이 3~4cm, 지름 약 2mm인 좁은 원기둥 모양의 삭과가 달려 익는다.

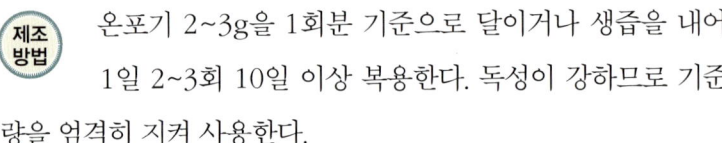 온포기 2~3g을 1회분 기준으로 달이거나 생즙을 내어 1일 2~3회 10일 이상 복용한다. 독성이 강하므로 기준량을 엄격히 지켜 사용한다.

 1. 애기똥풀은 예쁘고 약해보이지만 독성이 있어 녹즙이나 나물로 먹어서는 안 된다.
2. 임산부가 약으로 먹을 때는 극히 소량으로 복용해야 한다.
3. 줄기를 자르면 노란 액체가 나오는데 독성이 있으므로 만지지 말아야 한다.
4. 잘못 과다 복용할 경우에는 경련, 요혈, 빈혈, 마비, 호흡마비, 혼수상태가 올 수 있다.
5. 애기똥풀을 몸에 문지르면 그 부위가 통증과 함께 쑤시고 가려움증을 호소할 정도이다.

기타 효능 주로 호흡기·피부과 질환을 다스린다.

　간경변증, 간기능회복, 간반, 간염, 강장보호, 개창, 건선, 경련, 기관지염, 백전풍, 변혈증, 복통, 사마귀, 선창, 수종, 아토피성피부염, 완선, 위궤양, 위장염, 이뇨, 자반병, 절, 종독, 종창, 중독, 진통, 칠창, 해수, 황달, [소아 질환] 백일해, 소아마비

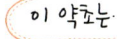

- 한방에서는 기침, 위장염, 위궤양, 이질, 간염, 피부궤양, 결핵, 옴, 버짐 등에 사용한다.
- 프로토핀(protopine) 성분이 들어 있어 진통제로 쓰이기도 한다.
- 켈리도우닌(chelidonine) 성분이 들어 있어 섬유아세포 증식을 억제시키고 악성종양의 성장을 억제하는 데 탁월한 효과가 있어 위암과 피부암에 주로 쓰인다.
- 해독하는 성분이 들어 있어 뱀이나 벌레에 물렸을 때 사용한다.
- 뿌리는 생리불순이나 생리통, 하혈 치료에 사용한다.

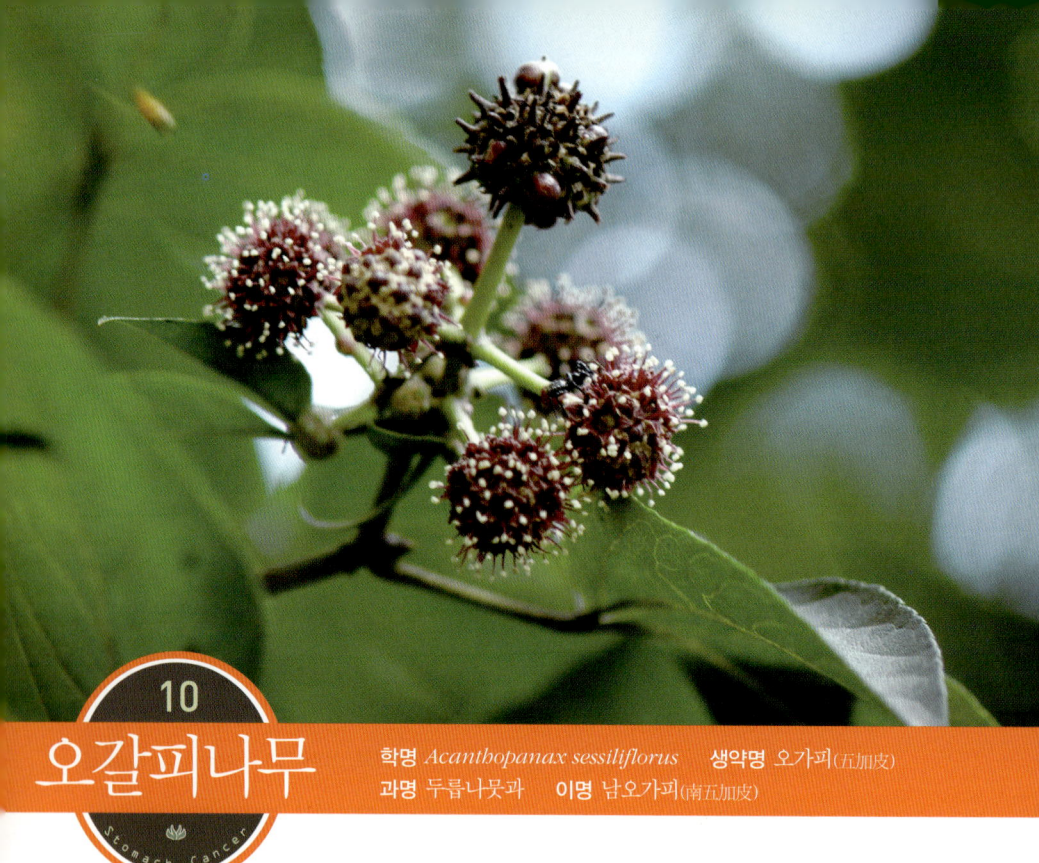

10 오갈피나무

학명 *Acanthopanax sessiliflorus*　**생약명** 오가피(五加皮)
과명 두릅나뭇과　**이명** 남오가피(南五加皮)

　오갈피나무는 숲 속에서 찾아볼 수 있으며 한국·중국·만주 등지에서 분포한다. 오가(五加)·오가피나무·참오갈피나무라고도 한다. 뿌리 근처에서 가지가 많이 갈라져 사방으로 퍼지면서 자라는데 작은 가지는 회갈색이며 털이 없다. 나무 껍질은 검은빛이 도는 회색이다. 줄기에 가시가 있으나 작은 가지에는 드물게 가시가 달린다. 관상용·식용·약용으로 이용된다.
　새순을 나물로 먹거나 차 대용품으로 쓴다. 뿌리껍질을 오가피라 하며 뿌리와 줄기의 껍질을 약재로 사용한다. 약으로 쓸 때는

분 포	전국 각지	생 지	깊은 산골짜기의 반그늘
키	3~4m	분 류	낙엽 활엽 관목
번 식	분주·씨	약 효	나무껍질·뿌리
채취기간	여름~가을	취급요령	햇볕에 말려 쓴다.
성 미	따뜻하며, 맵다.	독성여부	없다.
동속약초	서울오갈피·섬오갈피		

탕으로 하거나 산제로 하여 사용하며, 술을 담그면 좋다.

잎 어긋나며 손바닥 모양의 겹잎이다. 작은 잎은 3~5개이며 길이 6~15cm의 거꿀달걀 또는 거꿀달걀꼴을 닮은 타원형으로서 끝이 점차 뾰족해지고 가장자리에 자잘한 겹톱니가 있다. 앞면은 녹색이고 털이 없으며 뒷면은 연한 녹색으로서 흰빛이 도는데 맥 위에 잔털이 촘촘히 나 있다. 잎에 가시는 거의 없다. 잎자루는 길이 3~6cm로 길고 가시가 나 있다.

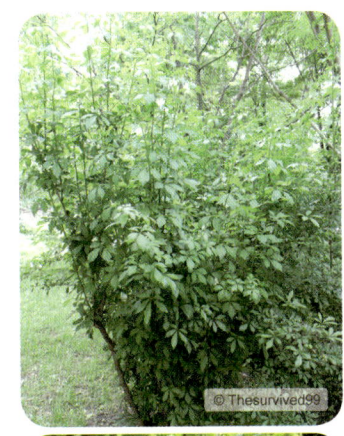

꽃 8~9월에 자주색의 자잘한 오판화가 가지 끝에 뭉쳐서 산형 꽃차례를 이루며 작은 꽃자루에 달려 핀다. 암수딴그루이다. 꽃받침

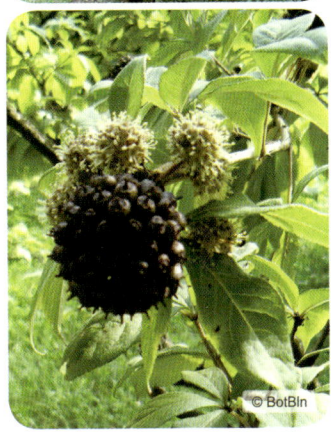

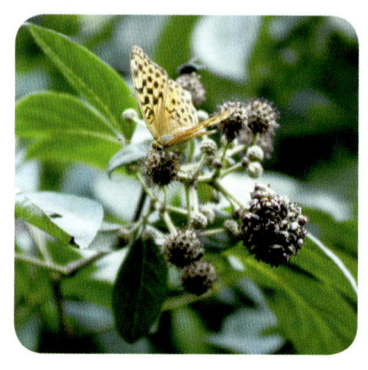

의 겉에 털이 있다. 5개인 꽃잎은 타원형이다. 수술과 암술이 길게 뻗어 나오고 암술대는 끝까지 합쳐진다.

 10월에 다소 편평한 타원형의 핵과가 달려 까맣게 익는다.

 나무껍질 4g과 골담초 뿌리껍질 4g을 1회분 기준으로 달여서 20일 정도 복용한다.

 1. 제조법에 따라 복용 중에는 뱀 껍질, 현삼을 금한다.
2. 폐가 약한 사람은 소량으로 복용하는 것이 좋다.
3. 소화 기능이 약한 사람은 복통이 있을 수 있으니 주의해야 한다.
4. 열이 많은 사람은 가슴이 답답하고 공연히 화가 날 수도 있으니 주의해야 한다.
5. 목이 아플 수도 있고, 성욕이 강하게 나타날 수도 있으니 주의해야 한다.

주로 순환계·신경계·운동계 질환을 다스리며, 건강 생활에 유용하다.

각기, 강근골, 강심제, 강장보호, 강정제, 건망증, 골증열, 관절염, 구안와사, 근골동통, 근골무력증(근골(跟骨)을 못 펼 때), 냉병, 당뇨병, 동맥경화, 보간·청간, 보신·보익, 보양, 복통, 빈혈증, 산증,

양기부족, 어혈, 요통, 위장염, 유정증, 은진, 음위, 조루, 중풍, 진통, 충수염, 치통, 타박상, 풍, 풍습, 피로곤비, 해수, 행혈, [소아 질환] 구루병

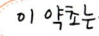

- 아칸토사이드(acanthoside) B와 D의 성분이 들어 있어 체내의 독성 물질을 해독하는 역할을 한다.
- 오가피의 근피에는 다량의 타닌, 비타민 A, B, 단백질, 회분, 유산, 사포닌 등의 성분이 들어 있어 면역력을 높이며 암 예방에 효과가 있다.
- 아드레날린성(adrenergic) 성분이 들어 있어 저혈당에 효과가 있다.
- 오가피는 따뜻한 성질을 가지고 있기 때문에 몸이 냉한 사람에게 좋다.
- 뼈를 튼튼하게 하며 관절염, 근육통에 효과가 있다.
- 남성에게는 성기능을 강화하고, 여성에게는 질의 가려움증에 도움을 준다.

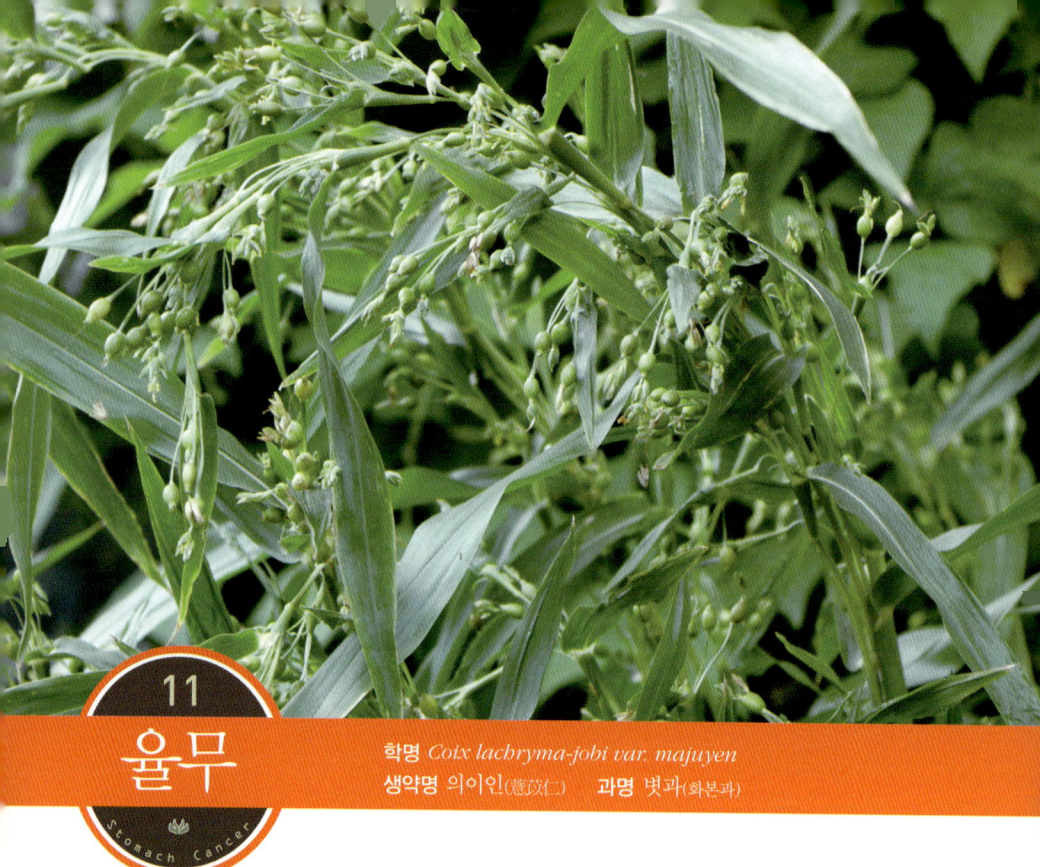

11 율무

학명 *Coix lachryma-jobi var. majuyen*
생약명 의이인(薏苡仁)　**과명** 볏과(화본과)

율무는 인도 또는 동남아시아가 원산지이며 중국과 우리나라 각지에 분포한다. 의이(薏苡)·의미·인미라고도 한다. 줄기는 곧추서서 자라며 겉은 딱딱하나 속이 비어 있고 가지가 여러대로 갈라진다. 염주의 변종으로서 염주와 비슷하지만 율무는 꽃이삭이 때로는 밑으로 처지며 꽃이삭 밑에 달린 잎이 넓고 짧다. 또한 포초는 타원형 또는 긴 타원형으로서 딱딱하지 않은 점이 염주와 구별된다. 염주는 껍질이 딱딱해서 도정이 어려워 작물로 이용되지 않는다. 율무는 식용·약용으로 이용된다. 열매를 의이인이라 하며

분 포	남부 지방	생 지	밭에 재배
키	1~1.5m	분 류	한해살이풀
번 식	씨	약 효	씨·뿌리
채취기간	10월(열매 성숙기)	취급요령	껍질을 벗겨서 쓴다.
성 미	따뜻하며, 달다.	독성여부	없다.
동속약초	염주		

밥·죽 등의 주식 외에 차를 끓여 마시거나 약재로 쓰는데 약용할 때는 농도가 약한 소금물에 삶아서 복용한다. 줄기에 달린 잎은 사료로도 쓴다. 약으로 쓸 때는 탕으로 하거나 술을 담가서도 쓴다.

잎 어긋나며 잎몸과 잎집으로 구분된다. 잎몸은 너비 약 2.5cm의 댓잎피침형으로서 녹색이고 가장자리가 거칠다. 끝으로 갈수록 좁아져 뾰족하며 아래쪽이 넓고 잎집을 이루어 줄기를 감싼다.

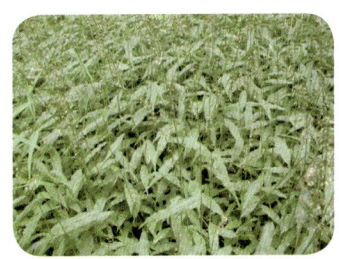

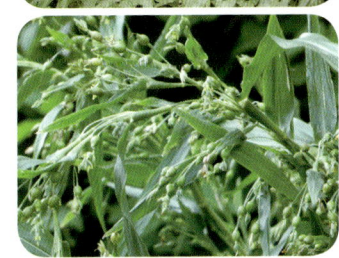

꽃 7~8월에 가지의 잎겨드랑이에서 길고 짧은 몇 개의 꽃이삭이 나온다. 밑부분에 달려 있는 암꽃이삭은 타원형의 잎집에 싸여 있으며 꽃턱잎은 딱딱하고 타원형이다. 3개의 암꽃이삭 중 1개가 성숙하여 열매로 발달한다. 2개의 암술

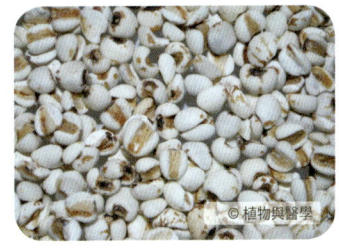

대가 길게 꽃턱잎 밖으로 나오고 밑에 열매인 영과가 1개 있다. 암꽃의 색깔은 흰색 또는 자주색이다. 수꽃이삭은 암꽃이삭 위로 길게 나와 3cm 정도 자라며 하나의 마디에 1~3개의 작은 이삭이 달리는데 작은 이삭마다 꽃이 2개씩 달리나 1개는 대가 없고 수술은 각각 2개씩이다. 씨방이 성숙하면 잎집은 딱딱해지고 검은 갈색으로 변한다.

열매 9월 중순 이후에 타원형의 영과가 익는데 품종에 따라 열매의 씨껍질 색이 회백색·황갈색·암갈색·흑갈색 등으로 나타난다. 씨앗 1,000개의 무게는 100g 정도이다.

제조방법 1. 율무쌀로 죽을 쑤어 1일 2~3회 1개월 정도 복용한다.
2. 뿌리 5~6g을 1회분 기준으로 달여서 1일 2~3회 10일 정도 복용한다. 또는 율무쌀 25~30g을 1회분 기준으로 밥을 지어 먹거나 볶아서 가루 내어 차로 20일 이상 복용한다.
3. 율무쌀을 가루를 내어 15g을 1회분 기준으로 구기자나무 열매 달인 물에 섞어서 1일 2~3회 1개월 이상 공복에 복용한다.

주의사항 1. 임산부는 유산의 위험이 있으므로 장기 복용을 금한다.
2. 마른 체형이나 변비가 심한 사람은 오히려 역효과가 올 수 있다.
3. 습해지면 변질될 수 있으니 밀봉하여 보관해야 한다.

기타 효능 주로 운동계·비뇨기·소화기 질환을 다스린다.

각기, 간경변증, 간염(급성간염), 감기, 강장보호, 강정제, 거담, 건비위, 건위, 견비통, 경련, 고혈압, 관절염, 구충, 구취, 기관지염, 기미·주근깨, 낙태, 농혈리, 늑막염, 담, 담낭염, 담석증, 당뇨병, 대하증, 류머티즘, 명목, 방광결석, 배농, 보신·보익, 보양, 보폐·청폐, 부종, 비뉵혈, 비만증, 사마귀, 상완신경통, 소갈증, 수종, 신경쇠약, 신경통, 신장염(만성신장염), 심장기능강화, 심장병, 십이지장궤양, 암(식도암), 야뇨증, 오로, 요혈, 위무력증, 위염, 위장염, 위통, 이뇨, 이수, 이롱·난청, 종독, 주비, 중독(식중독), 진통, 축농증, 충수염, 치통, 토혈, 폐결핵, 폐렴, 피부미용(거칠어진 피부-고운 살결을 원할 때, 피부노화방지, 피부미백), 피부윤택, 피부청결, 피부염, 해수, 해열, 허약체질, 황달, 흑발발모, **[소아 질환]** 구루병, 소아이수

- 몸 안의 수분을 빼주는 역할을 하므로 부종이나 방광결석에 효과가 있다.
- 눈에 불필요한 화기를 빼주므로 눈 건강에 도움을 준다.
- 알파 모노리놀레인(α- mono linoleic), 류신(leucine), 티로신(tyrosine) 등의 종양을 억제하는 성분이 들어 있어 암 예방에 효과가 있다.
- 사마귀가 났을 때 율무 팩을 만들어 1시간 정도 두면 효과가 있다.

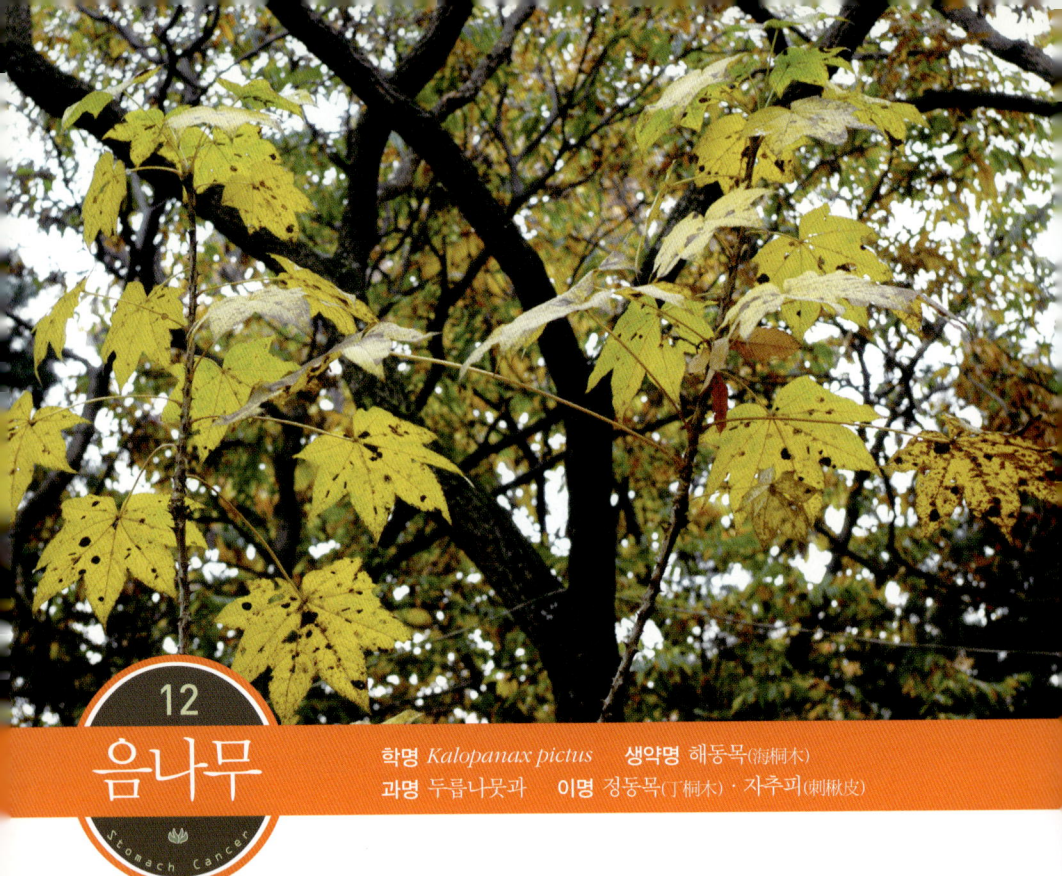

12 음나무

학명 *Kalopanax pictus*　**생약명** 해동목(海桐木)
과명 두릅나뭇과　**이명** 정동목(丁桐木)·자추피(刺楸皮)

음나무는 개두릅나무·엄나무·엄목(嚴木)·아목(牙木)·멍구나무·당음나무·당엄나무·엉개나무·해동목(海桐木)·해동·자동(刺桐)이라고도 한다. 우리나라가 원산지이다. 나무껍질은 회갈색 또는 흑갈색이고 가지는 굵으며 밑이 퍼진 커다란 가시가 밀집되어 있다. 노목의 나무껍질은 세로로 갈라지고 가시가 무뎌진다. 어려서 달렸던 가지는 오래 되면 떨어진다. 유사종으로 잎의 뒷면에 털이 빽빽하게 난 것을 털음나무, 잎이 깊게 갈라지고 뒷면에 흰 털이 다소 있는 것을 가는잎음나무라 한다. 관상용·식용·약

분 포	전국 각지	생 지	산기슭, 인가 부근
키	25m 정도	분 류	낙엽 활엽 교목
번 식	분근·씨	약 효	전체·뿌리껍질·나무껍질
채취기간	연중(전체), 3~9월(나무껍질), 9월~이듬해 3월(뿌리껍질)	취급요령	날것 또는 햇볕에 말려 쓴다.
성 미	평온하며, 쓰고 약간 맵다.	독성여부	없다.

용으로 이용된다. 뿌리껍질은 아주 연한데 나무껍질인 해동피(海桐皮)와 더불어 약재로 사용한다. 새순은 두릅나무 순처럼 따서 식용하므로 그래서 새순의 이름이 개두릅이다. 예전에 농촌에서는 잡귀의 침입을 막기 위해 음나무 가지를 대문 위에 꽂아 두는 풍습이 있었다. 약으로 쓸 때는 탕으로 하거나 술을 담가 사용한다.

잎 어긋나며 길이와 너비가 각각 10~30cm인 원형으로서 가장자리가 손바닥 모양으로 5~9개로 깊게 갈라진다. 갈라진 조각은 달걀꼴 또는 타원형이며 가장자리에 톱니가 있고 끝이 뾰족하다. 뒷면 맥 겨드랑이에 털이 빽빽하게 나 있다. 잎자루는 길이 10~50cm로 잎보다 긴 것이 있다.

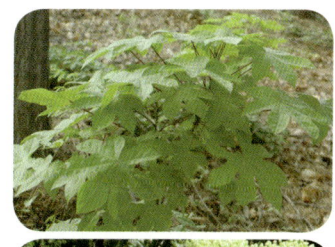

꽃 7~8월에 황록색으로 피는데 새 가지 끝에서 겹산형

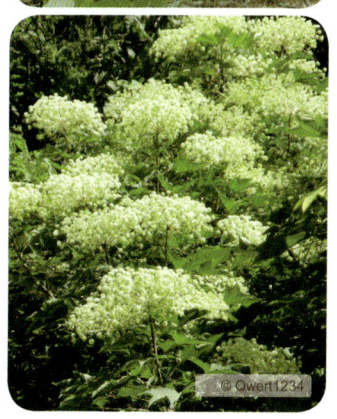

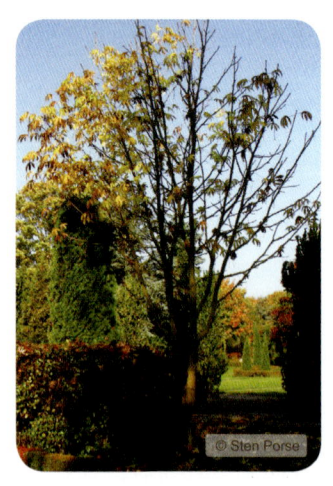

꽃차례를 이루며 달린다. 양성화이다. 꽃잎과 수술은 각각 4~5개씩이다. 꽃턱잎은 길이 1~2cm이며 일찍 떨어진다. 씨방은 하위이며 암술대는 2개로 갈라진다.

열매 9~10월에 지름 6mm 정도의 둥근 핵과가 달려 까맣게 익는데 속에 1~2개의 씨가 들어 있다.

제조방법
1. 나무껍질이나 뿌리껍질 또는 잎 3g, 쇠무릎 뿌리 3g, 엉겅퀴 뿌리 3g을 1회분 기준으로 함께 달이거나 산제 또는 환제로 하여 1일 2~3회 20일 정도 복용한다.
2. 잔가지 또는 뿌리 8~10g을 1회분 기준으로 달여서 1일 2~3회 10일 정도 복용한다.
3. 뿌리껍질 또는 나무껍질 6~8g을 1회분 기준으로 달이거나 산제 또는 환제로 하여 1일 2~3회 1개월 이상 복용한다.

주의사항
1. 제조법에 따라 복용 중에 두통, 손발 저림, 가슴 두근거림 등이 있을 수 있다.
2. 한의원에서는 몸의 기가 약한 사람에게는 사용하지 않으니 주의해야 한다.
3. 성질이 맵기 때문에 평소에 설사를 자주하거나 빈혈이 있는 사람은 주의해야 한다.

기타 효능 주로 소화기·순환계·신경계·운동계 질환을 다스리며, 염증에도 효험이 있다.

간헐파행증, 강장보호, 강직성척추관절염, 견비통, 관절염(화농성관절염), 구충, 담, 당뇨병, 상완신경통, 수막염, 신경통, 신장병, 요배통, 요통, 위궤양, 위염(급, 만성), 위장염, 이뇨, 임신요통, 장간막탈출증, 좌골신경통, 좌섬요통, 중추신경장애, 진통, 창종, 척추질환(척추관협착증), 풍습, 풍치, 항강, 해수, 행혈

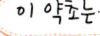

- 껍질에는 항균 및 항진균 작용이 있어 신경통, 관절염, 피부 질환(버짐, 종기, 아토피, 여드름)에 효과가 있다.
- 항암효과가 있는 사포닌과 리그닌(lignin) 성분이 들어 있어 암 예방에 효과적이다.
- 진성작용과 혈당강하 작용을 한다.
- 새순은 음식을 만들어 먹을 수 있다.
- 음나무 삶은 물로 식혜나 차를 만들어 마시기도 한다.
- 뿌리 생즙은 근육통, 산후 요통에 효과가 있다.

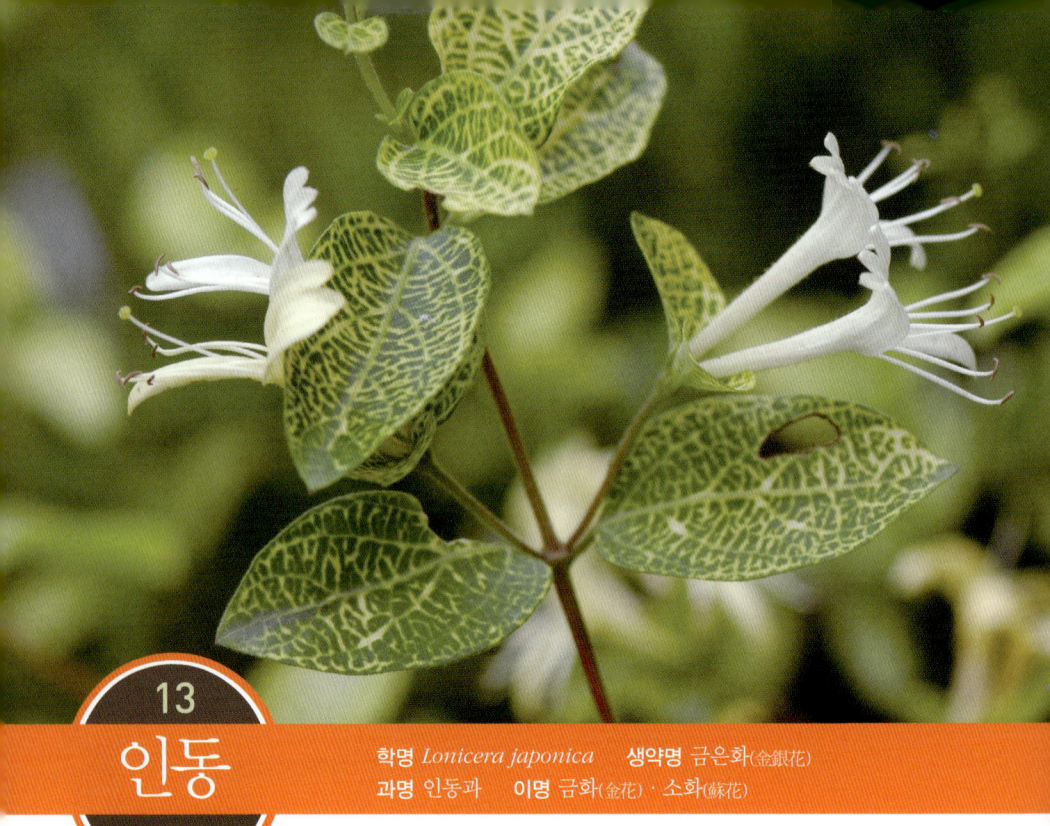

13 인동

학명 *Lonicera japonica*　**생약명** 금은화(金銀花)
과명 인동과　**이명** 금화(金花)·소화(蘇花)

인동은 인동초·인동덩굴·겨우살이덩굴·눙박나무·인한초(忍寒草)·천금등·첨등(甛藤)·금은화등·금은등(金銀藤)·금은목·금차고·노사등·노옹수·밀보등·밀통등·수양등(水楊藤)·원앙등(鴛鴦藤)·좌전등(左纏藤)·통영초(通靈草) 등의 많은 별칭이 있다. 꽃의 색이 흰색에서 노란색으로 변하기 때문에 금은화라고 한다. 전체에 갈색의 잔털이 붙어 있다. 적갈색의 줄기가 오른쪽으로 길게 뻗어 다른 물체를 감아 오른다. 줄기에는 세로무늬가 있고 마디에는 잎이 붙었던 자국이 있다. 어린 가지는 황갈색의 털

분 포	전국 각지	생 지	산과 들의 양지바른 곳
키	길이 5m 정도	분 류	반상록 덩굴성 활엽 관목
번 식	씨	약 효	잎·줄기·꽃
채취기간	여름(잎), 가을~이듬해 봄(줄기)	취급요령	그늘에 말려 쓴다.
성 미	차며, 달다.	독성여부	없다.

이 많고 속이 비어 있다. 중부 지방에서는 잎이 떨어지지만 남부 지방에서는 잎이 떨어지지 않고 그대로 겨울을 나므로 인동이라고 한다. 밀원·약용으로 이용된다. 말린 꽃을 금은화(金銀花), 말린 잎과 줄기와 잎을 인동이라 하며 약재로 사용한다. 잎을 따서 차로 달여 마신다. 약으로 쓸 때는 탕으로 하며, 술을 담가서도 쓴다.

잎 마주나는데 길이 3~8cm, 너비 1~3cm의 넓은 댓잎피침형 또는 긴 타원형으로서 끝이 예리하고 밑은 둥글며 가장자리가 밋밋하지만 뿌리 쪽의 잎은 패여 들어간 자리가 나타나기도 한다. 또한 어린 줄기에 달린 잎은 깃처럼 갈라진다. 잎자루는 길이 약 5mm이고 털이 나 있다. 잎몸의 표면에 털이 없어지거나 뒷면 일부에만 남는다. 일부는 월동도 한다.

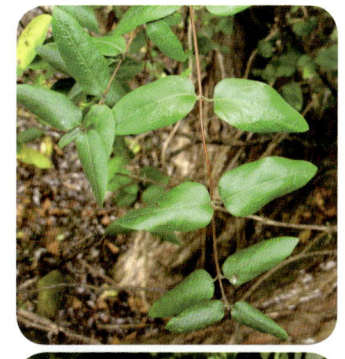

꽃 5~7월에 잎겨드랑이에서 쌍생화(雙生花)로 2개씩 달려

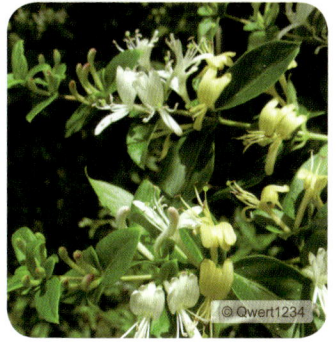

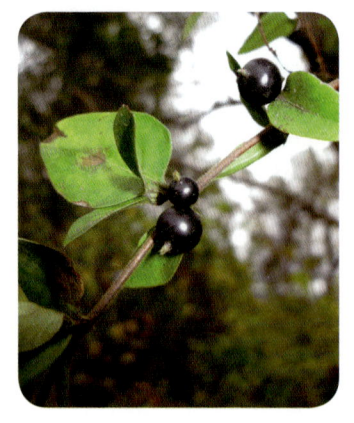

피는데 향기가 난다. 빛깔은 연한 홍색을 띤 흰색이지만 나중에 노랗게 변한다. 꽃 밑에는 잎처럼 생긴 꽃턱잎이 마주난다. 꽃턱잎은 길이 1~2cm의 타원형 또는 달걀꼴이다. 꽃부리는 길이 3~4cm이며 입술 모양을 하고 있는데 끝이 5개로 갈라지고 그중 1개가 길게 늘어져 뒤로 말린다. 5개의 수술과 1개의 암술이 있다.

 줄기 또는 잎 12~15g을 1회분 기준으로 달이거나 산제로 하여 1일 2~3회 1개월 이상 복용한다.

 1. 성질이 차므로 몸이 냉한 사람이나 설사를 자주하는 사람은 주의해야 한다.
2. 악성 종기에 사용할 시에는 의사와 상담하는 것이 좋다.
3. 인동꽃잎은 그늘에 말리는 것이 좋고 변색되지 않도록 자주 뒤집어 주면서 말려야 더 좋은 효과를 볼 수 있다.

주로 비뇨기 · 운동계 · 소화기 질환에 효험이 있다.
각기, 간염, 감기, 개창, 결막염, 관절염, 관절통, 괴저, 구토, 근골동통, 농혈리, 당뇨병, 대상포진, 대장염, 매독, 발열, 방광습열, 방광염, 배뇨통, 변혈증, 부종, 비열, 산욕열, 살갗이 튼 데, 설사, 소변불통, 소염제, 숙취, 습진, 신부전, 실음, 심번, 아구창, 악창, 암(위암), 연주창, 열광, 열독증, 열성하리, 열병, 외상소독, 요독증, 요통, 위궤양, 위열, 음부소양증, 음창, 이뇨, 이하선염, 인두염, 임질, 자궁내막염, 장염, 장풍, 젖몸살, 종기, 종독, 중독, 지방간, 진통, 창종, 청혈, 초조감, 출혈, 충수염, 치은염, 치조농루, 치질, 타박상, 탈항, 탕화창(화상), 통경, 통풍, 편도선염, 풍, 피부미용(거칠어진 피부-고운 살결을 원할 때), 피부염, 한열왕래, 항바이러스제, 해열, 혈리, 화농, 황달, [소아 질환] 탈항

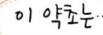
이 약초는…

- 사포닌과 타닌 성분이 들어 있어 암세포 증식을 억제한다.
- 항균작용을 하므로 대장균, 녹농균, 포도상구균, 뇌막염구균 등에 효과가 있다.
- 임상실험 결과 폐렴, 이질, 설사, 자궁 질환, 두드러기 등에 효과가 있다는 것이 밝혀졌다.
- 인동꽃잎은 종기, 이질, 발열에 탁월한 효과가 있다.
- 여드름이나 뾰루지 등의 피부염증에 효과가 있다.

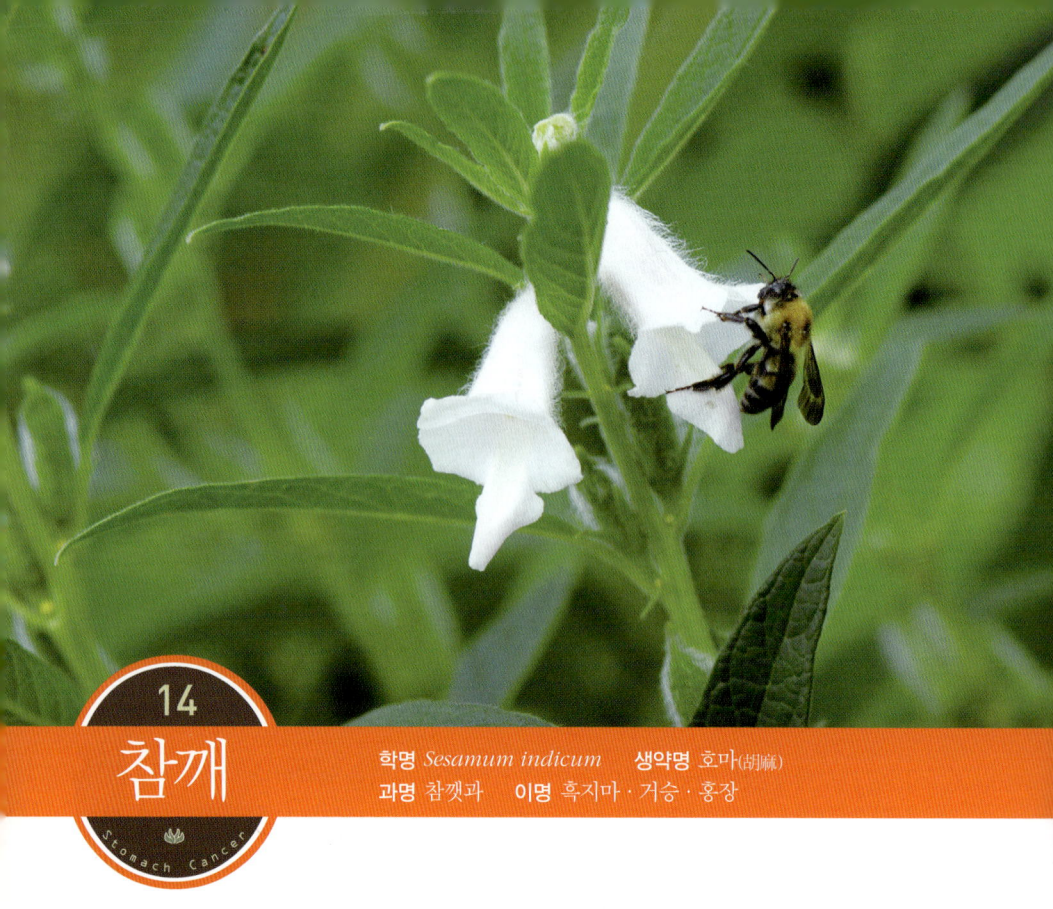

14 참깨

학명 *Sesamum indicum* **생약명** 호마(胡麻)
과명 참깻과 **이명** 흑지마·거승·홍장

참깨는 백유마(白油麻)·백지마(白芝麻·白脂麻)·백호마(白胡麻)· 진임(眞荏)·호마(胡麻)·지마(芝麻)·향마(香麻)라고도 한다. 참깨는 씨의 빛깔에 따라 검은깨·흰깨·누른깨로 나뉘는데 대개 흰깨가 많아서 백(白)자가 들어가는 이름이 붙었다. 이에 비하여 검은깨를 흑유마·흑지마·흑호마·흑임자(黑荏子)·거승이라 하며 약으로는 검은깨를 쓴다. 줄기는 곧게 서서 자라는데 단면이 네모지며 여러 개의 마디가 있고 잎과 더불어 부드러운 흰 털이 촘촘히 난다. 공업용·식용·약용으로 이용된다. 씨와 어린잎을 식

분 포	전국 각지	생 지	밭에 재배
키	1m 정도	분 류	한해살이풀
번 식	씨	약 효	씨
채취기간	9월	취급요령	햇볕에 말려 쓴다.
성 미	평온하며, 달고 고소하다.	독성여부	없다.

용한다. 씨를 참깨라 하며, 씨에서 짠 기름을 참기름이라 한다. 씨에는 기름이 45~55%, 단백질이 36% 들어 있어 고소한 기름을 짜내 각종 식품과 조미료로 이용한다. 기름을 짜고 남은 깻묵은 사료·비료로 이용한다. 약으로 쓸 때는 탕으로 하거나 기름을 내서 사용한다. 씨와 참기름으로 술을 담가서도 쓴다.

잎 줄기의 마디에서 마주나지만 줄기 위쪽에서는 때때로 어긋나는데 길이 10cm 정도의 긴 타원형 또는 댓잎피침형으로서 가장자리가 밋밋하고 끝이 뾰족하며 밑은 기의 둥글거나 뾰족하다. 줄기 밑부분에 달린 잎은 너비가 넓고 가장자리의 톱니가 크게 발달하여 3개로 갈라지기도 한다. 잎자루 밑부분에 작은 돌기가 있다.

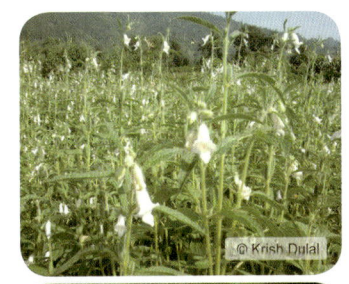

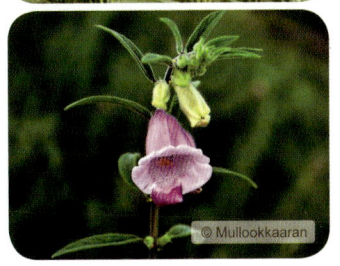

 7~8월에 흰빛 또는 분홍빛 바탕에 짙은 자줏빛 점이 있는 대롱 모양의 꽃이 줄기 위쪽의 잎겨드랑이에서 나팔

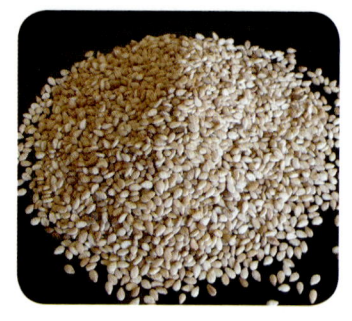

모양으로 1송이씩 아래를 향해 달려 핀다. 꽃받침은 5개로 깊게 갈라진다. 꽃부리는 통에 달린 두 입술 모양이며 윗입술꽃잎은 2개, 아랫입술꽃잎은 3개로 갈라진다. 수술은 5개이며 그중 4개가 꽃통에 붙어 있고 1개의 헛수술이 있다. 암술은 1개이고 암술머리는 2개로 갈라진다. 씨방은 4실이고 주변에 털이 빽빽이 난다.

열매 9월에 길이 2~3cm인 원기둥형의 삭과가 열리는데 끝이 뾰족하다. 누렇게 익으면 끝에서부터 터져 여러 개의 방에서 자잘한 씨가 80개 정도 나온다.

제조방법 참기름 2순가락을 1회분 기준으로 1일 2~3회 1개월 정도 공복에 복용한다.

주의사항 1. 복용 중에 감나무, 고욤나무를 금한다.
2. 비위가 약하거나 풍질환이 있는 사람은 의사와 상담한 후 처방에 따르는 것이 좋다.
3. 일부 민감한 사람은 알레르기나 심하면 구토증세가 나타날 수 있으니 주의해야 한다.

기타효능 주로 순환계 · 운동계를 다스리며, 소화기 · 산과 질환에 효험이 있다.

간허, 강장보호, 건망증, 고혈압, 관절염, 광견병, 구충(회충), 구취, 금창, 기미·주근깨(주근깨), 난산, 냉한, 농독증, 뇌졸중, 다한증, 담, 담음, 당뇨병, 대하증, 독기(毒氣) 잘 타는 피부, 독두병, 독창, 동맥경화, 동상, 두설, 발모제, 변비, 변혈증, 보간·청간, 보양, 보중익기, 복통, 부종, 붕루(혈붕), 빈혈증, 사마귀, 산후복통, 산후허로, 선창, 소갈증, 속쓰림, 수족마목, 슬통, 습담, 습진, 식체(달걀, 떡이나 찰밥, 어류(물고기)-바닷물고기), 신경쇠약, 심장병, 안정피로, 안질, 어골경, 염증, 오조, 외이도염, 원기부족, 원형탈모증, 월경불순(월경과다), 위궤양, 위산과다증, 위염, 위통, 유즙분비부전, 음위, 이질, 자양강장, 자한, 저혈압, 정신피로, 제창, 종창, 중독, 중이염, 진통, 창종, 치창, 치통, 타박상, 탈모증, 탈항, 탕화창(탕상), 투침, 트라코마, 편도선염, 폐결핵, 피부윤택, 학질, 해수, 허약체질, 황달, 흑발발모. [소아 질환] 변비, 설기망자, 태독, 허약체질

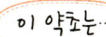
이 약초는…

- 비타민 B_1·B_2, 철분, 칼슘 등이 많아 콜레스테롤을 낮춰주므로 동맥경화, 고혈압에 효과가 있다.
- 레시틴 성분이 들어 있어 뇌의 기능을 활성화시켜 준다.
- 리놀레산(linoleic acid) 성분이 들어 있어 탈모와 피부에 좋으며, 뼈의 발육에 좋다. 또한 남성 호르몬을 활발하게 분비시켜 주며 스트레스를 진정시켜 주는 데 효과가 있다.
- 살균력이 뛰어나 장염, 이질, 식중독 등 세균성 감염에 효과가 있다.

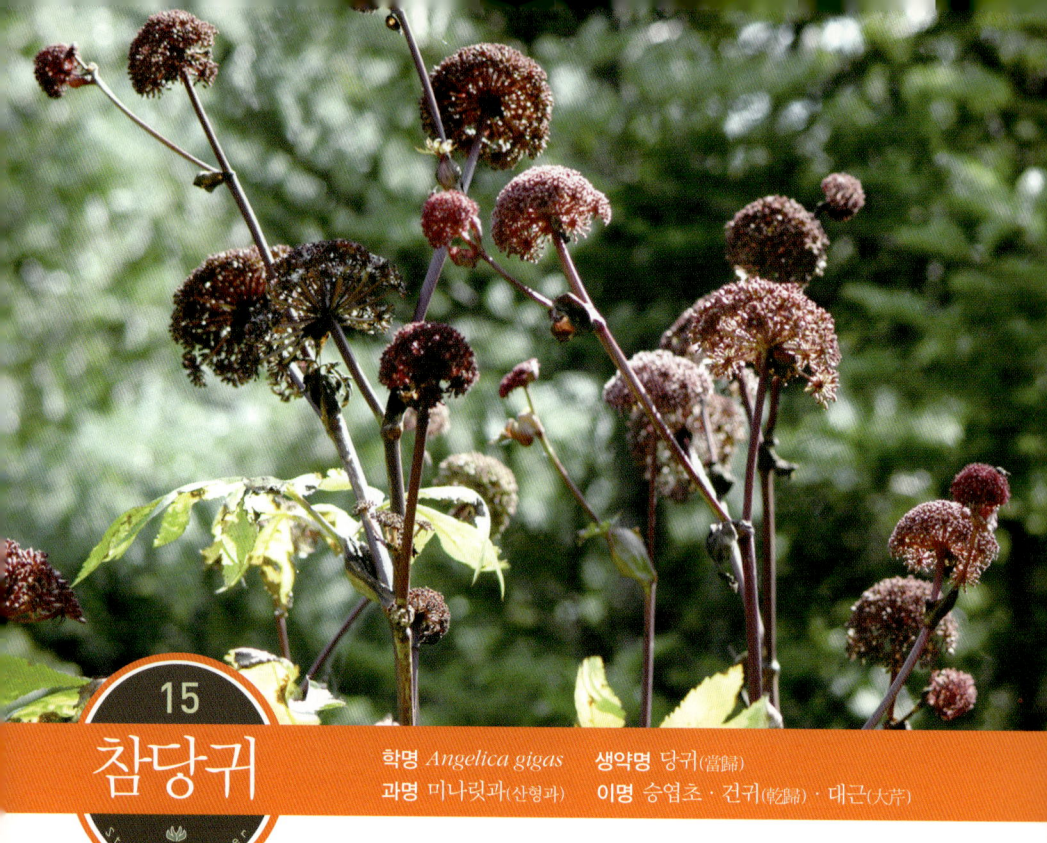

15 참당귀

학명 *Angelica gigas*　　**생약명** 당귀(當歸)
과명 미나릿과(산형과)　　**이명** 승엽초 · 건귀(乾歸) · 대근(大芹)

당귀는 한국 · 중국 · 일본 등지에 분포하는데 중국산을 안젤리카 시넨시스, 일본산을 왜당귀, 한국산을 참당귀라고 한다. 참당귀는 뿌리가 굵고 유즙을 함유하며 향기가 강하다. 줄기는 곧게 서서 자라며 전체에 털이 없고 자줏빛이 돈다. 우리나라 특산종이다. 관상용 · 식용 · 약용으로 이용된다. 잎자루를 생으로 까서 먹고 한참 있다가 물을 마시면 물맛이 달다. 어린순은 나물로 먹는다. 뿌리를 당귀라 하며 약재로 사용한다. 약으로 쓸 때는 탕으로 하거나 환제 또는 산제로 하여 사용하며, 술을 담가서도 쓴다.

분 포	전국 각지	생 지	산골짜기, 냇가 근처
키	1~2m	분 류	여러해살이풀
번 식	분주·꺾꽂이·씨	약 효	뿌리·씨
채취기간	가을~이듬해 봄	취급요령	햇볕에 말려 쓴다.
성 미	따뜻하며, 맵다.	독성여부	없다.
동속약초	왜당귀		

잎 뿌리잎과 밑부분의 잎은 1~3회 깃꼴겹잎이며 잎자루가 길다. 작은 잎은 3개로 완전히 갈라진 다음 다시 2~3개로 갈라진다. 갈라진 조각은 긴 타원형으로서 끝이 날카롭고 가장자리에 뾰족한 톱니가 있으며 끝의 작은 잎에 작은 잎자루가 있다. 위쪽의 잎은 잎몸이 퇴화하며 잎집이 타원형으로 커진다.

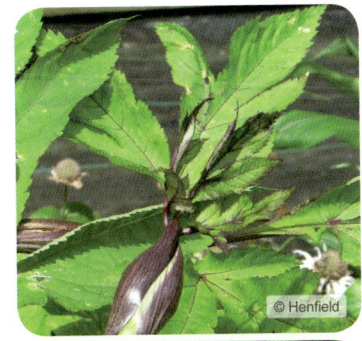

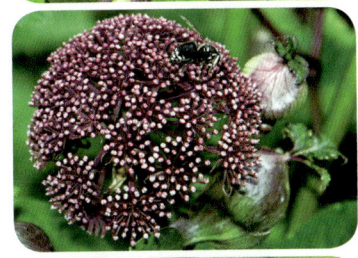

꽃 8~9월에 줄기 끝과 가지 끝에서 20~40개의 자주색 꽃이 겹산형 꽃차례를 이루며 달려 핀다. 양성화이다. 꽃차례 받침은 1~2개이고 넓으며 잎집처럼 커진다. 작은 꽃차례 받침은 실처럼 가는 바늘꼴이며 5~7개가 있다.

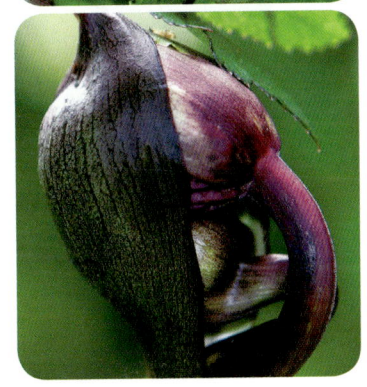

5개인 꽃잎은 긴 타원형이며 끝이 날카롭고 5개의 수술이 있다. 씨방은 하위이고 1실이다.

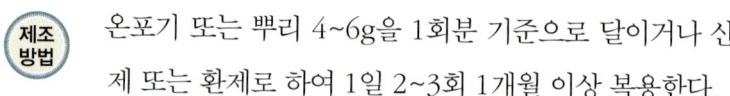

10월에 길이 5mm쯤 되는 타원형의 장과가 달려 익는데 더러 자주색을 띠고 가장자리에 넓은 날개가 있으며 능선 사이에 유관(油管)이 1개씩 있다.

온포기 또는 뿌리 4~6g을 1회분 기준으로 달이거나 산제 또는 환제로 하여 1일 2~3회 1개월 이상 복용한다.

1. 복용 중에 생강, 해조류(김, 다시마, 미역, 바닷말, 서실, 청각, 파래)를 금한다.
2. 소화 기능이 약한 사람, 즉 장과 위가 약해 설사를 자주하는 사

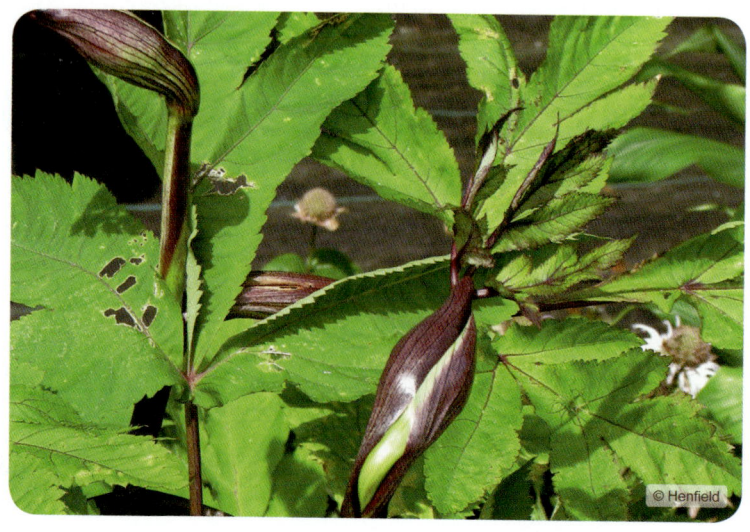

람은 주의하는 것이 좋다.

3. 자궁 수축작용을 하기 때문에 임산부는 주의해야 한다.

기타 효능 주로 운동계와 혈증을 다스리며, 부인병증에도 효험이 있다.
강장보호, 경련, 관절통, 담, 당뇨병, 두통, 변비, 보기, 보정, 보혈, 복통, 붕루, 빈혈증, 산후복통, 소화불량, 심장병, 액취증, 어혈, 위통, 진통, 청혈, 타박상, 해열, 행혈, 허약체질, 현훈증

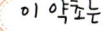

- 참당귀 뿌리에는 데커신(decursin)과 데커시놀 엔젤레이트(decursinol angelate)라는 성분이 들어 있어 동맥경화증을 예방하며, 항암·항산화·항염증에도 탁월한 효과가 있다.
- 뿌리를 달인 물은 태아발육안정에 효과가 있다.
- 여성의 생리불순, 생리통 등에 효과가 있다.
- 혈액순환을 원활하게 해주므로 어지러움증과 두통에 좋다.
- 장운동을 촉진시켜 주므로 치질이나 변비에 효과가 있다.

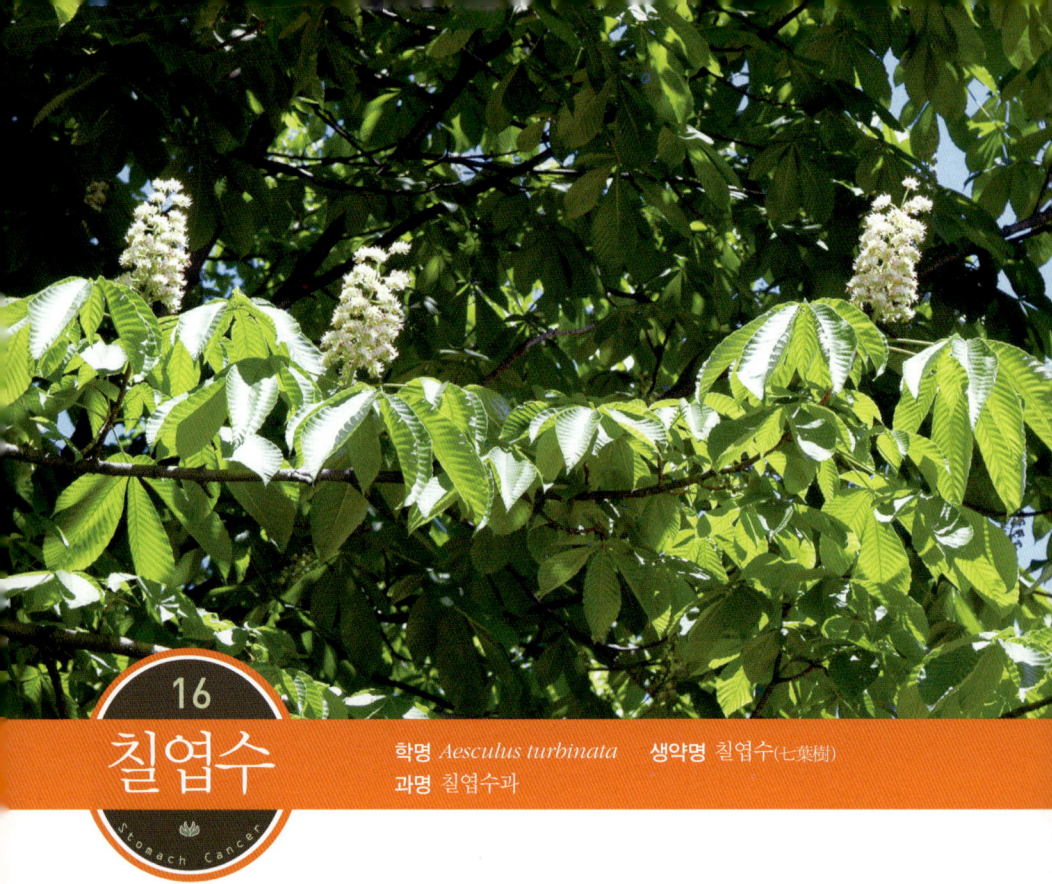

16 칠엽수

학명 *Aesculus turbinata* **생약명** 칠엽수(七葉樹)
과명 칠엽수과

    칠엽수는 칠엽나무 · 칠엽봉오리꽃나무라고도 한다. 일본 특산종으로 일본칠엽수(日本七葉樹)라고도 한다. 나무껍질은 검은 자줏빛이 도는 갈색이고 바깥 층이 벗겨지면 물결 모양의 무늬가 나타난다. 작은 가지 끝의 겨울눈은 수지(樹脂)로 덮여 있어 끈끈하다. 공업용 · 관상용 · 식용 · 약용으로 이용된다. 씨는 다량의 녹말과 사포닌 · 타닌을 함유하고 있어 씨에서 타닌을 제거한 다음에 식용한다. 목재는 조각 · 가구 · 세공 · 건축재로 이용된다. 약으로 쓸 때는 탕으로 하거나 산제로 하여 사용한다.

분 포	전국 각지	생 지	깊은 산 계곡, 길가
키	20~30m	분 류	낙엽 활엽 교목
번 식	씨	약 효	열매
채취기간	가을(열매 성숙기)	취급요령	햇볕에 말려 쓴다.
성 미	서늘하며, 달고 떫다.	독성여부	없다.

잎 마주나며 5~7개의 작은 잎으로 구성된 손꼴겹잎이다. 작은 잎은 긴 거꿀달걀꼴이며 밑부분의 잎은 작으나 중간 부분의 잎은 길이 20~30cm, 너비 12cm 정도로 가장 크다. 뒷면에 적갈색의 부드러운 털이 나 있으며 가장자리에 겹톱니가 있다.

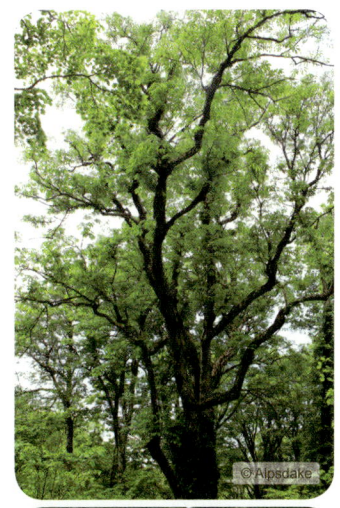

꽃 5~6월에 많은 수꽃과 양성화가 가지 끝에서 원추 꽃차례를 이루며 빽빽이 달려 핀다. 꽃받침은 종 모양이며 5개로 갈라진다. 꽃잎은 4개이고 흰색 바탕에 엷은 홍색의 반점이 있다. 수술은 7개이고 암술은 1개인데 길게 꽃 밖으로 나온다. 수꽃의 암술은 퇴화되어 있다.

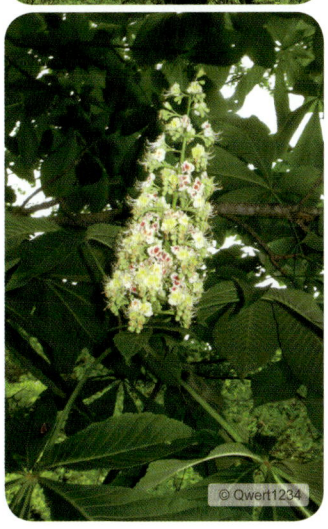

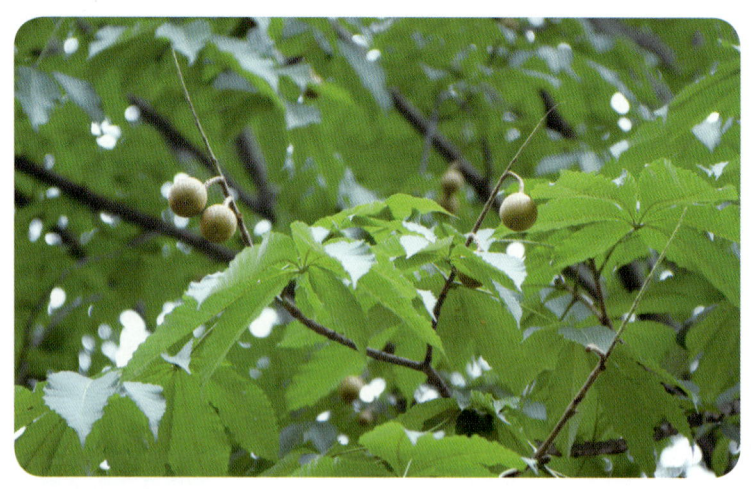

 10월에 둥근 삭과가 달려 익는데 껍질이 두껍고 표면에 사마귀 모양의 돌기가 있다. 열매가 다 익으면 3개로 갈라져 갈색 씨가 1~2개 나온다.

 열매 5~6g을 1회분 기준으로 달여서 1일 2~3회 10일 이상 복용한다.

 1. 임산부는 수유 중일 때 복용하는 것을 주의해야 한다.
2. 열매에는 단백질과 전분이 많으므로 위장이 약한 사람은 주의해야 한다.
3. 밤과 비슷해 아이들이 먹을 수 있으니 주의해야 한다.

주로 건강 생활에 이용된다.
각혈, 강장보호, 류머티즘, 복통, 분자, 위학, 이질, 토혈

이 약초는…

- 사포닌, 타닌, 아에신(aescin) 등의 성분이 들어 있어 항암작용과 소염작용에 탁월한 효과가 있다.
- 치질, 자궁출혈, 동맥경화, 혈전성 정맥염 등에 쓰이고 있다.
- 동상에 걸렸을 때 씨앗을 분말로 해서 팩을 만들어 부위에 붙이면 동상이 풀어지는 효과가 있다.
- 새싹에서 나오는 점액을 피부 질환에 바르면 효과가 있다.
- 열매를 달인 물은 살충효과가 있다.

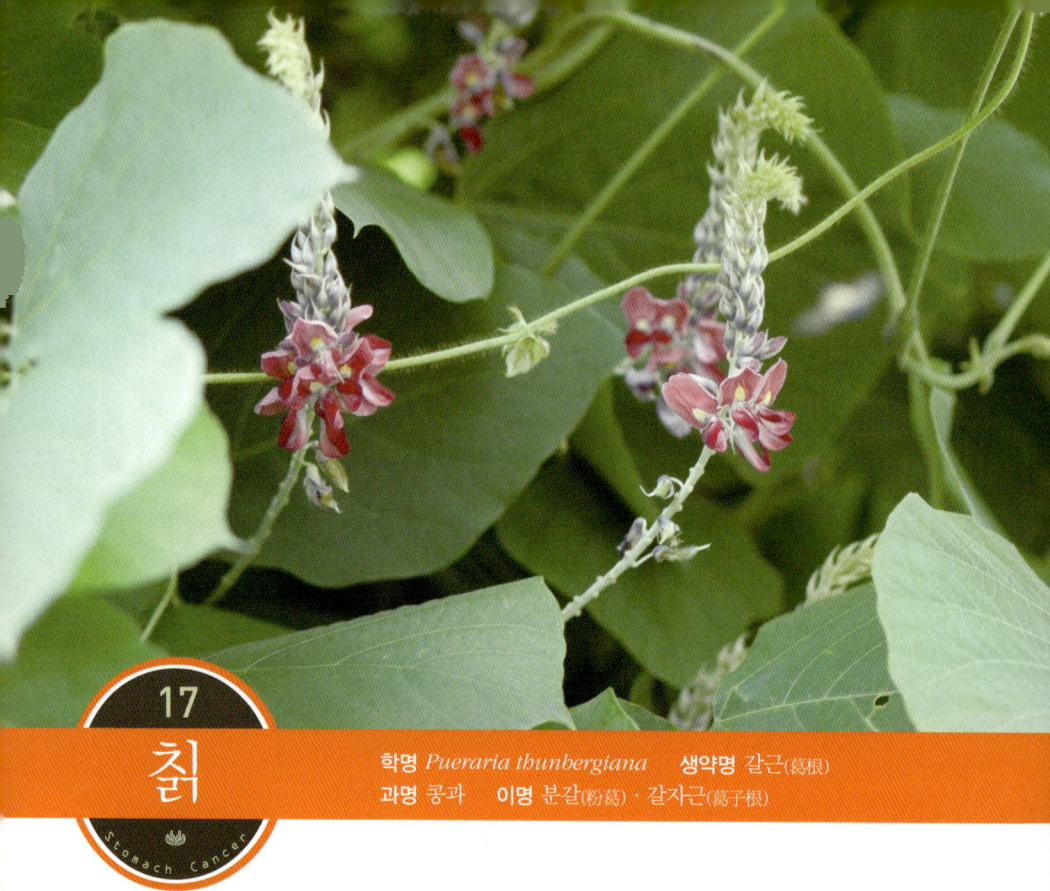

17 칡

학명 *Pueraria thunbergiana*　**생약명** 갈근(葛根)
과명 콩과　**이명** 분갈(粉葛)・갈자근(葛子根)

칡은 흑갈색의 줄기가 길게 뻗으면서 자라 다른 초목들을 감고 올라간다. 줄기는 매년 자라서 굵은 줄기를 이루기 때문에 나무로 분류된다. 대부분의 줄기가 겨울에도 얼어죽지 않고 살아남지만 끝부분은 겨울 동안에 말라 죽는다. 줄기에 갈색 또는 흰색의 퍼진 털과 뒤로 구부러진 털이 많다. 뿌리가 굵고 깊게 들어가는데 그 속에 녹말이 많이 들어 있다. 뿌리를 갈근, 뿌리로 만든 녹말을 갈분(葛粉)이라 하며 식용 또는 약용한다.

어린잎은 봄에 따서 나물을 해 먹고, 뿌리는 이른 봄이나 늦가

분 포	전국 각지	생 지	산기슭, 야산
키	길이 10~20m	분 류	낙엽 활엽 덩굴나무
번 식	씨	약 효	꽃·열매·뿌리
채취기간	가을(꽃·열매), 가을~봄(뿌리)	취급요령	날것 또는 말려 쓴다.
성 미	평온하며, 달고 약간 맵다.	독성여부	없다.

을에 녹말로 만들어 떡이나 과자를 해 먹는다. 꽃은 말려서 나물에 쓰고, 가루를 만들어 술에 타 먹으면 취기를 덜 수 있다. 덩굴의 속껍질은 청올치라 하며 끈으로 쓰거나 피륙을 짠다. 또한 칡은 잎이 크므로 생초나 건초를 많이 얻을 수 있어 예로부터 가축의 먹이로 쓴다. 약으로 쓸 때는 탕으로 하거나 생즙을 내어 사용하며, 술을 담가서도 쓴다. 또한 산에서 대변을 보고 칡 잎으로 밑을 닦으면 치질에 걸릴 수 있으므로 주의해야 한다.

잎 어긋나며 3개의 작은 잎으로 구성된 3출 겹잎이다. 작은 잎은 마름모꼴 또는 넓은 달걀꼴로서 길이와 너비가 각각 10~15cm이며 가장자리가 밋밋하거나 얕게 3갈래로 갈라지고 끝이 뾰족하다. 앞면은 녹색이고 뒷면은 흰빛이 돈다. 잎자루는 길이 10~20cm이고 털이 있다. 댓잎피침형의 턱잎이 중앙부근에 붙어 있다.

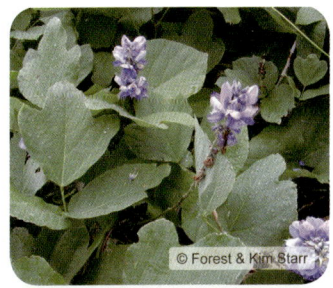

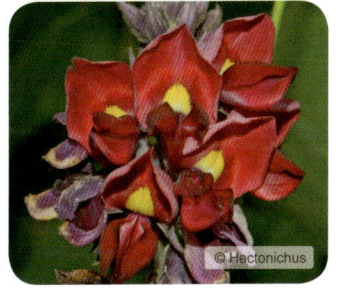

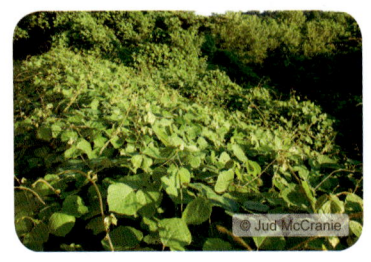

 7~9월에 잎겨드랑이에서 나온 꽃자루에 홍자색 꽃이 많이 달려 총상 꽃차례를 이루며 피는데 큰 꽃잎의 가운데 부분은 황색이다. 꽃턱잎은 선형이고 긴 털이 있으며 곧 떨어진다. 작은 꽃턱잎은 좁은 달걀꼴 또는 넓은 댓잎피침형이다. 꽃받침은 불규칙하게 5개로 갈라진다.

 9~10월에 협과가 달려 익는데 꼬투리는 넓은 선형으로 편평하며 갈색 털이 촘촘히 난다.

 뿌리 35~40g을 1회분 기준으로 달이거나 생즙을 내어 1일 2~3회 1개월 정도 공복에 복용한다.

 1. 복용 중에 살구 씨를 함께 먹지 말아야 한다.
2. 몸이 냉하고 기운이 약한 사람은 장기 복용을 금한다.
3. 칡에는 방향성 물질인 쿠마린(courmarin) 성분이 들어 있어 과다 복용하면 간에 나쁜 영향을 끼칠 수도 있다.

주로 소화기 · 신경계 · 순환계 질환을 다스리며, 열증을 풀어 준다.

가슴답답증, 감기, 강장보호, 견비통, 경련, 고혈압, 관격, 관절통, 광견병, 구역증, 구토, 근육통, 금창, 냉한, 뇌빈혈, 당뇨병, 대변불통, 독기 잘 타는 피부, 동맥경화, 두통, 두풍, 발열(신열), 변혈증, 부종, 불면증, 비사증, 산후식욕부진, 설사, 소갈증, 숙취, 식욕부진, 식체(어류(물고기)-바닷물고기, 술), 신경통, 심기증, 심장병, 액취증, 온신, 위염, 유행성감기, 음종(남성외음부부종), 이롱·난청, 이완출혈, 일사병·열사병, 자한, 장염(급성장염), 장출혈, 장풍, 적면공포증, 종창, 주독, 주황병, 중독(과일중독, 식중독, 아편중독, 알코올중독, 약물중독), 중풍, 진정, 진통, 출혈, 충수염, 취한, 탄산, 태양증, 편도선염, 풍독, 풍한, 피부소양증, 한진, 항강, 해수, 해열, 행혈, 현훈증, 협심증, [소아 질환] 소아마비, 토유, 홍역

이 약초는…

- 폴리페놀 성분이 들어 있어 체내의 중금속물질을 소변이나 대변으로 배출시키게 한다.
- 이소플라본(isoflavone) 성분이 콩보다 30배, 석류보다 600배나 많이 들어 있어 갱년기에 좋다.
- 열을 내리게 하고, 머리가 아프고 목 뒤가 결린 증상을 풀어준다.
- 혈당을 조절하는 다이드제인(daidzein) 성분이 들어 있어 당뇨 환자에게 좋다.
- 비타민 C, 무기질 등이 들어 있어 장운동과 피부에 좋다.

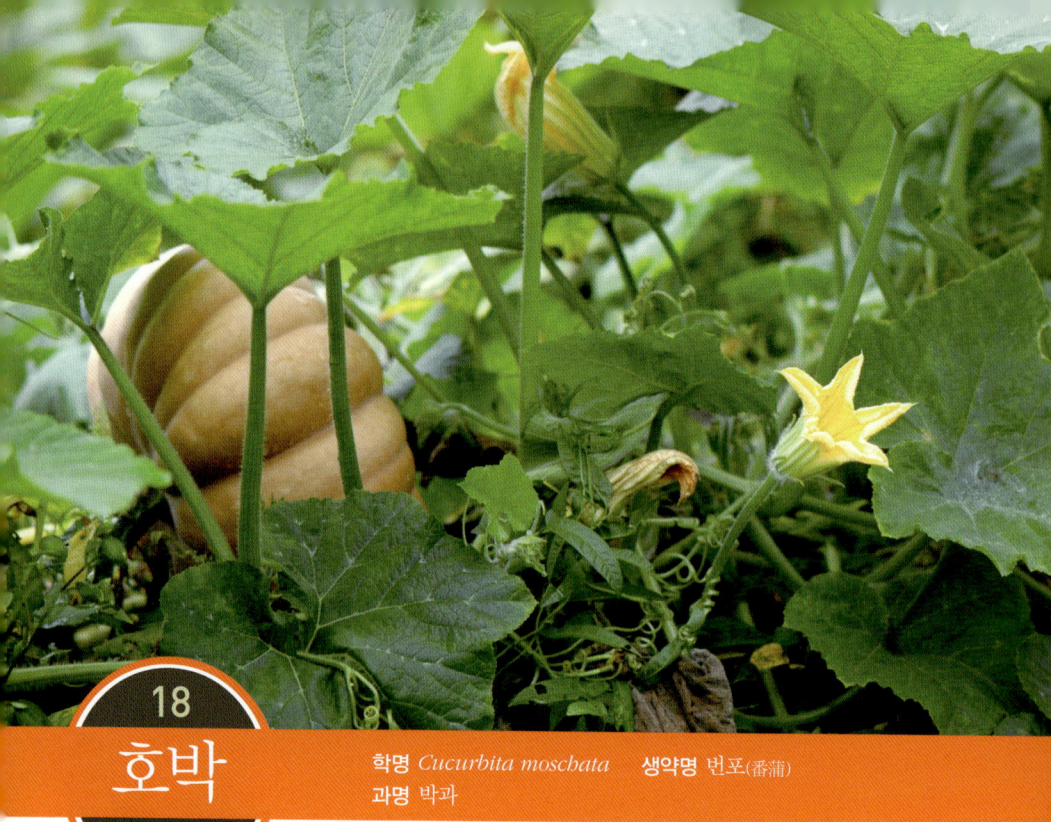

18 호박

학명 *Cucurbita moschata*
과명 박과
생약명 번포(番蒲)

호박은 남과(南瓜)·번과(番瓜)·금과(金瓜)·왜과(倭瓜)·북과(北瓜)·번포라고도 한다. 우리나라에서 재배하는 호박은 아시아에 널리 분포된 동양계 호박(C. moschata), 유럽과 아메리카에서 널리 재배되는 서양계 호박(C. maxima)과 페포계 호박(C. pepo)의 3종이 있는데, 페포계 호박은 특히 줄기가 짧고 모여나며 덩굴성이 아니라는 특징이 있다. 우리나라에서 역사가 오래된 종은 애호박·호박고지·호박범벅·약호박 등으로 이용되는 동양계 호박이다. 나중에 들어온 서양계 호박은 밤호박으로 불리며 주로 쪄서 먹는다. 또

분 포	전국 각지	생 지	밭에 재배
키	길이 10~15m	분 류	한해살이 덩굴풀
번 식	씨	약 효	씨·열매·잎
채취기간	7~10월	취급요령	날것으로 쓴다.
성 미	따뜻하며, 달다.	독성여부	없다.

페포계 호박은 애호박용이다.

  덩굴은 굵고 땅 위로 길게 뻗는데 덩굴손으로 감으면서 다른 물체에 붙어 올라간다. 줄기에 능선과 홈이 있으며 단면은 오각형이다. 덩굴과 성숙한 잎에는 거친 털이 있다. 열매꼭지는 목질화되고 5~8개의 모가 지며 특히 열매와 붙은 부분이 넓게 퍼져 있다. 열매를 호박이라 하는데 어린 것을 애호박, 익어서 잘 굳은 늙은 호박을 청둥호박이라 한다. 주로 늙은 호박을 약용한다. 호박은 과채류 중에서 녹말이 가장 풍부한 채소이고 감자·고구마·콩 다음으로 칼로리도 높다. 또 다량의 비타민 A와 약간의 비타민 B·C를 함유하여 비타민원(源)으로도 매우 중요한 채소이다. 식용·약용으로 이용된다. 열매·씨·잎·순을 모두 식용한다. 약으로 쓸 때는 푹 삶거나 쪄서 사용하며, 술을 담가서도 쓴다.

잎 어긋나고 둥근 심장형 또는 둥근 신장형인데 손바닥 모양으로 얕게 5개로 갈라지며 가장자리에 톱니가 있다. 잎맥을 따라 흰 반점이 있는 것이 많다. 잎자루는 길다.

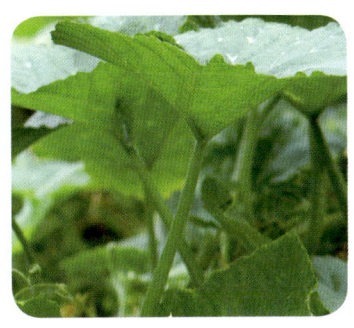

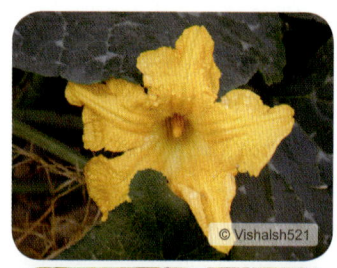

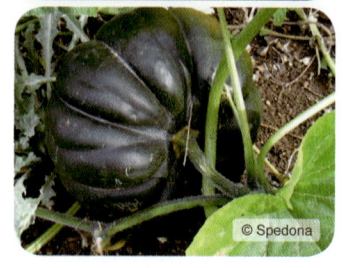

 꽃 6월부터 서리가 내릴 때까지 종 모양의 짙은 황색 꽃이 잎 겨드랑이에 1개씩 달려 핀다. 암수한그루의 단성화이다. 꽃은 대개 이른 아침에 핀다. 꽃부리는 끝이 5개로 갈라진다. 수꽃은 꽃자루가 길고 꽃받침통이 얕으며 암꽃은 꽃자루가 짧고 밑부분에 긴 씨방이 있다.

열매 처음에는 꽃을 이고 달걀 만하게 녹색으로 달렸다가 구형 또는 긴 타원형으로 부풀어 엷은 황색으로 익는다. 과육은 주황색이고 씨가 많이 들어 있다. 씨는 타원형이고 두꺼우며 회백색인데 마르면 흰색이 된다.

 제조방법 1. 씨를 말려 가루를 내어 20~25g을 1회분 기준으로 물에 타서 1일 2~3회 10일 이상 공복에 복용한다.
2. 씨 20~30g을 1회분 기준으로 달여서 1일 2~3회 1개월 이상 복용한다.

주의사항 1. 복용 중에 양고기를 금한다.
2. 몸이 냉하고 소화 기능이 약한 사람은 오히려 살이 빠지는 경우가 있으니 주의해야 한다.
3. 간질환에 좋은 베타카로틴 성분이 들어 있는데 제조법에 따라

복용할 때 흡연자는 금연하는 것이 좋다. 폐암을 유발할 수 있기 때문이다.

기타 효능 주로 부인과 · 이비인후과 · 순환계 질환을 다스린다.

각혈, 간경변증, 감기, 강장보호, 결막염, 고혈압, 골다공증, 골절, 구창, 구충(회충, 촌충), 기관지염, 난산, 뇌졸중, 단독, 당뇨병, 대하증, 명목, 변비, 보신 · 보익, 복통, 부인병, 부종, 불면증, 불임증, 비만증, 빈혈증, 산증, 산후복통, 산후부종, 산후풍치, 소변불통, 소복팽만, 습진, 식욕부진, 신장병, 안질, 암(암 예방/항암/악성종양 예방), 액취증, 야뇨증, 야맹증, 오조, 요도염, 울화, 월경불순, 위염, 유산 · 조산, 유즙분비부전, 은진, 이질, 익상편, 저혈압, 전립선비대증, 중독(아편중독), 중풍, 치질, 치통, 탈항, 편도선비대, 편도선염, 해수, 흉통, [소아 질환] 소아이수, 백일해, 헛배 나온

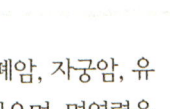

- 항암작용 하는 페놀과 루테인 성분이 들어 있어 폐암, 자궁암, 유방암, 피부암, 대장암 등 각종 암 예방에 효과가 있으며, 면역력을 높이는 데도 좋다.
- 임산부가 분만 후 부기를 내리를 데 효과가 있다.
- 씨에는 필수아미노산이 들어 있어 공부하는 학생들에게 좋으며 또한 혈액순환과 피부에 좋다.

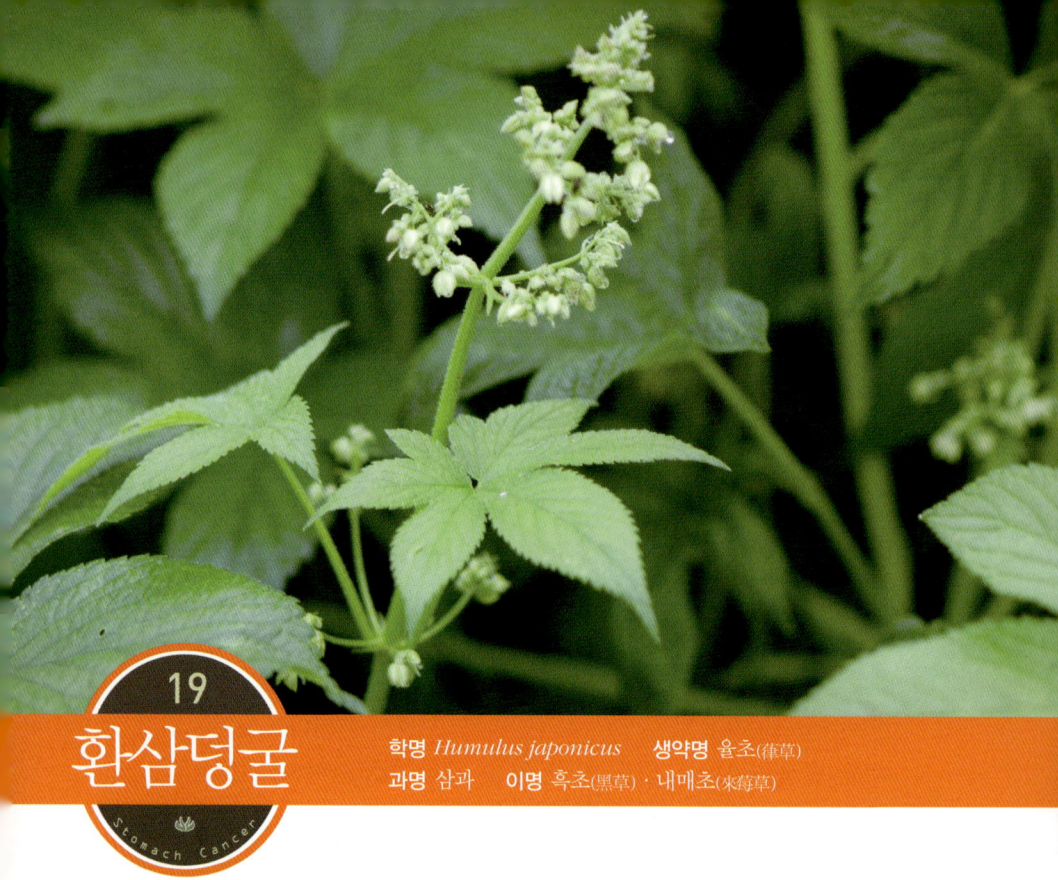

19 환삼덩굴

학명 *Humulus japonicus* **생약명** 율초(葎草)
과명 삼과 **이명** 흑초(黑草)·내매초(來莓草)

환삼덩굴은 한국·일본·중국·타이완 등의 동아시아 지역에 널리 분포한다. 범삼덩굴·율초·한삼덩굴·한삼·깔깔이풀이라고도 한다. 원줄기와 잎자루에 밑을 향한 갈고리 모양의 잔가시가 있어 거칠며 다른 물체를 감아 올라간다. 우리나라가 원산지이다. 공업용·약용으로 이용된다. 꽃을 율초화(葎草花), 뿌리를 율초근(葎草根)이라 하며 약재로 사용한다. 줄기의 껍질은 섬유의 원료가 된다. 약으로 쓸 때는 탕으로 하거나 생즙을 내어 사용하며, 술을 담가서도 쓴다. 외상에는 짓이겨 환부에 붙인다.

분 포	전국 각지	생 지	산기슭, 들, 길가, 밭둑, 빈터
키	길이 2~3m	분 류	한해살이 덩굴풀
번 식	씨	약 효	잎·뿌리
채취기간	여름~가을	취급요령	날것 또는 햇볕에 말려 쓴다.
성 미	차며, 달고 쓰다.	독성여부	없다.

잎 마주나며 길이와 너비가 각각 5~12cm인 커다란 잎이 긴 잎자루 끝에 달려 손바닥처럼 5~7개로 갈라진다. 갈라진 조각은 긴 타원형으로서 끝이 뾰족하며 가장자리에 규칙적인 톱니가 있다. 양면에 거친 털이 촘촘히 나며 뒷면에 황색 샘점이 있다.

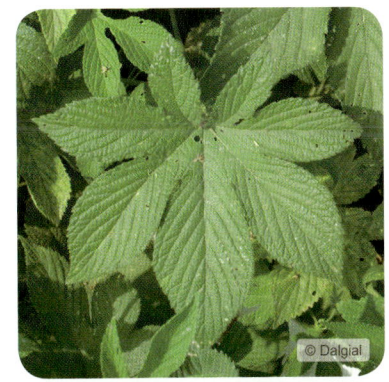

꽃 7~8월에 잔꽃이 잎겨드랑이에서 나와 암수딴그루의 단성화로 달려 핀다. 황록색인 수꽃은 길이 15~25cm의 원추 꽃차례를 이루며 달리는데 꽃받침 조각과 수술은 각각 5개씩이다. 녹색인 암꽃은 짧은 수상 꽃차례를 이루며 달리는데 꽃턱잎은 꽃이 핀 다음에 커지고 뒷면과 가장자리에 털이 있으며 손바닥 모양의 맥이 몇 개 있다.

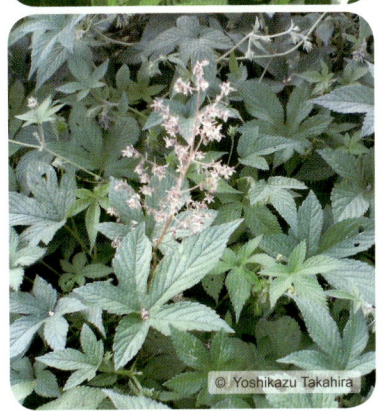

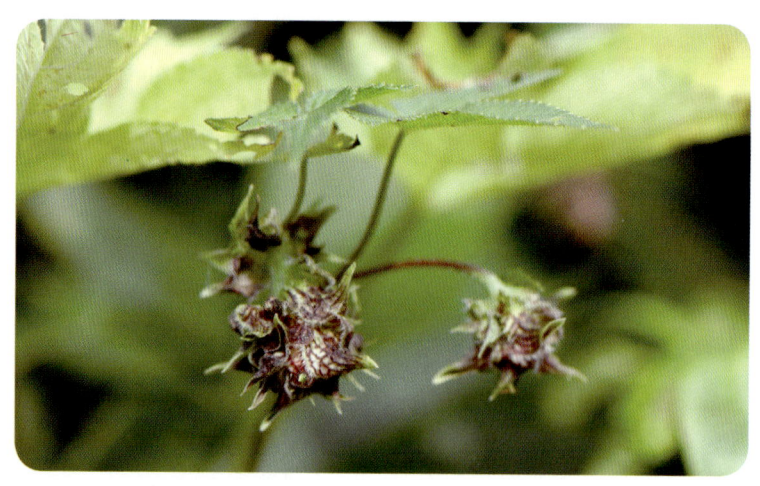

 9~10월에 길이와 너비가 각각 4~5mm인 둥근 달걀꼴의 수과가 달려 익는데 가운데가 부풀어 렌즈처럼 되고 황갈색을 띠며 위쪽에 잔털이 있다.

 잎 또는 뿌리 8~10g을 1회분 기준으로 달이거나 생즙을 내어 1일 2~3회 20일 정도 복용한다.

 1. 몸이 냉하거나 소화 기능이 약해 설사를 자주하는 사람은 주의하는 것이 좋다.
2. 혈압을 상승하게 하는 후물론(humulone) 성분이 들어 있으므로 과다 복용하지 않는 것이 좋다.

주로 비뇨기 · 이비인후과 · 호흡기 질환을 다스린다.
각혈, 감기, 건위, 관격, 농가진, 방광결석, 복통, 설사, 소

변불통, 소화불량, 옹종, 임파선염, 치질, 폐결핵, 학질

이 약초는…

- 플라보노이드 성분이 들어 있어 혈액순환, 고혈압, 관상동맥에 효과가 있다.
- 항산화 물질인 플라보노이드는 산화작용을 억제시키므로 암 예방에 좋다.
- 열을 내리게 하고, 빈뇨·잔뇨 증상에 좋고, 장운동을 활발하게 하므로 변비에 쓰인다.
- 콜린·아스파라긴산·타닌 성분이 들어 있어 폐렴, 치질, 설사, 세균성 이질 등에 효과가 있다.
- 해독작용을 하며 위장을 튼튼하게 한다.
- 신선한 잎을 피부 질환에 팩처럼 붙이면 효과가 있다.

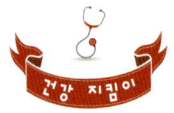

위암 똑똑한 대처법

　국립암센터 자료에 따르면, 2011년 기준으로 우리나라 위암 발생률은 2위로 나타났다. 위암에 걸려 사망률도 3위로 나타났다. 암은 유전이나 환경적인 요인으로 생길 수 있다. 그중에 위암은 유전적인 요인보다 환경적인 영향으로 발생률이 높다.
　위암은 젊다고 해서 발생하지 않는 것도 아니고 늙었다고 해서 발생하는 것이 아니다. 위암 초기에는 증상이 거의 없다. 80퍼센트가 증상을 느끼지 못하고, 10퍼센트가 속 쓰림 정도를 겪는다고 한다. 그래서 대부분의 사람은 소화가 안 되면 약물과 보조요법을 의지한다. 이는 위험한 생각이다. 반드시 1년에 1번 정도는 내시경으로 자신의 위를 점검해 보는 것이 중요하다.

1. 위암을 불러오는 원인

　첫째, 짜고 매운 음식을 즐기기 때문이다. 자극적인 음식은 위 점막을 손상시킨다.
　둘째, 인스턴트식품을 즐겨 먹기 때문이다. 인스턴트식품에는 질산염, 방부제, 착색료 등 첨가물이 많이 들어가 있다.
　셋째, 육류를 불에 굽고 태워 먹기 때문이다. 육류를 구울 때 발암물질이 생성된다. 구운 것보다 보쌈 형식으로 먹는 게 위에 더 좋다.

넷째, 흡연 때문이다. 흡연은 위암뿐만 아니라 폐암, 대장암 등을 발생하게 하는 원인이 된다.

다섯째, 채소와 과일을 즐겨 먹지 않기 때문이다. 채소와 과일에는 각종 비타민과 항산화 작용을 일으키는 성분이 들어 있어 항암효과가 있다.

2. 마음가짐과 생활 태도

암에 걸렸다는 소식을 듣게 되면 불안하지 않을 사람은 없을 것이다. 심리적 압박, 생활의 변화에 따른 불편함, 자신으로 인한 가족이 겪게 될 고통 등을 생각하면 모든 것을 포기하고 싶을 것이다. 그러나 모든 것을 포기할 필요는 없다. 지성이면 감천이라는 말이 있듯 암도 충분히 극복할 수 있다.

만약 위암의 초기라면 의사와 상담을 한 후 위암에 효과가 있는 약초를 제조법에 따라 복용하는 것도 좋다. 약초에는 양약에 들어 있지 않은 항암작용 하는 항산화 성분이 많이 들어 있다. 암에 걸렸다고 해서 두문불출할 필요는 없다. 오히려 불안감으로 우울증에 걸릴 수 있으며, 더 악화될 수 있다. 때문에 주변 사람들을 멀리하기보다 가까이 하면서 담화를 나누는 것이 좋다. 무엇보다 술과 담배를 멀리하고, 규칙적인 운동을 꾸준히 하는 게 중요하다.

만약 수술을 했다면 긍정적인 생각으로 완쾌되었음을 믿고 일상생활을 즐기는 것이 중요하다. 치료 시에는 체력이 많이 소모되므로 체중이 감량되지 않도록 열량이 있는 식사를 골고루 하는 게 좋다. 단백질이 풍부한 생선·두부·계란·콩 등의 음식을 섭취하며, 비타민과 무기질이 많은 과일이나 채소를 충분히 섭취해 주는 것이 좋다.

천 혜 의 명 약 암 을 이 기 는 약 초

Part 3

폐암

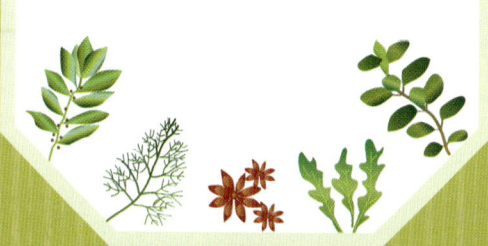

Part 3 폐암 Lung cancer

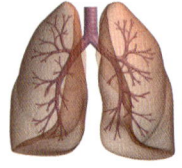
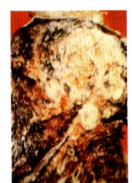

폐 구조   폐암

폐에 생기는 암이다. 대부분 기관지의 점막 상피에 발생한다. 폐암은 생겨난 부위에 따라 크게 폐문부암과 폐야부암으로 나눈다.

- 폐문부암(肺門部癌) : 폐의 중앙부분에 생겨나는 암으로서, 편평상피암(扁平上皮癌)이라고도 하며, 조기에 발견되면 치유가 쉬운 암이다.
- 폐야부암(肺野部癌) : 폐의 중앙에서 말초에 걸쳐 생겨나는 암으로서, 분비물을 내보내는 선세포(腺細胞)에 생기는 암인 경우가 많다.

초기에는 거의 증상다운 증상을 느낄 수 없는 것이 폐암의 특징이기는 하나, 폐문부암의 경우 초기에는 끊임없이 기침이나 가래가 나오고, 때로는 가래에 피가 섞여 나오는 경우도 있다. 암이 진행되면 기침을 할 때 가슴이나 등에 통증을 느끼기도 하고, 목소리가 쉬는 경우도 있다. 폐야부암의 경우 자각 증상이 별로 없기 때문에 조기 발견이 쉽지 않지만, 정기 검진을 받는다면 조기에 엑스선 검사를 통해 발견할 수 있다.

다음의 약초와 처방으로 효험을 볼 수 있다.

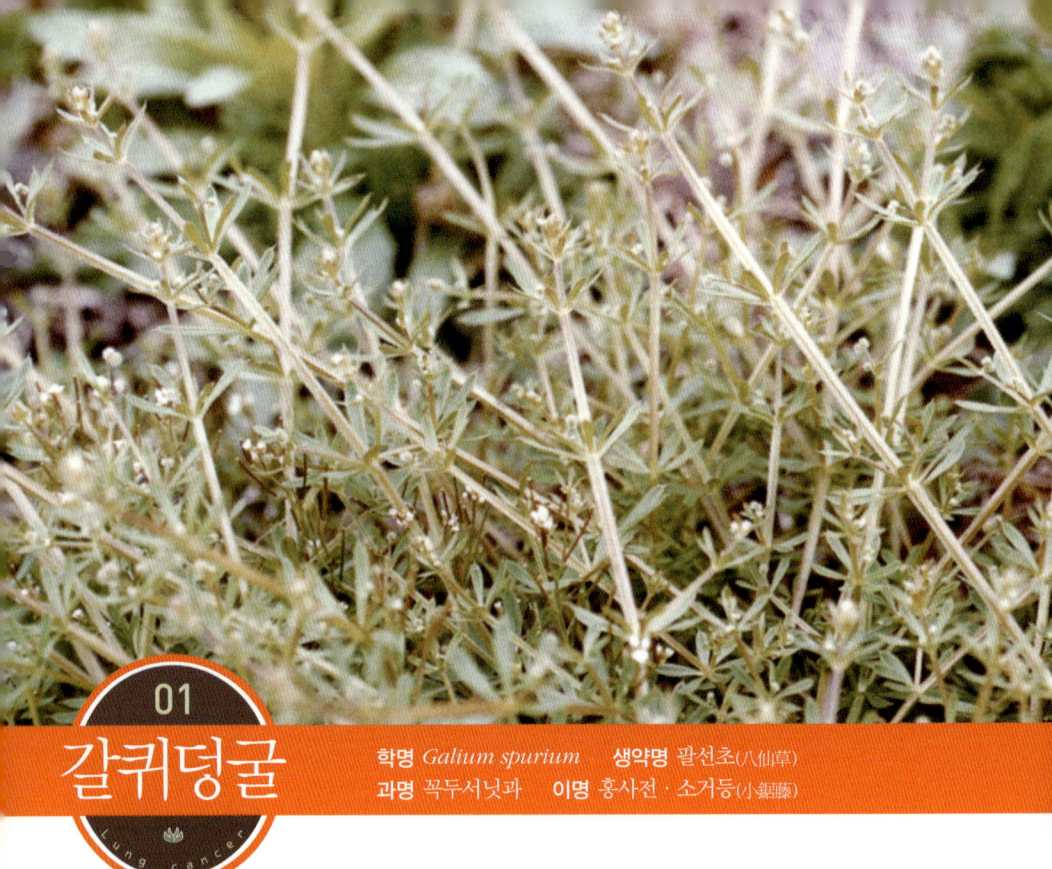

01 갈퀴덩굴

학명 Galium spurium　　**생약명** 팔선초(八仙草)
과명 꼭두서닛과　　**이명** 홍사전·소거등(小鋸藤)

갈퀴덩굴은 한국·일본·사할린 유럽 등지에 분포한다. 가시랑쿠라고도 한다. 원줄기는 네모지고 각 능선을 따라 밑으로 향한 가시털이 촘촘히 나 있어 다른 물체에 잘 엉겨붙는다. 7~9월에 온포기를 채취하여 말린 것을 산완두(山豌豆)라 한다. 식용·약용으로 이용된다. 어린순은 나물로 먹는다. 약으로 쓸 때는 탕으로 하거나 생즙을 내어 사용한다. 외상에는 짓이겨 환부에 붙인다.

분 포	전국 각지	생 지	응달이나 길가, 빈터, 들
키	60~90cm	분 류	한해살이 또는 두해살이 덩굴풀
번 식	씨	약 효	온포기
채취기간	여름	취급요령	햇볕에 말려 쓴다.
성 미	차며, 쓰고 맵다.	독성여부	없다.
동속약초	솔나물·솔나물·털잎솔나물		

잎 줄기의 각 마디에 6~8개씩 돌려나며 길이 1~3cm, 너비 1.5~4mm 정도 되는 선 모양의 댓잎피침형이다. 끝이 까끄라기처럼 되어 있으며 가장자리와 뒷면의 잎맥 위에 가시털이 난다. 잎자루는 없다.

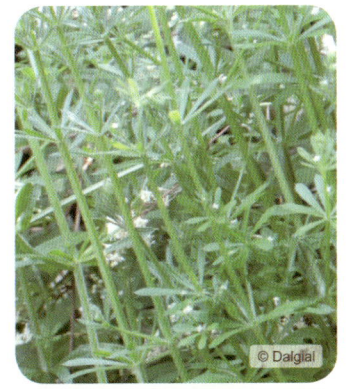

꽃 5~6월에 잎겨드랑이에서 흰색 또는 황록색으로 피는데 취산 꽃차례를 이루어 가지 끝에 2송이씩 달린다. 수술은 4개이고 암술머리는 2갈래로 갈라진다. 작은 꽃대에는 꽃받침 밑에 관절이 있다.

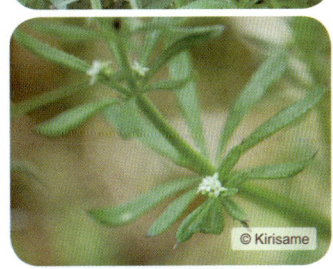

열매 6~7월에 반타원형으로 달려 익는다. 열매는 2개가 방울처럼 함께 붙어 있으며, 표면이 갈고리처럼 생긴 딱딱한 털로 덮여 있

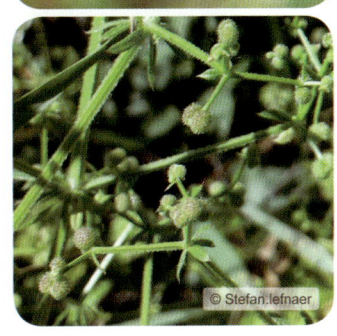

어 다른 물체에 잘 붙는다.

 온포기 20~25g을 1회분 기준으로 달이거나 생즙을 내어 1일 2~3회 1개월 정도 복용한다.

 1. 몸이 약하고 냉하거나 설사를 자주하는 사람은 주의해야 한다.
2. 한 번에 과다 복용하면 부작용이 올 수 있으니 소량으로 복용하는 것이 좋다.
3. 같은 종의 팔선초(八仙草)와 혼동하는 경우가 있는데 효능이 다르므로 주의해야 한다.

주로 호흡기 질병과 악성 종양을 다스린다.
고혈압, 동통, 식도암, 유방암, 자궁암, 피부암, 요혈, 종독, 중독, 진통, 창종, 타박상

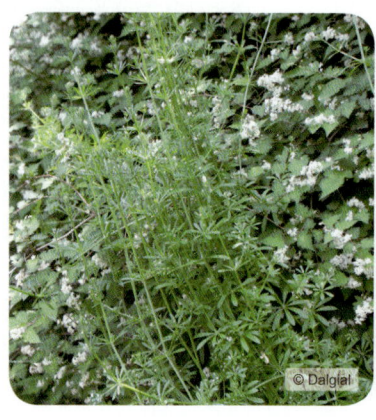
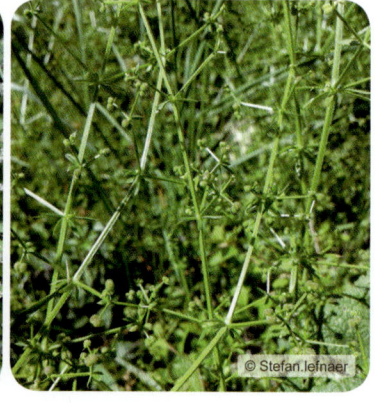

이 약초는…

- 혈액순환을 도우며 불편한 소변을 잘 나오게 하고 출혈 증상에 효과가 있다.
- 열을 내려주며, 타박상이나 관절의 염증, 근육통, 통풍 등에 효과가 있다.
- 독소를 해독하며, 항암작용을 하므로 암 예방에 탁월한 효과가 있다.

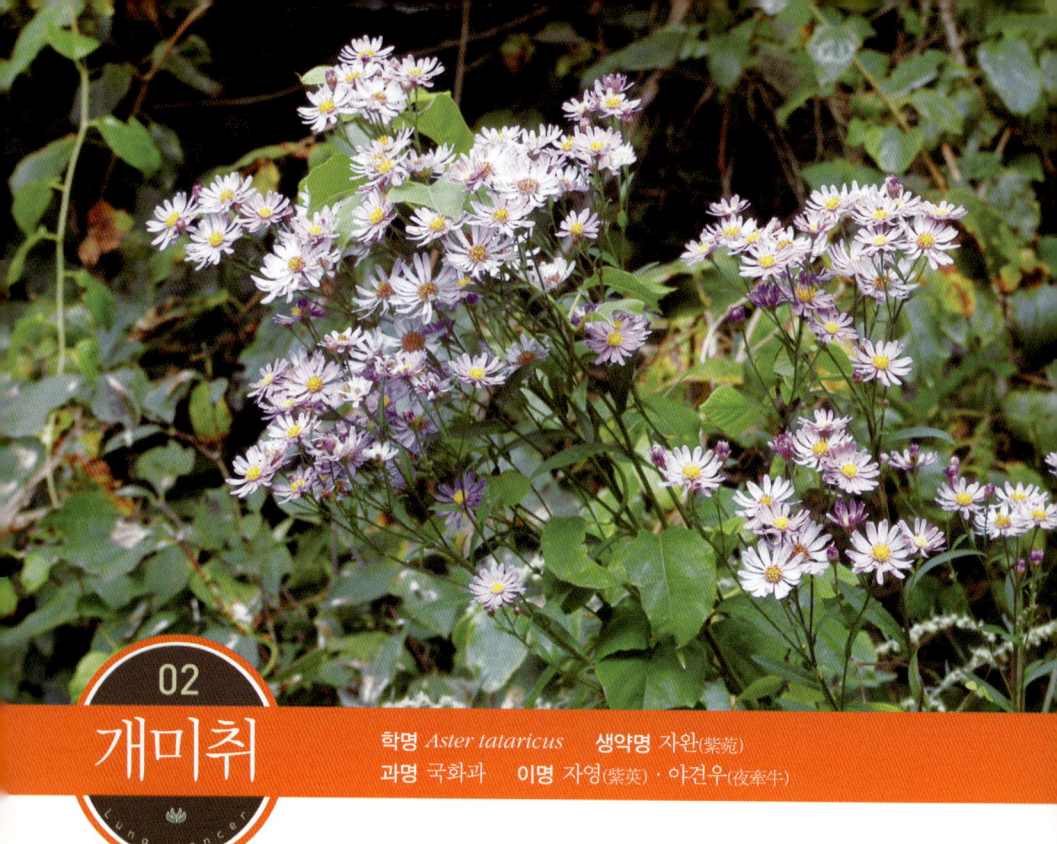

02 개미취

학명 *Aster tataricus* **생약명** 자완(紫菀)
과명 국화과 **이명** 자영(紫英)·야견우(夜牽牛)

개미취는 한국·일본·중국 북부와 북동부·몽골·시베리아 등지에 분포한다. 반혼초(返魂草)·자완·소판·협판채·산백채·자와·탱알이라고도 한다. 예로부터 인가에서 재배한다. 뿌리줄기는 짧고 잔뿌리가 많다. 전체가 거칠 거칠하며 줄기는 곧게 서는데 야생은 키가 1.5m쯤이고 재배하는 것은 2m쯤이다. 위쪽에서 가지가 갈라지고 짧은 털이 난다. 관상용·식용·약용으로 이용된다. 어린순을 식용한다. 약으로 쓸 때는 탕으로 하거나 환제 또는 산제로 하여 사용한다.

분 포	중북부 지방	생 지	야산 습지, 습윤한 초지
키	1.5~2m	분 류	여러해살이풀
번 식	씨	약 효	뿌리
채취기간	가을~이듬해 봄	취급요령	햇볕에 말려 쓴다.
성 미	따뜻하며, 쓰고 약간 맵다.	독성여부	없다.
동속약초	갯쑥부쟁이·참취		

잎 뿌리잎은 뭉쳐나며 긴 잎자루가 있고 크게 자란 것은 길이 65mm 정도로서 주걱 모양을 한 긴 타원형인데 꽃이 필 때는 말라버린다. 줄기잎은 좁고 어긋나며 긴 타원형으로서 끝이 날카롭고 가장자리에 물결 모양의 톱니가 있다.

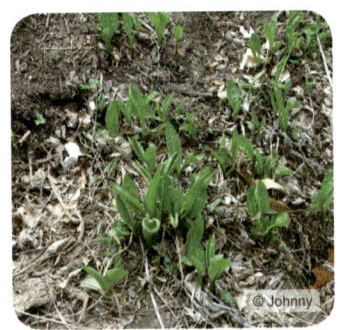

꽃 7~10월에 연한 자주색으로 피는데 지름 2~2.5cm의 두상화가 가지 끝과 줄기 끝에 산방 꽃차례로 달린다. 꽃의 한가운데는 황색이다. 꽃자루는 길이 1.5~5cm이며 짧은 털이 빽빽하게 난다. 총 꽃턱잎은 길이 7mm의 반구형이고 꽃턱잎은 3줄로 배열하며 가장자리가 막질이다.

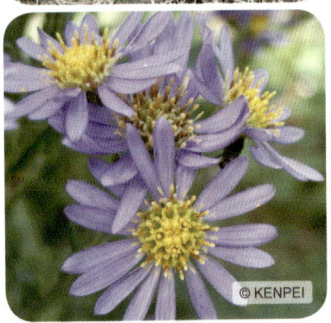

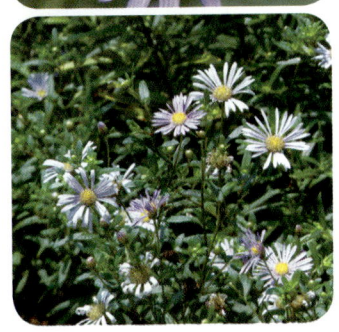

열매 10월경에 길이 3mm 정도의 수과가 달려 익는데 갓털은 흰색이며 뻣뻣한 털 모양을 하고 있다.

 제조 방법 뿌리 4~6g을 1회분 기준으로 달이거나 산제 또는 환제로 하여 1일 2~3회 1개월 이상 복용한다.

 주의 사항 1. 성질이 맵기 때문에 몸에 열이 많은 사람은 주의해야 한다.
2. 복용 중에 기침할 때 피를 토하는 증상이 나타나면 복용을 금한다.

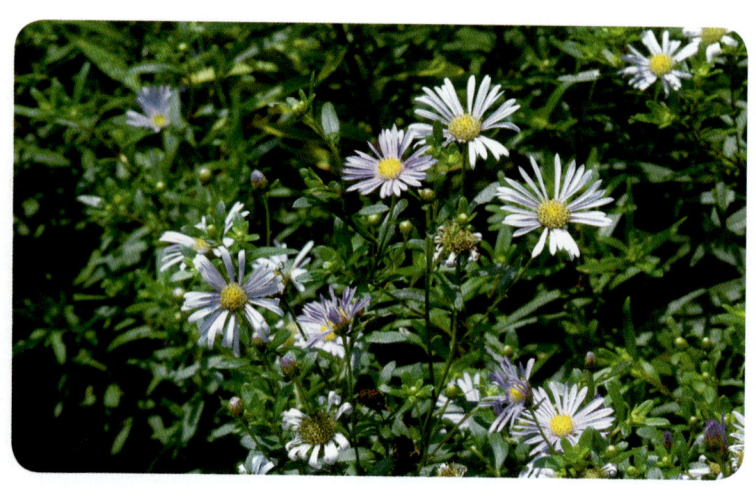 **기타 효능** **주로 호흡기 · 비뇨기 질환을 다스린다.**
　　가슴답답증, 각혈, 간염(A형간염), 거담, 기관지염, 담, 보폐 · 청폐, 소갈증, 소변불통, 스트레스, 암(피부암), 윤폐, 이뇨, 인

후염 · 인후통, 진통, 창종, 천식, 토혈, 폐농양, 해수, 해열, 허약체질, [소아 질환] 경풍

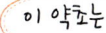

- 녹농균, 장티푸스간균, 대장균, 콜레라균 등 각종 바이러스 감염 질환에 효과가 있다.
- 뿌리는 가래, 기침, 만성기관지염 등 호흡기 질환에 탁월한 효과를 보인다.
- 항암작용 하는 에피프리에델라놀(epifriedelanol) 성분이 들어 있어 아드리아마이신에 의한 세포의 노화를 억제하고 암세포 증식을 억제한다.
- 목소리가 쉽게 쉬는 사람에게도 좋으며, 임신 중인 상태에서도 복용해도 좋다.

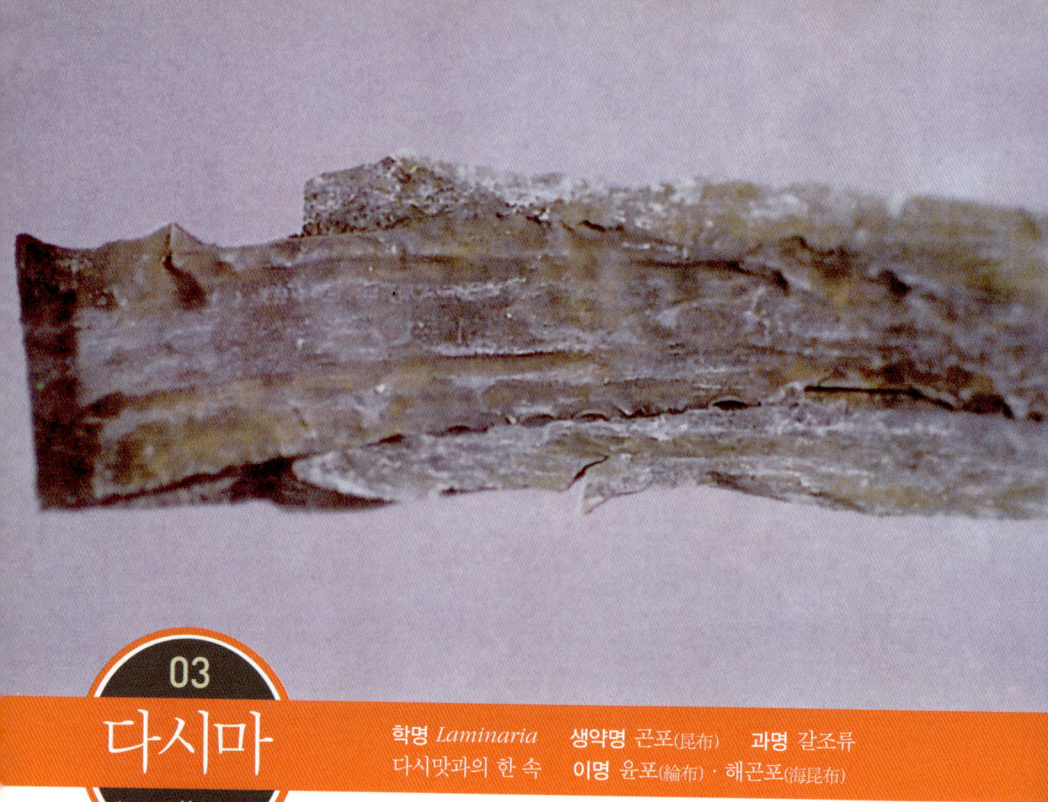

03 다시마

학명 *Laminaria* **생약명** 곤포(昆布) **과명** 갈조류
다시맛과의 한 속 **이명** 윤포(綸布)·해곤포(海昆布)

다시마는 한국에는 동해안 북부·원산 이북의 함경남도·함경북도 일대에서 분포한다. 이밖에 일본 홋카이도와 도호쿠 지방 이북 연안·캄차카반도·사할린 섬 등의 태평양 연안에도 분포한다. 곤포·해대(海帶)라고도 한다. 찬 바닷물에 사는 한해성(寒海性) 식물이다. 여러해살이지만 밑쪽의 체부만이 여러 해 살아남고 잎 부분은 해마다 새잎으로 교체된다. 우리나라의 다시마는 주로 참다시마와 애기다시마이다. 1년생 다시마는 아직 엽체가 얇고 가벼워 상품 가치가 없으며 2년생부터 채취할 수 있다. 다시마를 말리

분 포	동·서·남해안	생 지	바다에서 양식
키	1.5~3.5m	분 류	여러해살이 대형 바닷말
번 식	포자	약 효	온포기
채취기간	여름~가을	취급요령	햇볕에 말려 쓴다.
성 미	차며, 짜다.	독성여부	없다.
동속약초	참미역·미역의 엽상 전초		

면 녹갈색 또는 흑갈색이 되는데 겉에 하얀 가루 같은 것이 나타난다. 식용·약용으로 이용되며 요오드의 원료가 된다. 약으로 쓸 때는 탕으로 하거나 산제로 하여 사용한다.

엽체 2~4년생인 엽체는 포자 세대로서 외형적으로는 줄기·잎·뿌리의 구분이 뚜렷하다. 줄기와 잎 사이에 생장대가 있어 매년 위로 자라고 끝에서는 계속 녹아 없어진다. 끝 녹음과 생장의 차이에 의해서 자란다.

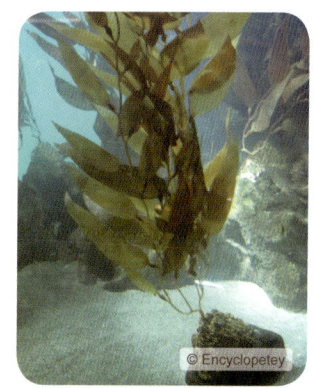

잎 황갈색 또는 흑갈색의 넓은 띠 모양으로 길게 자라는데 바탕이 두껍고 표면은 미끄러우며 가장자리에 약간 쭈글쭈글한 물결 모양의 주름이 있다. 중간 부분보다 약간 아래쪽이 가장 넓어 보통 너비 25~40cm, 길이

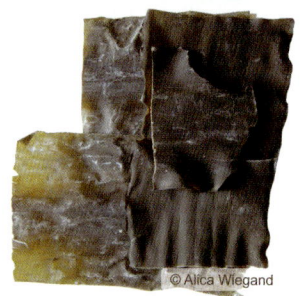

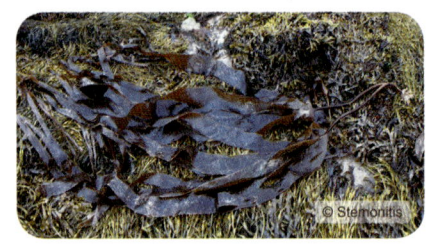

1.5~3.5m 정도로 크다. 중앙 부분은 다소 두꺼워 두께 1.8~3.5mm 가량 된다. 어릴 때는 세로로 용무늬가 생기나 자라면서 없어진다.

줄기 짧은 원기둥 모양이며 자루처럼 생겼는데 곧게 서고 여러 갈래로 가지를 낸다. 세로로 달리는 중앙부의 줄기를 중대(中帶)라 한다.

뿌리 얽힌 뿌리가 잘 발달해 있어 바위에 단단하게 붙는다.

포자 가을(11월이 최성기)에 엽체 표면에 무성 포자가 만들어지고 이어 모체 밖으로 방출된다. 방출된 포자는 얼마 동안 물 속을 헤엄쳐 다니다가 바닥에 붙어 발아하여 불과 수십 세포 정도로 된 실 모양의 유성 생식 배우체를 형성하는데 몸 길이가 5mm 정도밖에 되지 않으나 유성체로서 수컷 배우체와 암컷 배우체가 반반 가량의 비율로 나타난다. 이윽고 수온 10℃ 이하의 조건이 되면 수컷 배우체에서 정자를 만들어 방출하여 암컷 배우체에서 형성된 알과 수정한다.

제조 방법 온포기 5g과 삼백초 온포기 3g을 1회분 기준으로 달여서 1일 2~3회 1개월 정도 복용한다.

1. 식이요법을 잘못하면 폐가 더 악화될 수 있으니 주의해야 한다.

2. 요오드 함유량이 많아 과다 섭취하면 갑상샘 호르몬의 생성이 억제되므로 주의해야 한다.

3. 임산부는 다시마 성분이 출산을 촉진시키기 때문에 주의해야 한다.

주로 순환계 · 신경계 · 호흡기 질병에 좋다.

감기, 갑상샘 질환(갑상샘염, 갑상샘기능항진증), 견비통, 고혈압, 고환염, 관절염(화농성관절염), 구금, 구내염, 구창, 근육통, 다혈증, 당뇨병, 동맥경화, 매독, 복막염, 비만증, 산후허로, 심장병, 심장판막증, 알레르기, 암(유방암, 자궁암, 피부암), 위산과다증, 임신중독증, 임질, 저혈압, 충치, 치질, 콜레스테롤 억제, 탈항, 토혈, 편도선비대, 편도선염, 피부미용, 햇볕에 탄 데, 후두염

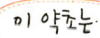

- 후코이단(fucoidan) 성분이 들어 있어 콜레스테롤을 낮춰주며 혈관 질환을 예방하는 효과가 있다.
- 종양, 위궤양, 항균작용, 간세포 증식 억제, 항바이러스 작용을 하며 암 치유에 탁월한 효과가 있다.
- 장운동을 촉진시켜 노폐물을 장내에 쌓이지 않게 하므로 변비에 좋다.

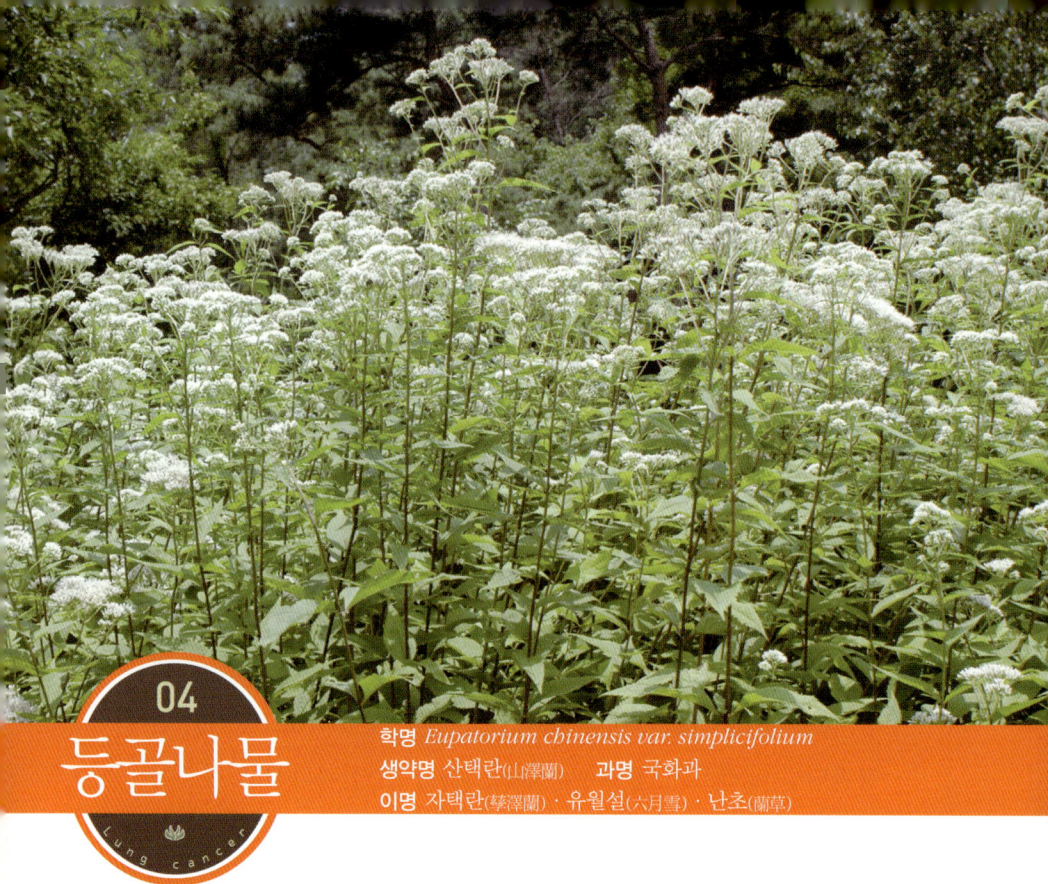

04 등골나물

학명 *Eupatorium chinensis var. simplicifolium*
생약명 산택란(山澤蘭)　**과명** 국화과
이명 자택란(紫澤蘭)·유월설(六月雪)·난초(蘭草)

등골나물은 한국·일본·중국 등지에 분포한다. 산란(山蘭)이라고도 한다. 전체에 가는 털이 나 있다. 줄기는 곧게 서며 자줏빛이 도는 점이 있다. 가지에는 꼬부라진 털이 나 있다. 식용·약용으로 이용된다. 어린순은 나물로 먹는다. 약으로 쓸 때는 주로 탕으로 하여 사용한다. 외상에는 짓이겨 붙이거나 달인 물로 씻는다.

분 포	전국 각지	생 지	산과 들
키	70cm 정도	분 류	여러해살이풀
번 식	씨	약 효	뿌리·온포기
채취기간	가을	취급요령	날것 또는 햇볕에 말려 쓴다.
성 미	서늘하며, 맵고 쓰다.	독성여부	없다.
동속약초	골등골나물의 뿌리·온포기		

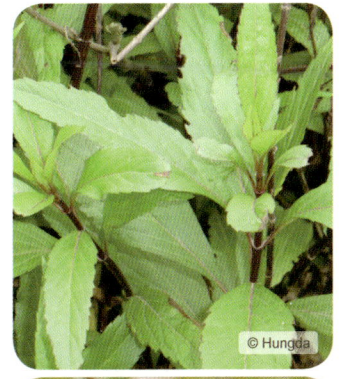

잎 밑동에서 나온 잎은 작으며 꽃이 필 때쯤이면 시들어 버린다. 중앙부에 커다란 잎이 마주나는데 짧은 잎자루가 있고 길이 10~18cm의 달걀을 닮은 타원형 또는 긴 타원형으로서 끝이 날카롭다. 양면에 털이 있으며 앞면은 녹색이고 뒷면에 샘점이 있다. 잎맥은 6~7쌍이며 잎의 가장자리에 톱니가 있다.

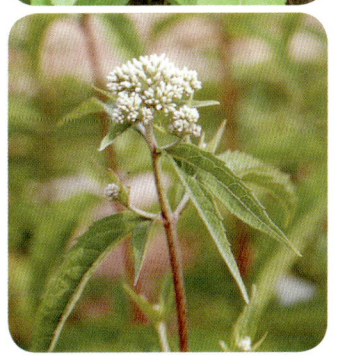

꽃 7~10월에 흰색과 자주색이 어우러진 꽃이 산방 꽃차례를 이루며 달려 핀다. 꽃차례 받침은 길이 5~6mm의 원통형이고 샘점과 털이 있다.

열매 11월에 수과가 달려 익는데 길이 3mm 정도의 원통형이며 털이 있다. 갓털은 길이 4mm쯤이며 흰색이다.

제조방법 온포기 또는 뿌리 8~10g을 1회분 기준으로 달여서 1일 2~3회 1개월 정도 복용한다.

주의사항
1. 너무 오래 달이면 효과가 약해진다.
2. 서양등골나물에는 독성이 있어 먹게 되면 손발이 떨리고 변비가 나타날 수 있으니 금한다.
3. 서양등골나물은 들깨잎과 비슷해 혼동할 수 있으니 주의해야 한다.

기타효능 주로 운동계 질병과 악성종양 및 혈증을 다스린다.
 감기, 고혈압, 관절염, 기관지염, 당뇨병, 번열, 복통, 산후부종, 암(자궁암, 치암, 피부암), 월경불순, 종독, 중독, 중풍, 충수염, 통경, 편도선염, 폐렴, 풍, 해열, 행혈, 황달

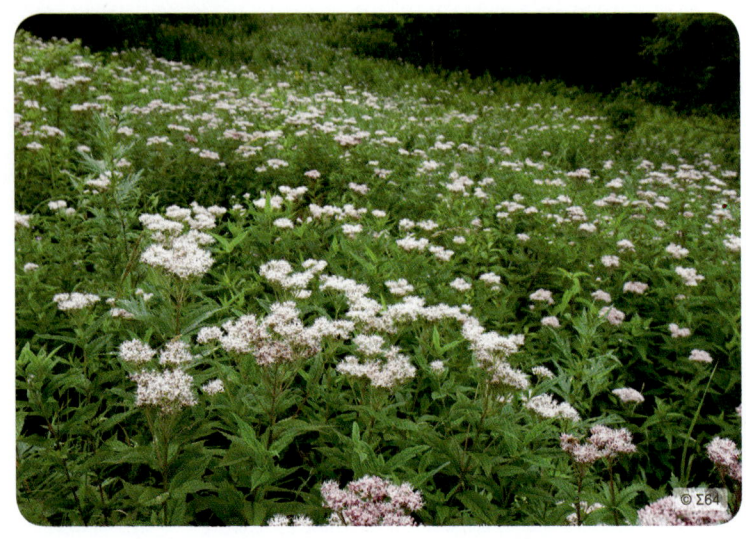

이 약초는…

- 아야핀(ayapin)이라는 성분이 들어 있어 산후복통, 폐렴, 중풍, 황달 등에 효과가 있다.
- 혈액순환과 해열 효능이 있고, 해독작용이 있어 뱀이나 벌레에 물린 데 치료제로 쓰인다.
- 항균작용이 있어 편도선염 · 인후염 · 기관지염 · 관절염 등에 효과가 있으며, 월경불순에도 효능이 있다.

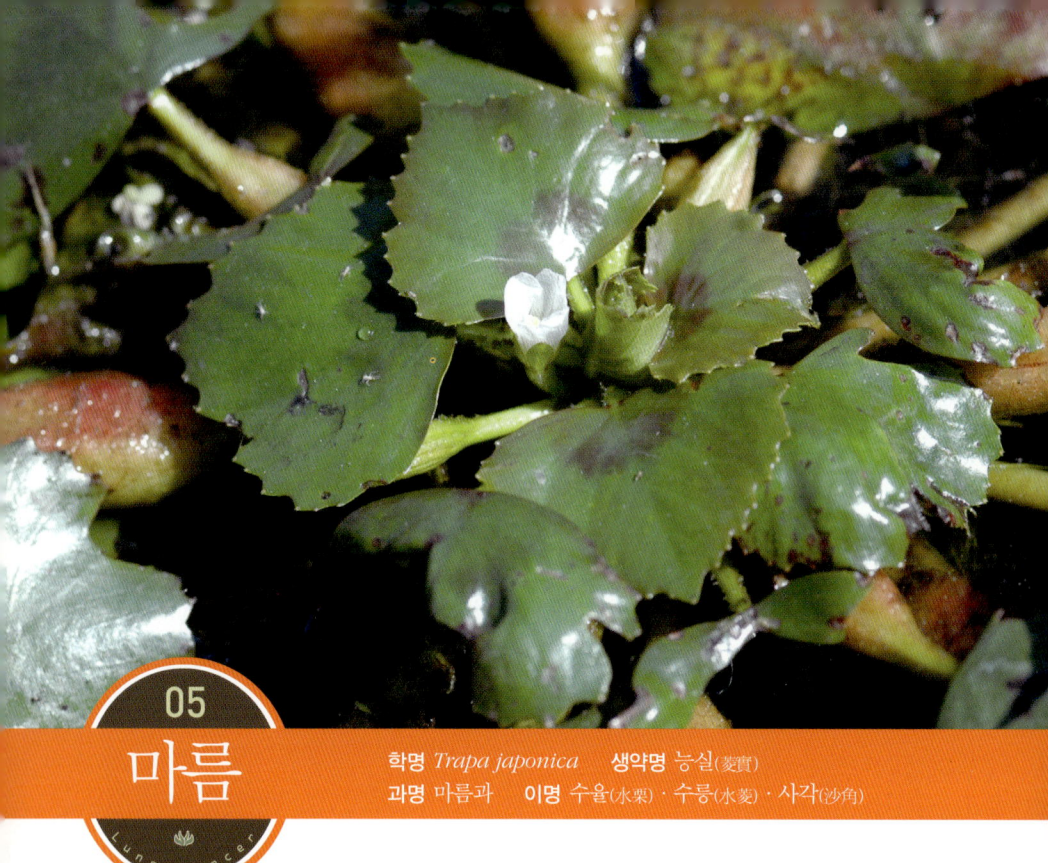

05 마름

학명 *Trapa japonica* **생약명** 능실(菱實)
과명 마름과 **이명** 수율(水栗)·수릉(水菱)·사각(沙角)

마름은 한국·일본·중국 등지에 분포한다. 말율(末栗)·수율(水栗)·지(芝)·지실(芝實)·능(菱)·능각(菱角)이라고도 한다. 뿌리는 물밑의 진흙 속에 있고 원줄기는 수면까지 길게 자라며 끝에서 많은 잎이 사방으로 퍼져 수면을 덮는다. 물 속의 마디에서는 깃 모양의 뿌리가 내린다. 줄기를 능경(菱莖), 잎을 능엽(菱葉), 열매를 능실(菱實), 열매꼭지를 능체(菱蒂), 열매껍질을 능각(菱殼), 과육 속에 들어 있는 흰색의 녹말을 능분(菱粉)이라 한다. 열매는 날로 먹거나 가루를 만들어 먹으며 녹말 채취용으로도 쓴다. 예전에는 구황

분 포	전국 각지	생 지	저수지, 늪, 연못
키	물밑 흙 속 뿌리에서 수면 잎까지	분 류	한해살이풀(수면 부유 식물)
번 식	씨	약 효	씨·줄기
채취기간	9~10월 열매 성숙	취급요령	날것 또는 가루를 내어 쓴다.
성 미	평온하며, 달다.	독성여부	없다.
동속약초	애기마름의 씨·줄기		

식품으로도 이용되었다. 관상용 · 식용 · 약용으로 이용된다. 약으로 쓸 때는 날것 또는 산제로 하여 사용한다.

잎

뿌리와 함께 마주나지만 줄기의 끝 부분에서는 뭉쳐나와 많은 잎이 수면 위에서 사방으로 퍼진다. 길이 2.5~5cm, 너비 3~8cm의 마름모꼴 비슷한 삼각형이고 위쪽 가장자리에 이빨 모양의 불규칙한 톱니가 있다. 앞면은 털이 없고 광택이 나며 뒷면 맥 위에 털이 많다. 길이 19~20cm인 잎자루에는 털이 있으며 독특하게 굵어진 부분이 있는데 길이 1~5cm의 댓잎피침형이다. 잎자루 아래쪽에 부풀어 오른 이 굵은 부분은 공기 주머니인데 그 안에 공기가 들어 있어 잎이 부력을 받아 물 위에

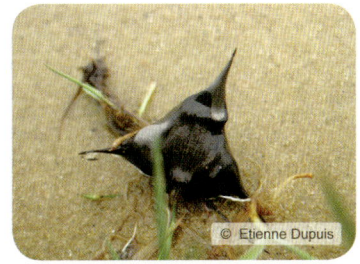
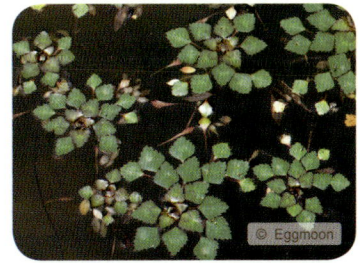
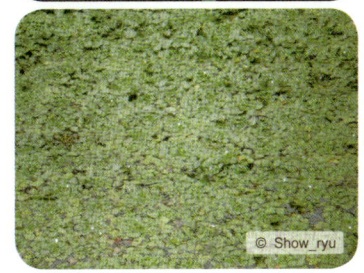

뜰 수 있도록 해준다.

꽃 7~8월에 지름 1cm 정도인 흰색 또는 연한 붉은색의 십자화가 잎겨드랑이에 달려 피는데 꽃잎은 타원형이다. 짧은 꽃대가 위를 향하지만 열매가 커짐에 따라 밑으로 굽는데 길이는 2~4cm이다. 꽃받침 조각은 털이 있고 꽃잎·수술과 함께 각각 4개씩이며 암술은 1개이다.

열매 9~10월에 뼈대같이 딱딱한 역삼각형의 핵과가 달려 익는데 위쪽의 중앙부가 두드러지고 양 끝에 꽃받침 조각이 변한 2개의 가시가 있다. 그 속에 다육질의 흰 씨가 1개씩 들어있다.

제조방법 온포기 또는 씨 8~10g을 1회분 기준으로 달이거나 산제 또는 환제로 하여 1일 2~3회 1개월 정도 복용한다.

주의사항 1. 위암 환자 외에는 장기 복용하지 않는 것이 좋다.
2. 위와 장이 안 좋은 사람은 가스가 찰 수 있으니 소량으로 복용하는 것이 좋다.
3. 과다 복용하면 양기가 손상될 수 있으며, 음경이 발기하지 않을 수 있고, 요충이 생길 수도 있다.
4. 이질이나 학질 질환을 가진 사람은 주의해야 한다.

기타 효능 주로 위경을 다스리며, 산후회복에 효험이 있다.

강장보호, 건비위, 건위, 근골위약, 번갈, 산후부종, 산후회복, 서증, 소갈증, 암(자궁암, 치암, 피부암), 월경불통, 유방염, 주독, 중독, 해열, 허약체질

이 약초는…

- 마름 열매를 우려낸 용액은 복수암·간암에 효과가 뛰어나고, 껍질에는 항암활성이 있어 폐암·위암·식도암·자궁암에 효과가 있는 것으로 밝혀졌다.
- 열매에는 녹말과 포도당, 단백질 등이 있어 성장기 아이들에게 좋다.
- 열매를 익혀 먹으면 기운을 보강하고 비장을 튼튼하게 해준다.
- 근육통과 관절의 통증에 효과가 있다.
- 마름의 잎은 피부염에 좋고, 줄기는 사마귀나 위궤양에 좋다.

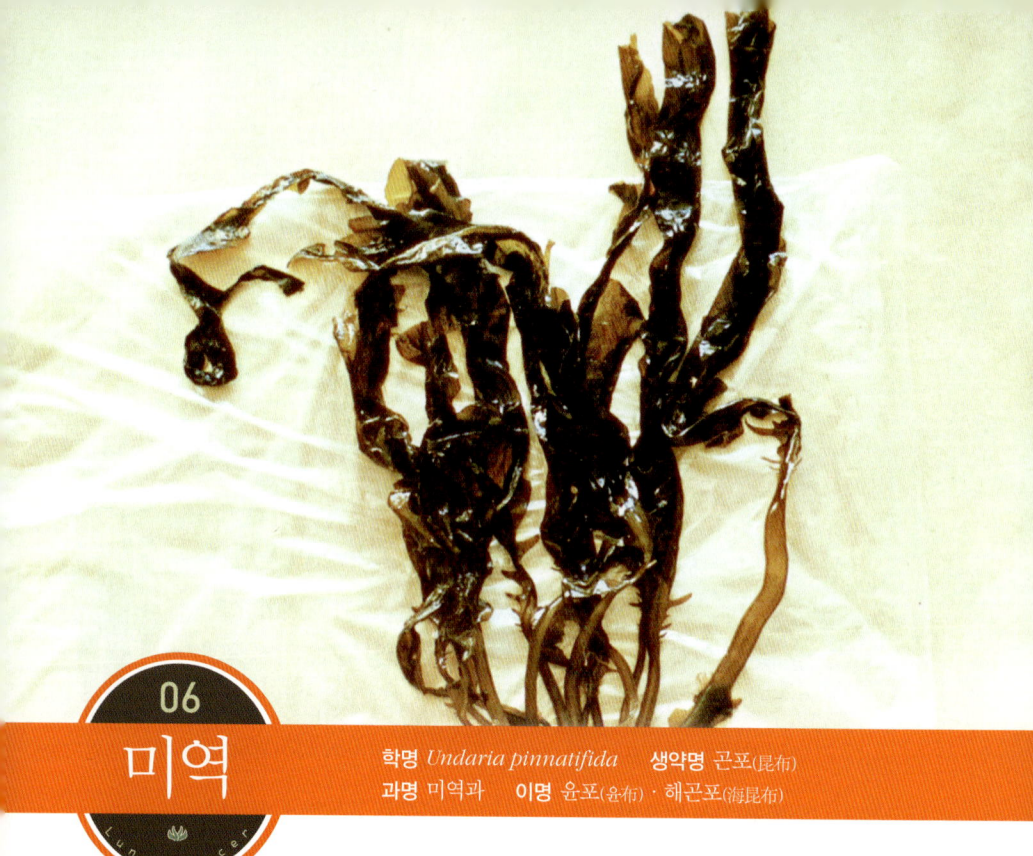

06 미역

학명 *Undaria pinnatifida*　**생약명** 곤포(昆布)
과명 미역과　**이명** 윤포(輪布)·해곤포(海昆布)

미역은 감곽(甘藿)·해채(海菜)라고도 한다. 몸은 녹갈색 또는 흑갈색을 띠는데 외형적으로는 뿌리·줄기·잎의 구분이 뚜렷한 엽상체(葉狀體) 식물이다. 줄기는 갈라지지 않으며 위쪽 부분은 부드러운 막질의 잎이 되는데 그 중앙에는 줄기의 이음 부분인 중륵이 아래위로 뻗어 있다. 줄기는 납작하게 눌린 타원형이고 그 밑의 뿌리는 나뭇가지 모양으로 여러 번 갈라져서 복잡하게 얽힌 모양을 하고 바위에 붙어 있다. 엽상체의 생장점은 줄기에서 잎으로 이어지는 부분에 있는데 대체로 가을에서 겨울 동안에 자라고 봄

분 포	전국 연안	생 지	해안의 바위
키	1~1.5m, 폭 50cm 정도	분 류	한해살이 바닷말(갈조류)
번 식	포자	약 효	줄기 전체
채취기간	가을~이듬해 봄	취급요령	햇볕에 말려 쓴다.
성 미	차며, 짜다.	독성여부	없다.
동속약초	참미역, 다시마 등의 줄기 전체		

에서 초여름 동안에 무성 포자를 내어 번식하며 초여름부터 한여름에 고사(枯死)하는 온해성 해조류이다. 줄기가 마르면 겉에 하얀 서리 같은 백상(白霜)이 나 있다. 약으로 쓸 때는 탕으로 하거나 산제로 하여 사용한다.

잎

중륵(中肋 : 잎의 한가운데를 세로로 통하고 있는 굵은 잎맥)과 잎으로 구성된 엽상부(葉狀部)의 전체 모양은 둥근 날걀꼴 또는 댓잎피침형이다. 중륵이 발달해 있으며 잎의 좌우 양옆은 깃꼴로 갈라져 있다. 잎 표면에 많은 털집이 있는데 육안으로는 작은 점이 흩어져 있는 것처럼 보인다. 엽상부의 중륵은 아래쪽 줄기로 이어지고 납작하며 밑부분에서는 미역귀라고 불리는 포자잎을 이루어 이곳에 포자가 형성된다. 겉에는 표피 세포가 변하여 된 점액샘이 발달하여

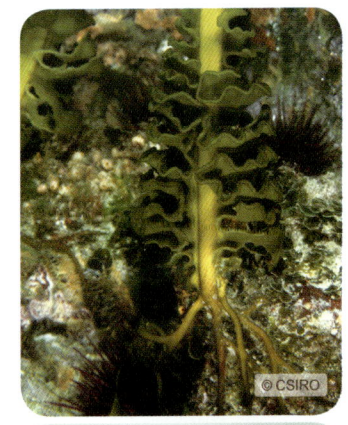

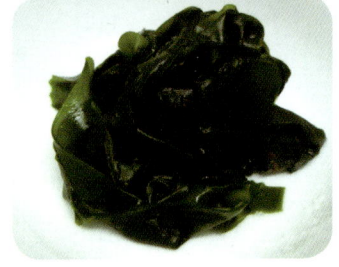

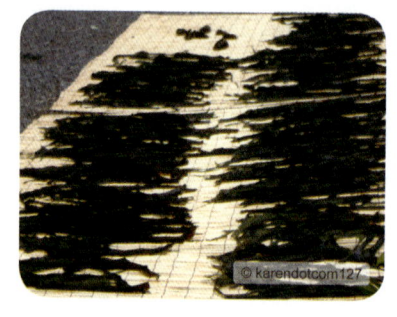

점액질을 분비하므로 표면은 미끌미끌하다.

 일반적으로 미역이라고 부르는 것은 포자체이고 포자 잎에 포자주머니가 만들어지면 곧 편모를 가진 포자가 방출된다. 포자를 방출한 후에 모체는 녹아 버리지만 포자는 돌이나 바위에 붙어 발달하여 아주 작은 실 모양의 배우체가 된다. 배우체에는 암수의 구별이 있고 각각 알이나 정자를 만드는데 수정은 정자가 알이 있는 곳으로 헤엄쳐 나와 이루어진다. 수정란은 발아, 성장하여 미역(포자체)이 된다.

 온포기 말린 가루 12g을 1회분 기준으로 물에 타서 1일 2~3회 10일 정도 복용한다.

 1. 세계보건기구(WHO)의 하루 평균 요오드 권장량은 150㎍이므로 너무 많이 먹어도 좋지 않다.
2. 미역을 과다 섭취하면 요오드로 인해 갑상샘에 좋지 않은 영양을 끼칠 수 있다.
3. 위와 콩팥이 약한 사람은 소량으로 섭취하는 것이 좋다.

주로 혈압과 담경을 다스리며, 종독에도 효험이 있다.
각기, 건선, 고혈압, 고환염, 골다공증, 관상동맥 질환, 기미·주근깨(주근깨), 다혈증, 담, 동맥경화, 발모제, 변비(조시), 비만증, 비염, 산증, 수종, 식체(감·곶감, 감자), 심장병, 알레르기, 암(암 예방/항암/악성종양 예방, 피부암), 은진, 임파선염, 적취, 종독, 천식, 충치, 콜레스테롤 억제, 편도선염, 햇볕에 탄 데, 행혈

이 약초는…

- 미역에는 단백질, 탄수화물, 미네랄, 칼슘 등이 많아 산모가 미역국을 먹으면 자궁근육 수축을 도우며, 모유분비가 잘 된다.
- 요오드 성분이 들어 있어 상처 난 곳에 혈액의 흐름을 도우며 상처를 빨리 낫게 한다.
- 중성지방과 콜레스테롤을 억제하는 알긴산이 포함되어 피를 맑게 하고, 동맥경화 및 노화 예방에 좋으며, 신진대사를 증진하는 데 좋다.
- 풍부한 무기질, 식이섬유, 후코이단이 들어 있어 면역력을 높이며 악성 종양의 진행을 억세하는 데 탁월한 효과가 있다.

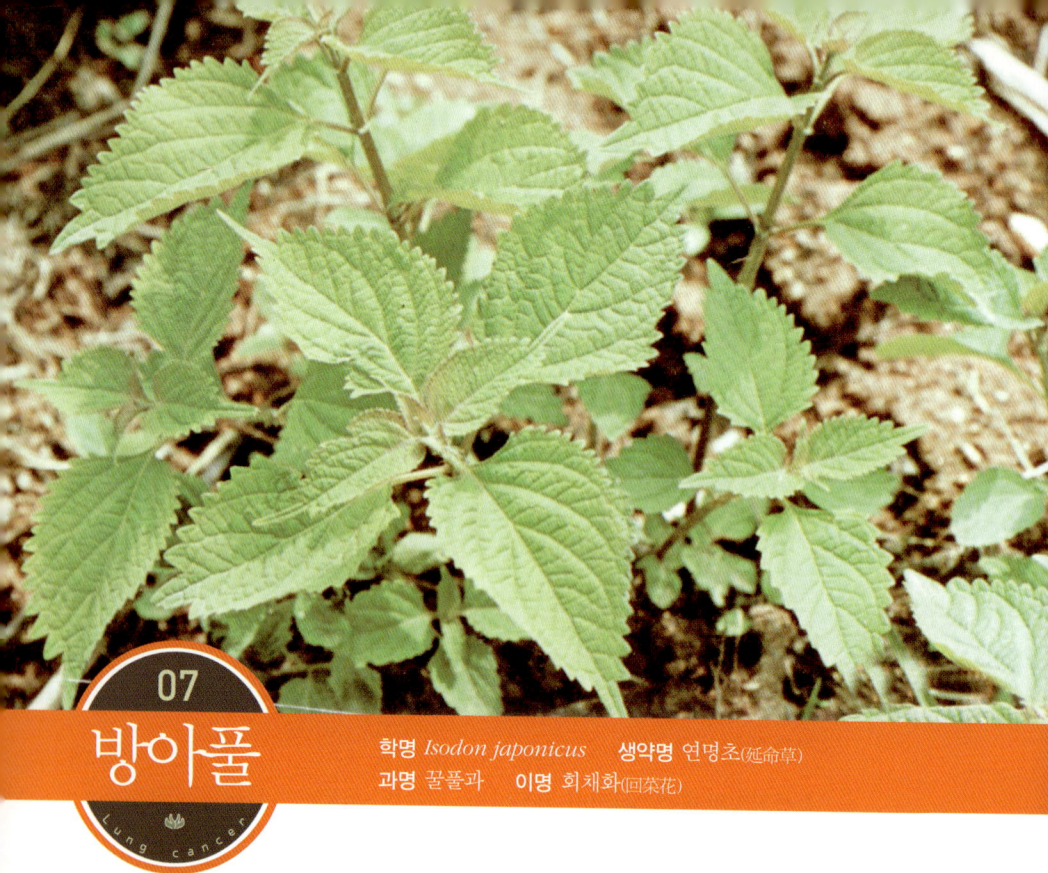

07 방아풀

학명 *Isodon japonicus* **생약명** 연명초(延命草)
과명 꿀풀과 **이명** 회채화(回菜花)

방아풀은 한국·일본에 분포한다. 회채화라고도 한다. 땅속줄기에서 나온 줄기가 곧게 서는데 네모진 능선에 부드러운 털이 밑을 향하여 나 있으며 가지를 많이 낸다. 관상용·밀원·식용·약용으로 이용된다. 어린순은 나물로 먹는다. 약으로 쓸 때는 탕으로 하거나 생즙을 내거나 산제로 하여 사용한다. 외상에는 짓이겨 붙인다.

분 포	전국 각지	생 지	산과 들
키	50~100cm	분 류	여러해살이풀
번 식	씨	약 효	온포기
채취기간	8~9월(개화기)	취급요령	그늘 또는 햇볕에 말려 쓴다.
성 미	차며, 쓰다.	독성여부	없다.
동속약초	오리방아풀·자주방아풀		

잎 마주나며 길이 6~15cm, 너비 3.5~8cm의 넓은 달걀꼴로서 가장자리에 톱니가 있으며 끝이 뾰족하고 밑은 갑자기 좁아져서 잎자루의 날개가 된다. 빛깔은 녹색이며 맥 위에 잔털이 난다.

꽃 8~9월에 연한 자주색 꽃이 취산 꽃차례로 가지 끝이나 잎겨드랑이에 달려 피면서 큰 원추 꽃차례를 이룬다. 꽃받침은 5개로 갈라지는데 갈라진 조각은 삼각형이다. 꽃부리는 입술 모양이고 길이는 5~7mm이다. 윗입술꽃잎은 4개로 갈라지고 아랫입술꽃잎은 밋밋하다. 수술과 암술이 꽃부리 밖으로 나온다.

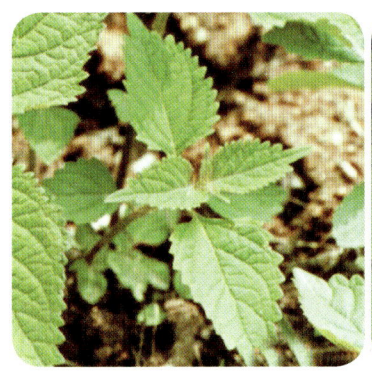
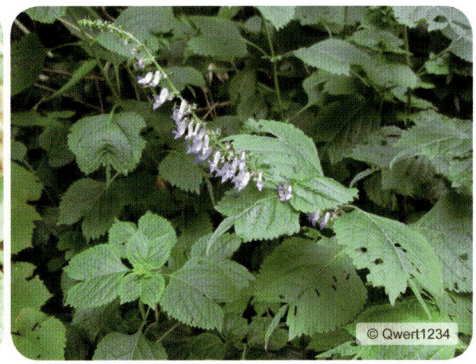

10월에 편평한 타원형의 분과가 달려 익는데 위쪽에 샘점이 있다.

 온포기 10~12g을 1회분 기준으로 달이거나 산제 또는 환제로 하여 1일 2~3회 1개월 정도 복용한다.

1. 비위가 약한 사람은 주의하는 것이 좋다.
2. 열이 많은 사람은 소량으로 복용하는 것이 좋다.
3. 과식한 후나 열병이 났을 때 복용하면 부작용이 올 수 있다.

주로 위장병과 피부병을 다스린다.
건위, 구충, 담석증, 복통, 암(치암, 피부암), 옹종(외옹), 종독, 중독, 진통, 타박상

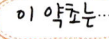

- 항진균 작용을 하고 폐렴의 원인이 되는 렙토스피라(leptospira)를 억제한다.
- 소화가 안 되거나 감기에 걸렸을 때 쓰면 효과가 좋다.
- 플렉토란틴(plectoranthin) 성분이 들어 있어 진통, 해독 등에 효과가 있다.
- 구취가 많이 나는 사람은 전초 말린 것을 달인 물로 가글하면 효과가 있다.

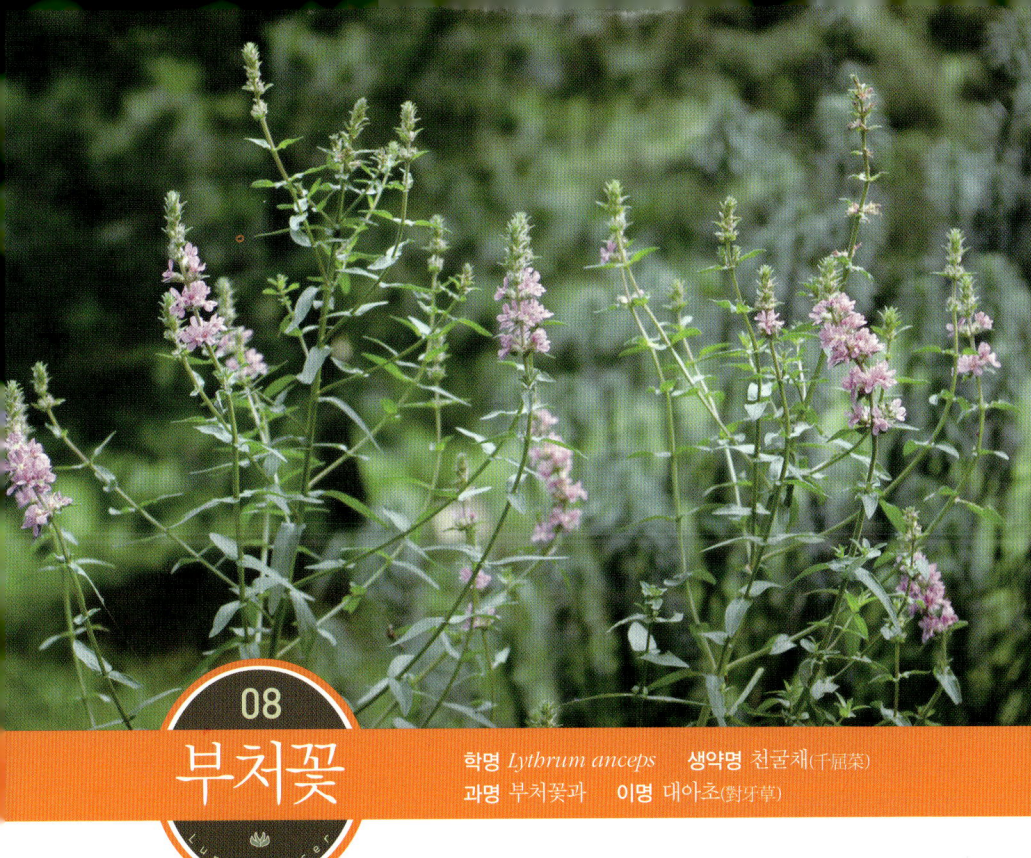

08 부처꽃

학명 *Lythrum anceps* **생약명** 천굴채(千屈菜)
과명 부처꽃과 **이명** 대아초(對牙草)

부처꽃은 한국·일본 등지에 분포한다. 천굴채라고도 한다. 뿌리줄기가 옆으로 길게 뻗는다. 네모진 줄기가 곧게 자라며 가지가 많이 갈라지는데 털이 있으나 잎에는 없다. 관상용·약용으로 이용된다. 한방에서는 말린 것을 천굴채라 하며 지사제로 사용한다. 약으로 쓸 때는 탕으로 하여 사용한다.

분 포	전국 각지	생 지	냇가, 습지, 밭둑
키	1m 정도	분 류	여러해살이풀
번 식	씨	약 효	온포기
채취기간	8~9월	취급요령	햇볕에 말려 쓴다.
성 미	차며, 쓰다.	독성여부	없다.
동속약초	털부처꽃의 온포기		

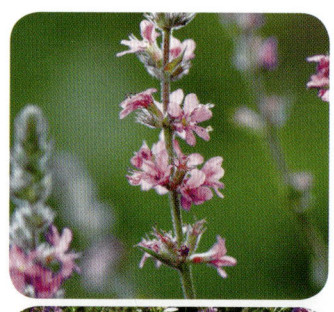

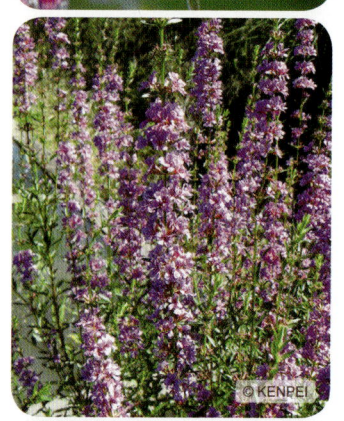

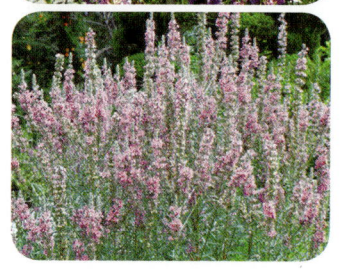

잎 마주나고 피침형이며 잎자루가 거의 없고 원줄기와 더불어 털이 없다. 끝은 둔하고 밑은 약간 둥글며 가장자리가 밋밋하다.

꽃 5~8월에 붉은 자줏빛의 육판화가 피는데 잎겨드랑이에 3~5개씩 달려 층층이 달린 것처럼 보인다. 양성화이다. 꽃턱잎은 보통 옆으로 퍼지는데 밑부분이 좁고 댓잎피침형 또는 달걀 모양의 긴 타원형이다. 꽃받침은 선이 있는 원기둥 모양이며 위쪽이 6개로 얕게 갈라진다. 꽃받침 조각 사이에 옆으로 퍼진 부속체가 있다. 꽃부리는 6개이다. 수술은 12개이며 긴 것, 짧은 것, 그리고 중간 것 등 3종류가 있다.

열매 8~9월에 삭과를 맺는데 꽃받침통 안에 들어 있으며 익으면 2개로 갈라져서 씨가 나온다.

제조방법 온포기 12~15g을 1회분 기준으로 달여서 1일 2~3회 1개월 이상 복용한다.

주의사항 1. 성질이 차므로 몸이 냉하거나 약한 사람은 소량으로 복용하는 것이 좋다.
2. 치유되는 대로 중단하는 것이 좋다.

기타효능 **주로 비뇨기 · 피부과 계통의 질병을 다스린다.**
각기, 방광염, 비창, 서리, 설사, 수종, 암(암 예방/항암/악성종양 예방, 뇌암, 전립선암, 피부암), 어혈, 음종(여성외음부부종), 적백리, 적안, 피로곤비, 피부궤양, 해열

이 약초는…

- 항암작용 하는 타닌 성분이 들어 있어 암세포 증식을 억제하며, 많은 철분이 들어 있다.
- 항균작용 효능이 있어 포도상구균, 대장티푸스균 등에 효과가 있다.
- 잎을 담근 물로 머리를 감으면 윤기가 나고 세안을 하면 피부에 탄력이 생긴다.
- 설사를 자주하는 사람에게 효과가 있고, 생리가 불규칙한 사람에게도 효과가 있다.

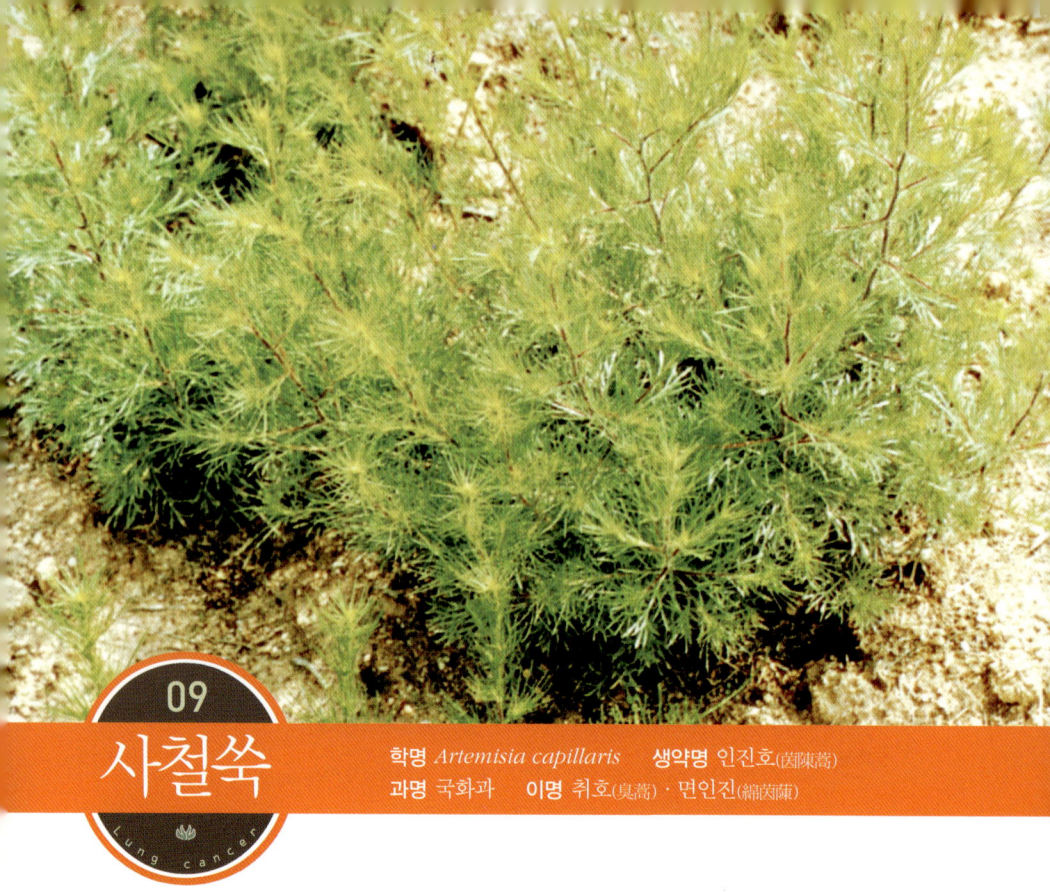

09 사철쑥

학명 *Artemisia capillaris* **생약명** 인진호(茵蔯蒿)
과명 국화과 **이명** 취호(臭蒿)·면인진(綿茵蔯)

사철쑥은 애탕쑥·인진호·인진이라고도 한다. 줄기의 밑부분은 목질이 발달하여 나무처럼 되고 가지가 많이 갈라지는데 어린 가지는 회백색의 잔털로 덮여 있다. 열매를 인진호실(茵蔯蒿實)이라 한다. 사방용(砂防用)·식용·약용으로 이용된다. 어린순은 식용한다. 약으로 쓸 때는 탕으로 하거나 환제로 하여 사용한다. 남자가 장복하면 양기가 준다고 전해진다.

분 포	전국 각지	생 지	냇가 모래땅
키	30~100cm	분 류	여러해살이풀
번 식	분근·씨	약 효	온포기
채취기간	5~6월	취급요령	햇볕에 말려 쓴다.
성 미	평온하며, 쓰다.	독성여부	없다.
동속약초	개사철쑥의 온포기		

잎 어긋나지만 꽃이 피지 않는 가지의 끝에서는 뭉쳐난다. 밑부분에 달린 잎은 잎자루가 길고 길이 1.5~9cm, 너비 1~7cm로서 2회 깃꼴로 완전히 갈라진다. 갈라진 조각은 너비 약 0.3mm로서 실처럼 가늘고 전체가 비단 같은 털로 덮여 있다. 잎은 위로 올라갈수록 작아진다.

꽃 8~9월에 지름 2mm 안팎의 둥근 두상화가 원추 꽃차례를 이루며 노랗게 달려 핀다. 두상화는 촘촘하게 나며 밑으로 약간 수그러드는데 길이 1~2mm의 꽃자루가 있다. 꽃차례 받침은 둥글고 털이 없다. 꽃턱잎 조각은 3~4줄로 늘어 서는데 바깥 조각은 달걀꼴이고

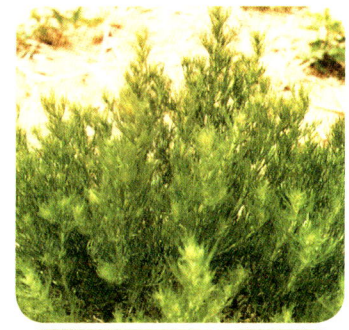
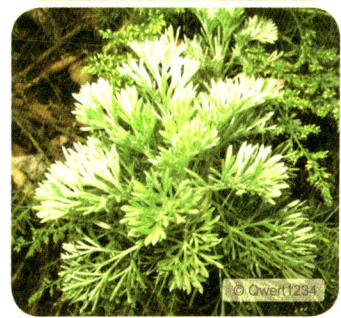
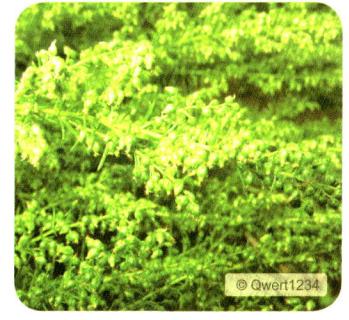

안쪽 조각은 타원형이다.

 8~9월에 길이 0.8mm 정도의 수과가 달려 익는다.

 온포기 8~10g을 1회분 기준으로 달이거나 환제로 하여 1일 2~3회 1개월 정도 복용한다.

 1. 과다 복용하면 체질과 질환에 맞지 않아 오히려 역효과가 나타날 수 있다.
2. 간독성이 나타나는 경우도 있으므로 그런 증세가 보이면 복용을 금한다.
3. 몸이 약하거나 설사를 자주하는 사람은 주의해야 한다.

 주로 간장을 다스리며, 피부과 계통의 질환에도 효험이 있다.
간경변증, 간열, 간염(B형간염, 급성간염), 개창, 관절염, 담

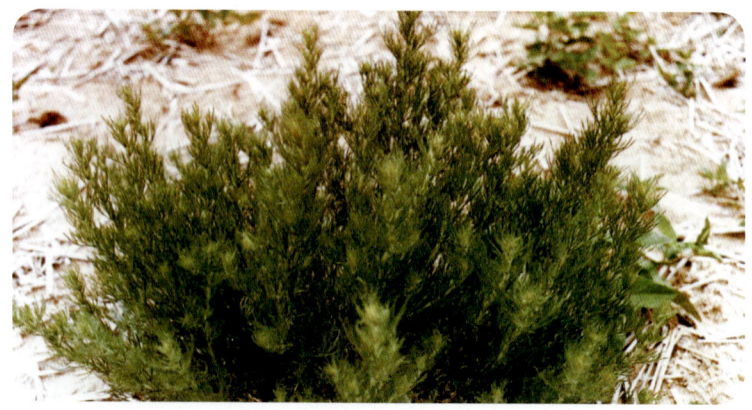

낭염, 담석증, 두통, 명목, 비색증, 서증, 소갈증, 안질, 암(간암, 유방암, 피부암), 애, 위장염(만성), 은진, 자한, 지방간, 창종, 청열, 췌장염, 치은염, 타박상, 풍습, 피부소양증, 학질, 해열, 황달

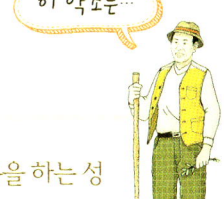

- 줄기와 꽃에는 이뇨작용, 해열작용, 담즙분비 촉진작용을 하는 성분이 들어 있다.
- 황달, 급성 및 만성간염, 위염 등 염증성 질환에 큰 효과가 있다.
- 입안의 상처나 염증이 생겼을 때 달인 물로 가글하면 치료되는 효과가 있다.
- 혈액순환을 도우며 콜레스테롤 수치를 낮춰주는 역할을 한다.
- 항암작용 하는 쿠마린, 클로로겐산, 카페인산 등의 성분이 들어 있어 발암물질을 배출시키고 암세포 증식을 억제한다.

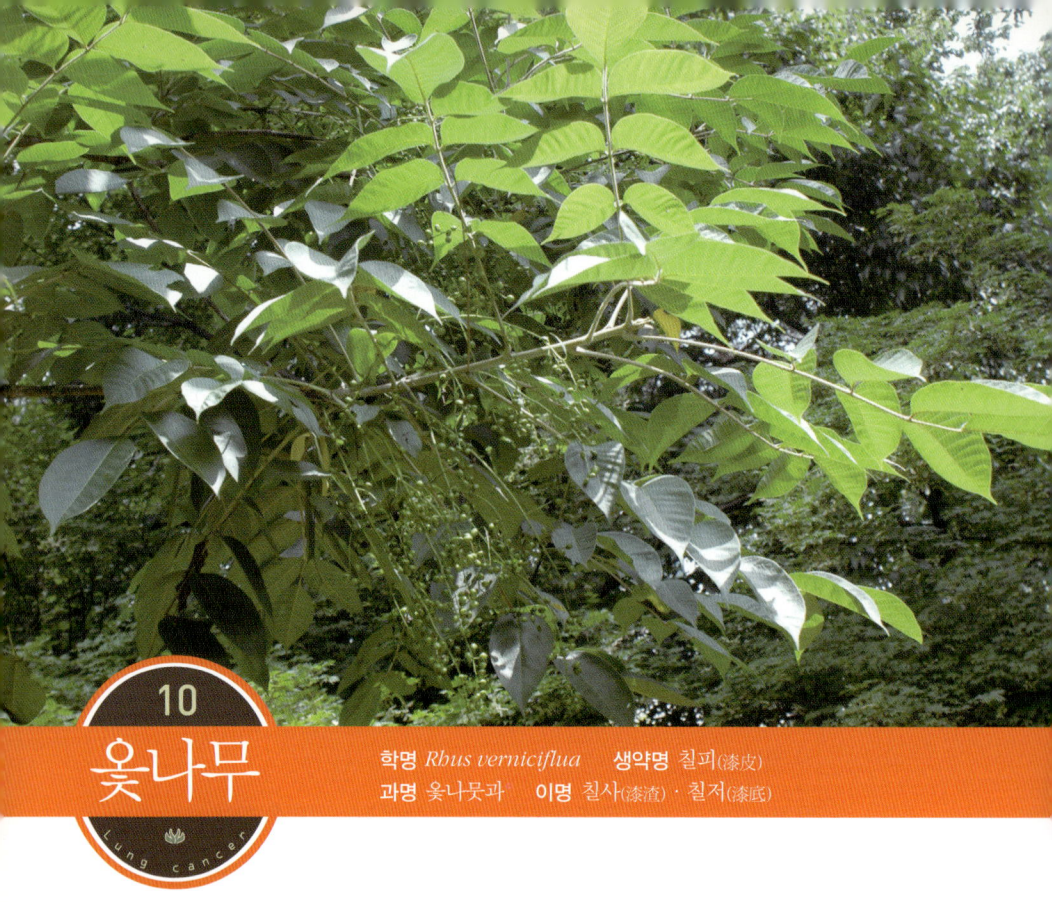

10 옻나무

학명 *Rhus verniciflua*　**생약명** 칠피(漆皮)
과명 옻나뭇과　**이명** 칠사(漆渣)·칠저(漆底)

옻나무는 칠목(漆木)이라고도 한다. 나무껍질은 회백색이고 껍질눈이 있으며 작은 가지는 회황색이다. 어릴 때는 가지에 털이 있다가 곧 없어진다. 잎을 칠엽(漆葉), 씨를 칠수자(漆樹子), 나무껍질을 칠수피(漆樹皮), 나무 중심부를 칠수심(漆樹心)이라 한다. 공업용·도료·식용·약용으로 널리 이용된다. 나무껍질에 상처를 내면 수액(진)이 분비되는데 이를 생옻이라 하며, 건조시켜 굳힌 것을 마른옻, 즉 건칠(乾漆)이라 한다. 수액을 채취할 때 처음에는 무색 투명하지만 공기에 노출되면 산화 효소의 작용으로 검게 변하

분 포	전국 각지	생 지	산기슭, 마을 부근, 논밭둑에 식재
키	12~20m	분 류	낙엽 활엽 교목
번 식	분주·꺾꽂이·씨	약 효	나무껍질
채취기간	연중	취급요령	생옻 또는 포칠(包漆)을 내어 쓴다.
성 미	따뜻하며, 맵다.	독성여부	있다.
동속약초	붉나무의 나무껍질		

여 옻이 된다. 옻은 칠기 제조나 여러 가지 기구의 도료, 목제품의 섬식제로 쓰인다. 또 약재로도 쓴다. 수액에는 우루시올이라는 유독 성분이 들어 있어 만지면 옻이 오르기 쉬우나 옻을 타는 사람은 10명 중 1명 정도이다. 옻을 만질 때는 손과 얼굴에 식물유·광물유의 기름을 바르고, 작업이 끝나면 따뜻한 비눗물로 깨끗이 씻는다. 어린잎은 식용할 수 있다. 약으로 쓸 때는 주로 옻닭으로 요리해서 복용한다.

잎 어긋나고 9~11개의 작은 잎으로 구성된 홀수 1회 깃꼴겹잎이며 가지 끝에 모여 달린다. 잎자루가 포함된 길이는 25~40cm이다. 작은 잎은 길이 7~20cm의 달걀꼴 또는 타원 모양의 달걀꼴로서 끝이 뾰족하고 밑은 다소 둥글며 가장자리가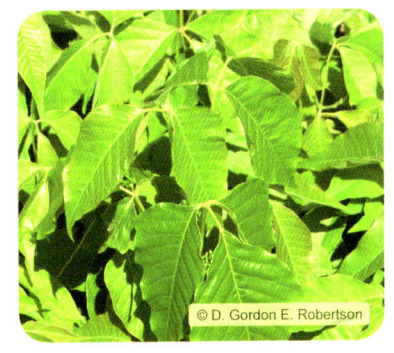
밋밋하다. 앞면에는 털이 약간 있으나 뒷면에는 많다.

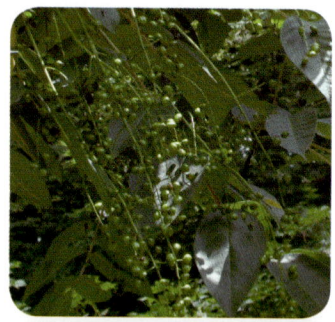

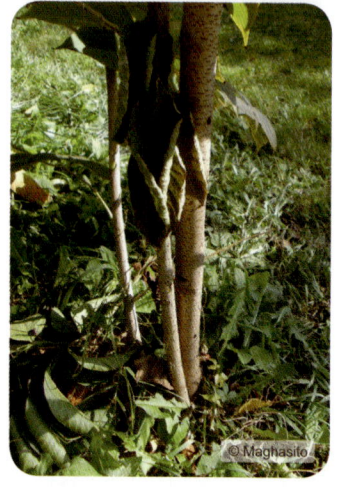

꽃 5~6월에 연한 녹황색 꽃이 잎겨드랑이에서 원추 꽃차례를 이루며 달려 피는데 길이 15~25cm의 긴 꽃이삭이 밑으로 늘어진다. 암수딴그루의 단성화 또는 잡성화이다. 수꽃과 암꽃 모두 꽃잎과 꽃받침 조각이 각각 5개씩이다. 수꽃에는 5개의 수술과 퇴화한 암술이 있다. 암꽃에는 암술대가 3개로 갈라진 암술 1개와 퇴화한 수술 5개가 있다.

열매 10월에 지름 6~8mm의 동글납작한 핵과가 달려 연한 황색으로 익는데 털이 없으며 광택이 있다.

제조방법 나무껍질을 닭에 넣고 고아 옻닭을 만들어 2일 1회 1개월 정도 복용한다.

주의사항 1. 복용 중에 계피, 차조기를 금한다.
2. 몸이 허약하거나 옻을 타는 사람은 복용을 금한다.
3. 가려움증을 유발하는 우루시올 성분이 있어 알레르기가 있는 사람은 주의해야 한다.

주로 소화 기능에 효험이 있으며, 통증을 다스린다.

강장보호, 건위, 견비통, 관절염, 구충, 근골동통, 늑막염, 당뇨병, 보신·보익, 복부팽만, 산후발열, 소화불량, 속근골, 수족마목, 심복통, 암(전립선암, 직장암, 피부암), 염증, 오장보익, 요통, 월경불통, 위장염, 위통, 이뇨, 자궁근종, 주독, 중독(과일중독), 청혈, 출혈, 통경, 풍한, 해수, 해열

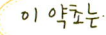

- 플라보노이드 성분이 들어 있어 면역력을 높이며 항암 작용에 효과가 있다.
- 새순은 나물로 무쳐 먹을 수 있고, 피로회복, 생리통, 월경불통에 효과가 있다.
- 적당량으로 꾸준히 복용하면 위의 기능이 좋아진다.

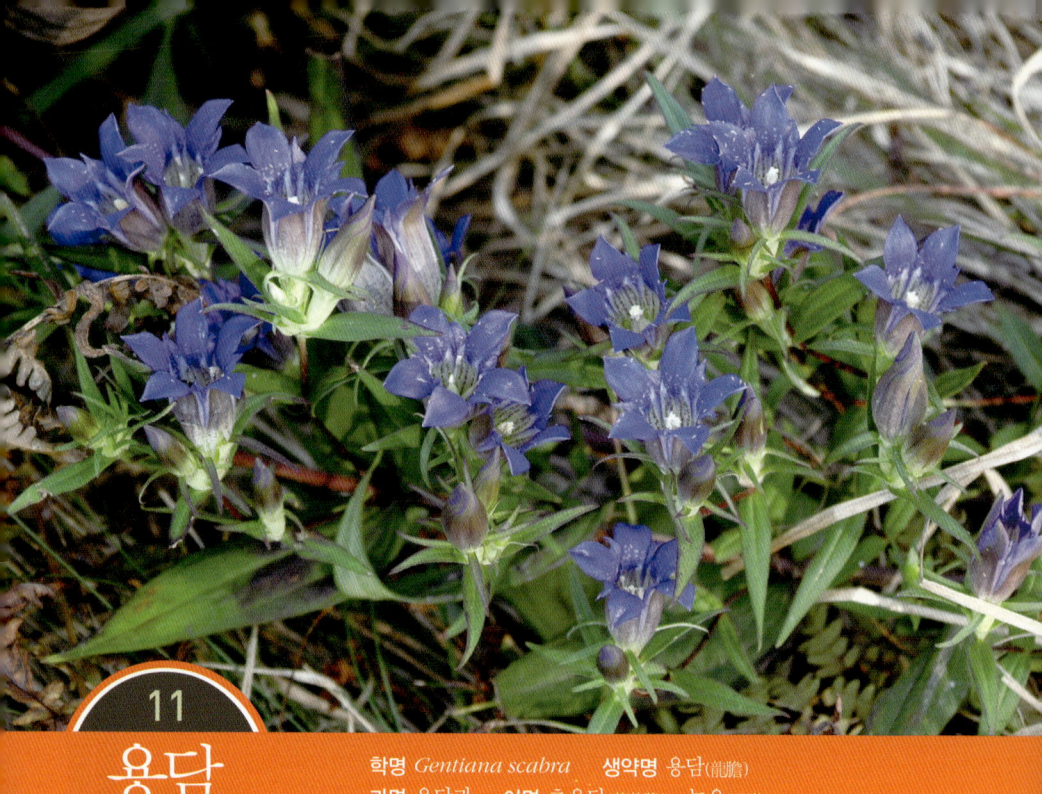

11 용담

학명 *Gentiana scabra*　**생약명** 용담(龍膽)
과명 용담과　**이명** 초용담(草龍膽) · 능유(陵遊)

　용담은 과남풀 · 관음풀 · 용담초 · 초용담 · 초룡담이라고도 한다. 뿌리줄기는 짧고 황백색이며 굵은 수염뿌리가 사방으로 퍼진다. 원줄기는 곧게 서서 자라며 4개의 가는 줄이 있다. 관상용 · 식용 · 약용으로 이용된다. 어린싹과 잎은 식용한다. 뿌리를 말린 것을 용담이라 하며 주로 약용하는데 맛이 매우 쓰다. 이 쓴맛은 위장에 들어가 담즙 분비를 활성화시키고 위액 분비를 촉진시키므로 고미건위제(苦味健胃劑)로서 건위 · 소화작용을 한다. 약으로 쓸 때는 탕으로 하거나 환제 또는 산제로 하여 사용하며, 술을 담가서도 쓴다.

분 포	전국 각지	생 지	산지의 풀밭
키	20~60cm	분 류	여러해살이풀
번 식	분근	약 효	뿌리
채취기간	9~11월	취급요령	햇볕에 말려 쓴다.
성 미	차며, 쓰다.	독성여부	없다.
동속약초	과남풀·덩굴용담·칼용담·큰용담		

잎 마주나는데 길이 4~8cm, 너비 1~3cm의 댓잎피침형으로서 끝이 뾰족하고 밑은 줄기를 감싸며 가장자리가 밋밋하다. 3개의 큰 맥이 있으며 앞면은 녹색이고 뒷면은 회백색을 띤 연한 녹색이다. 잎자루는 없다.

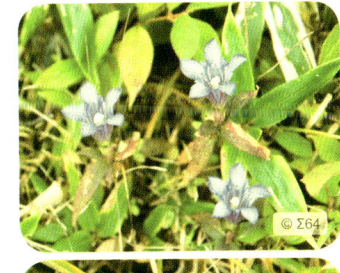

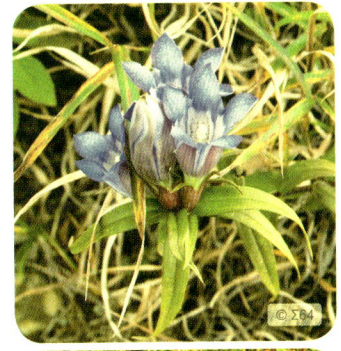

꽃 8~10월에 자주색 또는 청자색 꽃이 잎겨드랑이에서 4~5개씩 위를 향해 달려 핀다. 꽃자루는 없고 꽃의 길이는 4.5~6cm이며 꽃턱잎은 댓잎피침형이다. 꽃받침은 길이 1.2~1.8mm의 통모양이며 끝이 뾰족하게 갈라지는데 갈라진 조각들은 약간 뒤로 젖혀진다. 꽃부리는 종 모양이며 5개로 갈라지고 갈라진 조각들 사이에는 작은 부속 조각이 있다. 5개인 수술은 꽃부리

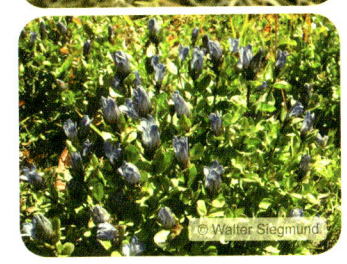

통에 붙어 있다. 암술은 1개이며 암술머리는 2개로 갈라진다.

 10~11월에 삭과가 달려 익는데 시든 꽃부리와 꽃받침 안에 들어 있다. 씨방에 씨가 많이 들어 있는데 넓은 댓잎피침형이며 양 끝에 날개가 있다.

 뿌리 1.0~1.5g을 1회분 기준으로 달여서 1일 2회 15일 정도 복용한다.

1. 복용 중에 생지황, 건지황, 숙지황을 금한다.
2. 기준량을 엄격히 지킨다.
3. 임산부는 복용을 금한다.
4. 약재를 다룰 때 불, 쇠붙이 도구(철)를 쓰지 않는다.

주로 소화기 · 비뇨기 질환을 다스린다.
각기, 간기능회복, 간열, 간질, 강장보호, 강화, 개창, 건위, 경련(열성경련), 과민성대장증후군, 관절염, 구충, 냉한, 뇌염, 담, 담낭염, 두통, 방광염, 보간 · 청간, 불면증, 산후풍, 설사, 소염제, 소화불량, 습열, 습진, 식욕부진, 심장마비, 심장병, 안질, 암(암 예방/항암/악성종양 예방, 백혈병, 유방암, 피부암), 연주창, 오한, 요도염, 위산결핍, 위산과다증, 위염, 은진, 음낭습, 이뇨, 종기, 창종, 풍, 하초습열, 해열, 황달, [소아 질환] 감적, 경풍

이 약초는…

- 겐티오피크린(gentiopicrin) 성분이 들어 있어 췌장암, 담낭암, 폐암 등에 효과가 있다.
- 몸의 열을 내려주고, 염증을 가라앉히며, 소화 기능을 촉진시킨다.
- 두통이나 인후통, 요도염, 관절염, 안구출혈, 혈압강화 등에 효과가 있다.

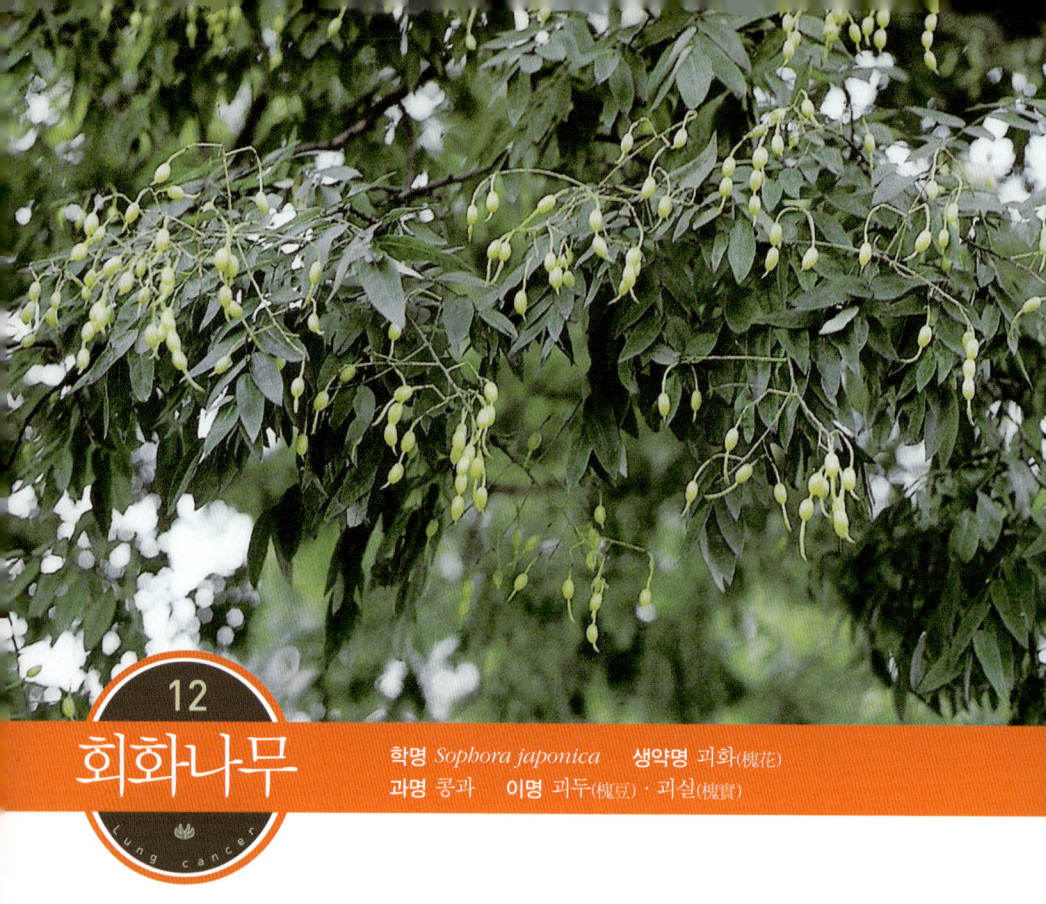

12 회화나무

학명 *Sophora japonica*　**생약명** 괴화(槐花)
과명 콩과　**이명** 괴두(槐豆)·괴실(槐實)

회화나무는 괴목(槐木)·괴나무·홰나무·회나무·괴화나무라고도 한다. 나무껍질은 진한 회갈색이고 세로로 갈라진다. 노란 속껍질에서 특유의 냄새가 난다. 녹색의 어린 가지는 흰 가루로 덮여 있으며 자르면 냄새가 난다. 뿌리를 괴근(槐根), 꽃봉오리를 괴화, 잎을 괴엽(槐葉), 열매를 괴각자(槐角子), 나무껍질을 괴백피(槐白皮)라 한다. 우리나라와 중국이 원산지이다. 관상용·공업용·식용·약용으로 이용된다. 우리나라에서는 좋은 일을 가져오는 행운목으로, 중국에서는 출세의 나무로, 서양에서는 학자의 나무로 알려

분 포	전국 각지	생 지	산이나 들, 마을 부근에 식재
키	25cm 정도	분 류	낙엽 활엽 교목
번 식	씨	약 효	꽃·잔가지·열매
채취기간	7~8월(개화기 : 꽃), 가을(열매·잔가지)	취급요령	날것(열매) 또는 말려(열매·잔가지·꽃) 쓴다.
성 미	서늘하며, 맵다.	독성여부	없다.
동속약초	도둑놈의지팡이·고삼		

져 있다. 회화나무 고목은 궁궐이나 양반 고택 등에서 많이 볼 수 있는데 예로부터 이 나무를 집안에 심으면 집안에 학자가 나오고 부자가 된다 하여 양반 집안에만 심었다. 또 잡신을 쫓고 마을을 지키는 수호목으로 회화나무를 마을 어귀에 정자나무로 많이 심었다. 나무의 모양이 아름다워 요즈음에도 가로수·공원수·조경수로 많이 심는다. 목재는 가구와 건축재로 이용한다. 꽃은 맥주와 종이를 황색으로 물들이는 데 쓴다. 꽃을 달인 노란색 물로 괴황지를 만들어 부적을 만들기도 했다. 어린잎은 식용하며 차의 대용품으로 쓴다. 약으로 쓸 때는 탕으로 하거나 산제 또는 환제로 하여 사용하며, 술을 담가서도 쓴다. 열매는 쌀뜨물 또는 식초에 하룻밤 재워 증기로 쪄서 불에 말려 두고 쓴다. 꽃은 볶아서 쓴다. 줄기는 햇볕에 말려 두고 쓴다. 생열매를 짓찧어 탕으로 하여 쓰기도 한다.

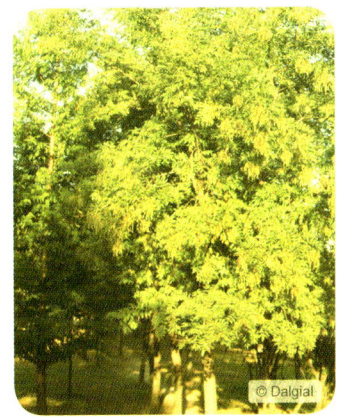

 어긋나며 7~17개의 작은 잎으로 구성된 1회 홀수 깃

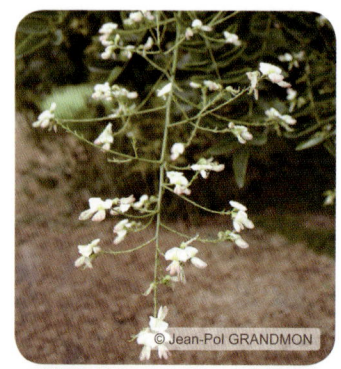

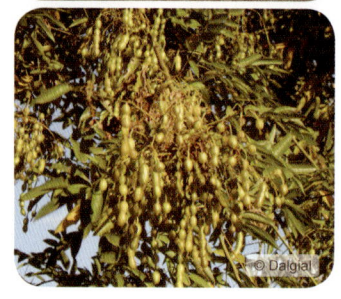

꼴겹잎이다. 작은 잎은 길이 2~6cm, 너비 15~25mm의 달걀꼴 또는 계란 모양의 타원형이며 끝이 날카롭고 가장자리가 밋밋하다. 앞면은 녹색이나 뒷면은 회백색으로 하얀 잔털이 촘촘히 나 있다. 잎자루는 짧고 누운 털이 있다.

꽃 8월에 나비 모양을 한 길이 12~15mm의 황백색 잔꽃이 새로 나온 가지 끝에서 원추 꽃차례를 이루며 달려 핀다. 꽃차례의 길이는 20~30cm이다. 꽃받침통은 종 모양이고 짧은 털이 있다. 수술은 10개이며 길이가 서로 다르다.

 9~10월에 길이 5~8cm의 협과 꼬투리가 염주처럼 잘록잘록한 모양으로 아래를 향해 달려 노랗게 익는데 약간 육질이다. 열매 속에 1~4개의 갈색 씨가 들어 있다.

제조방법 나뭇등걸에서 자라는 버섯을 삶거나 볶아서 장복한다.

 1. 몸이 냉하고 약한 사람은 주의하는 것이 좋다.
2. 약재를 다룰 때 쇠붙이 도구(철)를 쓰지 않는다.
3. 알레르기가 있는 사람은 주의해야 한다.

기타 효능 주로 순환계 · 이비인후과 질환을 다스린다.

각혈, 고혈압, 뇌일혈, 명목, 변혈증, 보간 · 청간, 보혈, 붕루, 소염제, 수렴제, 심기불녕, 심번, 악창, 안질, 암(암 예방/항암/악성종양 예방, 식도암, 유방암, 전립선암, 피부암), 양혈거풍, 임파선염, 종독, 진통, 출혈, 치조농루, 치질, 치뉵, 토혈, 피로곤비, 해열, 행혈

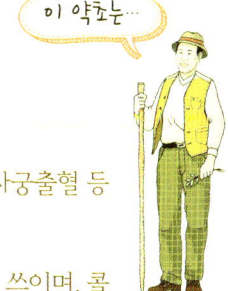

이 약초는…

- 혈액 응고 작용을 하므로 안구충혈, 비뇨출혈, 여성 자궁출혈 등에 효과가 있다.
- 혈액순환을 도우므로 고혈압, 동맥경화를 다스리는 데 쓰이며, 콜레스테롤을 낮춘다.
- 항암작용 하는 플라보노이드 성분이 들어 있어 몸속의 중금속물질을 배출시키며 항염증을 다스리는 데 효과가 있다.
- 꽃은 성대를 좋게 하며, 마른버짐을 다스린다.

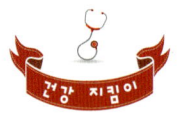

폐암 똑똑한 대처법

대부분의 암이 그렇듯 폐암도 유전과 환경적으로 걸리게 된다. 유전적인 요인은 유전자의 돌연변이로 이루어지며, 환경적인 요인은 직접흡연, 간접흡연, 음식물, 석면 등으로 인해 발생하게 된다.

2014년 국립암센터 자료에 따르면, 폐암 수술을 받은 환자 2,948명을 조사한 결과, 전체 여성 환자 831명 중 730명은 한 번도 담배를 피운 적이 없다고 한다. 여성 환자 10명 중 9명이 비흡연자라는 것이다. 직접 담배를 피우지 않더라도 충분히 간접흡연으로도 폐암에 걸릴 수 있다는 것이다.

1. 폐암이 걸리는 원인

첫 번째, 담배가 주원인이다. 담배에서 나오는 유해물질이 약 4,000가지라고 한다. 그중 폐암에 원인이 되는 유해물질이 60가지라고 한다.

두 번째, 간접흡연 때문이다. 집에 담배를 피우는 사람이 있으면 간접흡연을 할 확률이 100퍼센트다.

세 번째, 방사선이나 석면이 원인이다. 그런 쪽에서 일하는 사람이 발병률이 높다. 특히 석면가루에 노출된 사람이 흡연을 하면 폐암 발병률이 50배가 된다고 한다.

네 번째, 폐암 환자가 있는 집안의 경우 폐암에 걸릴 확률이 높으며, 대기오염에 많이 노출된 사람이나 결핵환자가 폐암에 걸릴 확률이 높다.

2. 폐암 예방법

첫째, 담배와 술을 하지 말아야 한다. 흡연이 폐암에 걸릴 확률이 약 60~70퍼센트다. 심지어 흡연은 구강암, 식도암, 만성기관지염 등 각종 암을 발생하게 한다. 술은 몸에 흡수되어 화학반응을 일으켜 폐암에 걸리게 한다는 연구결과도 있다.

둘째, 신선한 채소와 과일을 꾸준히 먹는 것이 좋다. 채소와 과일의 색마다 다른 영양 성분이 들어 있으므로 골고루 먹는 게 좋다. 특히 녹색에는 베타카로틴, 비타민 C, 셀레늄 등이 함유되어 있는데 이는 항암작용을 한다. 그리고 거친 음식일수록 식이섬유가 풍부하기 때문에 그대로 먹는 게 좋다. 뿐만 아니라 바다에서 나는 해조류들도 우리 몸에 필요한 중요한 성분들이 들어 있기 때문에 꼭 섭취하는 것이 좋다.

셋째, 꾸준한 운동이다. 처음부터 무리한 운동은 오히려 몸을 병들게 한다. 자기 체중에 맞게 간단한 운동으로 시작하여 조금씩 무게를 늘려가는 게 좋다. 꾸준한 운동은 질병에 대한 저항력과 면역력을 높여준다.

넷째, 정기적인 검진이다. 병은 예고하지 않고 찾아온다. 자신도 모르게 서서히 찾아오며, 바로 증상이 나타나는 것도 아니다. 그러므로 정기적인 검진이 필요하며, 조기 발견으로 완치율을 높일 수 있다.

천혜의 명약 암을 이기는 약초

Part 4

간암

Part 4 간암 Liver cancer

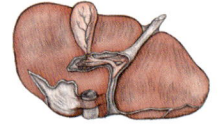
간 구조

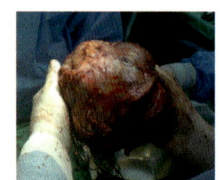
간암

간에 생기는 암으로서, 간장암(肝臟癌)이라고도 한다. 간 자체에서 자라난 것을 원발성(原發性) 간암이라 하며, 다른 장기에서 자라나 간으로 전이된 것을 전이암(轉移癌)이라 한다. 간암 치료의 어려운 점의 하나는 재발이 잘 된다는 점이다. 성공적으로 암 부위의 절제가 이뤄졌어도 연간 재발률이 25%나 된다. 종양의 크기가 2~3cm 정도의 것을 소간암(小肝癌)이라 하는데 이 소간암도 수술 후 3년 이내에 재발할 가능성이 50%가 넘는다. 간암이 자주 재발되는 이유는 수술 때 이미 미세한 병변이 다른 부위로 옮겨가 있기 때문이거나, 대부분 암과 함께 간경변증이 병발해 있기 때문이다. 간암은 간염 바이러스에 감염된 사람에게 많이 발생한다. 간염 바이러스는 혈액이나 체액을 통해 감염되는데, 현재 A · B · C · D · E · F 등의 유형이 있는 것으로 알려져 있다. 이들 중에서 간암과 관계가 깊은 것은 B형과 C형이다.

A. 위험인자
- 간염 바이러스에 감염되어 있다(B형 · C형).
- 수술을 받은 일이 있다.
- 부모 형제 중에 간장병인 사람이 있다.
- 술을 많이 마신다.

B. 염려 증상
- 토기가 있다.
- 체중이 줄어든다.
- 코 · 항문 · 잇몸에서 출혈이 생긴다.
- 남성의 경우 유방이 여성처럼 커지며 통증이 생긴다.
- 배가 불룩한 느낌이 든다.
- 식욕부진이 생긴다.
- 원인 불명의 빈혈이 생긴다.
- 전신이 나른하다.
- 명치 주변에 불쾌감이나 통증이 생긴다.

다음의 약초와 처방으로 효험을 볼 수 있다.

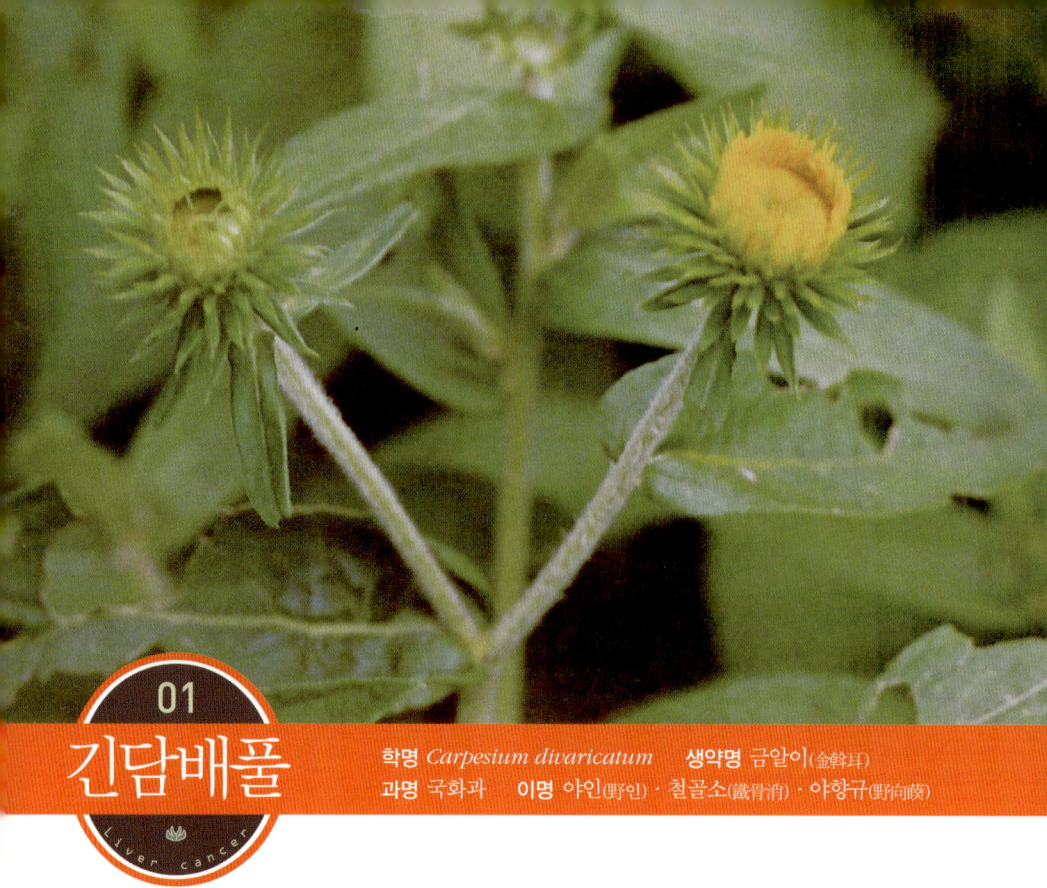

01 긴담배풀

학명 *Carpesium divaricatum* **생약명** 금알이(金幹耳)
과명 국화과 **이명** 야인(野人)·철골소(鐵骨消)·야향규(野向葵)

긴담배풀은 한국·일본·타이완·중국 등지에 분포한다. 전체에 가는 털이 빽빽이 난다. 뿌리줄기는 짧고 줄기는 곧게 서며 몇 개의 가지가 옆으로 넓게 벌어진다. 뿌리를 금알이근(金幹耳根)이라 한다. 식용·약용으로 이용된다. 어린순은 쓴맛을 제거한 후에 나물로 먹는다. 약으로 쓸 때는 탕으로 하거나 생즙을 내어 사용하고, 외상에는 달인 물로 씻는다. 술을 담가 사용하기도 한다.

분 포	전국 각지	생 지	산과 들
키	25~150m	분 류	여러해살이풀
번 식	분주·꺾꽂이·씨	약 효	뿌리·온포기
채취기간	8~9월(개화기)	취급요령	햇볕에 말려 쓴다.
성 미	평온하며, 쓰고 맵다.	독성여부	없다.

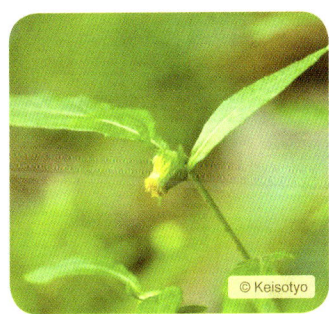

잎 어긋나고 막질이며 끝이 뾰족하다. 밑부분의 잎은 잎자루가 길며 길이 7~23cm의 넓은 달걀꼴 또는 달걀 모양을 닮은 타원형으로서 양면에 털이 있으며 뒷면에 점액을 분비하는 점이 있고 가장자리에 고르지 못한 톱니가 있다. 중앙부의 잎은 긴 타원형이며 밑으로 갈수록 좁아진다. 잎은 위로 올라갈수록 점차 잎자루가 짧아지며 잎몸도 좁아지고 가장자리가 밋밋해지는데 위쪽의 잎은 작으며 긴 타원 모양의 댓잎피침형으로서 양끝이 좁고 잎자루가 없다.

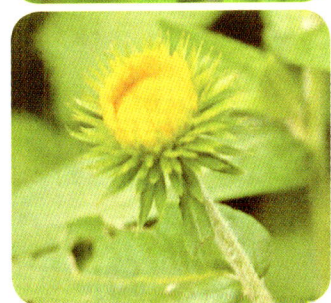

꽃 8~10월에 지름 6~8mm의 노란 두상화가 가지 끝과 줄기 끝에서 밑을 향하여 총상 꽃차례로 달려 핀다. 양성화이다. 꽃차례 받

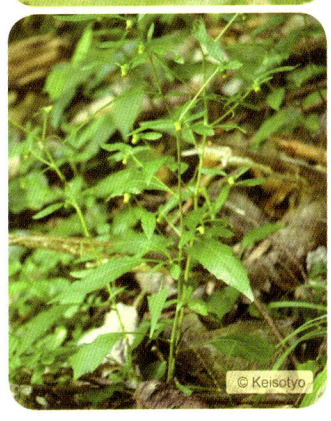

침은 달걀 모양으로 둥글며 그 조각은 녹색이고 4줄로 배열된다.

 10~11월에 수과가 달려 익는데 원기둥 모양이고 많은 줄이 있으며 갓털은 없다. 대롱꽃과 열매의 밑쪽에 점액선이 있어 의복에 잘 붙는다.

 온포기 또는 뿌리 4~6g을 1회분 기준으로 달이거나 산제 또는 환제로 하여 1일 2~3회 20일 이상 복용한다.

1. 성질이 맵기 때문에 열이 많은 사람은 소량으로 복용하는 것이 좋다.
2. 효과가 좋다고 하여 한 번에 과다 복용하는 것은 좋지 않다.

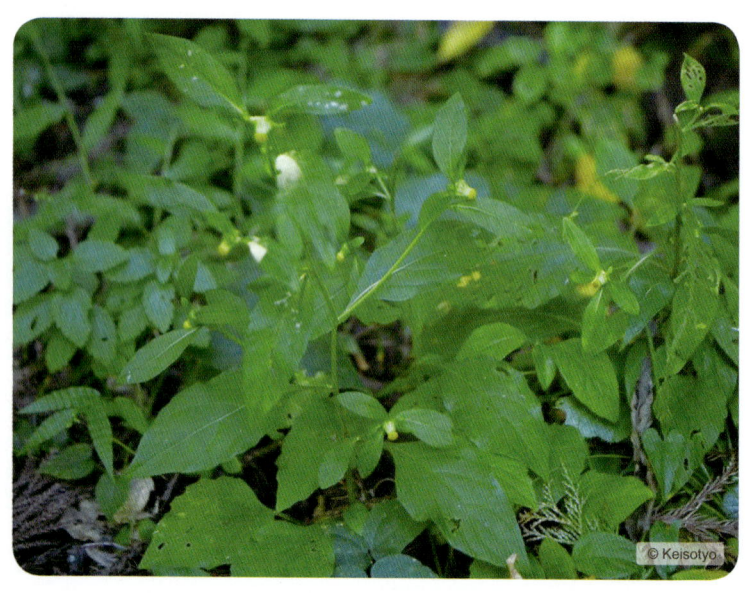

주로 호흡기 질환과 악성 종양을 다스린다.

간염, 감기, 건위, 부종, 위염, 이질, 중독, 출혈, 학질, 해열

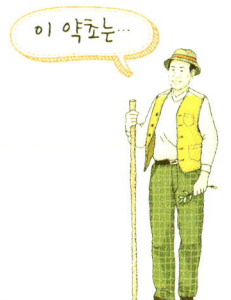

- 새순은 나물로 무쳐 음식으로 먹는다.
- 살균 작용 하는 성분이 들어 있어 구제약으로 쓰인다.
- 잎에서 나오는 즙으로 타박상이나 종기, 가려움증에 바르면 효과가 있다.
- 편도염이나 간염 등 염증을 다스리는 데 쓰이며, 항암작용을 하므로 간암에 특히 좋다.

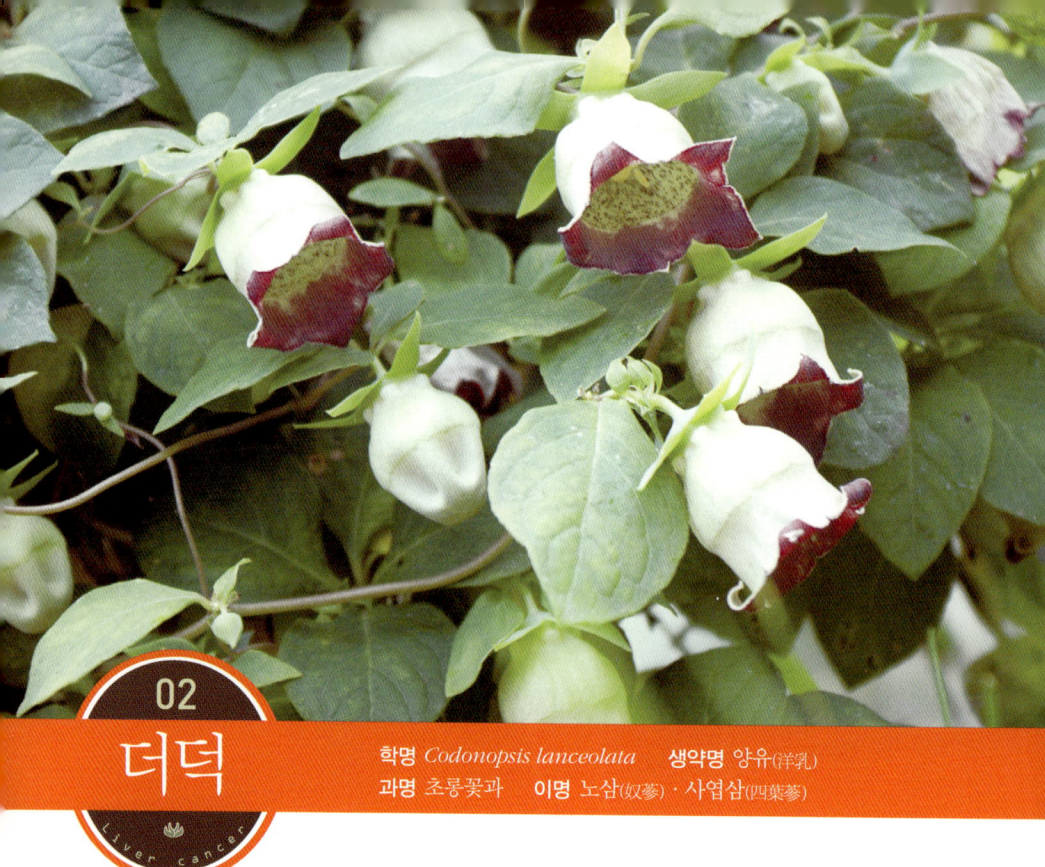

02 더덕

학명 *Codonopsis lanceolata*　**생약명** 양유(洋乳)
과명 초롱꽃과　**이명** 노삼(奴蔘)·사엽삼(四葉蔘)

더덕은 사삼(沙蔘)·백삼이라고도 한다. 뿌리는 도라지처럼 굵으며 독특한 냄새가 난다. 덩굴은 대개 털이 없고 줄기와 뿌리를 자르면 하얀 유즙이 나온다. 유사종으로 꽃부리 안쪽에 자줏빛이 도는 갈색의 반점이 없는 것을 푸른더덕이라 한다. 관상용·식용·약용으로 이용된다. 생약의 사삼은 뿌리를 말린 것이다. 어린잎은 나물이나 쌈으로 먹고 뿌리는 날것으로 먹거나 구워 먹거나 장아찌를 만든다. 약으로 쓸 때는 탕으로 하거나 산제 또는 환제로 하여 사용하며 술을 담가서도 쓴다.

분 포	전국 각지	생 지	깊은 산 음지, 숲 속, 산기슭
키	2m 이상	분 류	여러해살이 덩굴풀
번 식	씨	약 효	꽃·온포기·뿌리줄기
채취기간	8~9월(꽃), 가을~봄(뿌리)	취급요령	날것 또는 햇볕에 말려 쓴다.
성 미	평온하며, 달고 맵다.	독성여부	없다.
동속약초	소경불알·만삼·푸른더덕		

잎 어긋나는데 짧은 가지 끝에 서는 4개의 잎이 서로 접근하여 마주나므로 모여 달린 것 같다. 길이 3~10cm, 너비 1.5~4cm의 댓잎피침형 또는 긴 타원형이며 양끝이 좁고 가장자리가 밋밋하다. 앞면은 녹색, 뒷면은 분백색을 띠며 털은 없다.

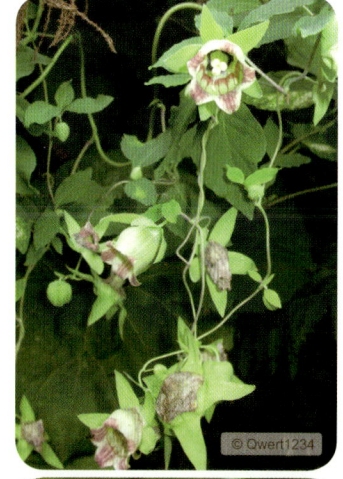

꽃 8~9월에 짧은 가지 끝에서 자주색 꽃이 넓적한 종 모양으로 밑을 향해 달려 핀다. 꽃부리는 길이 2.7~3.5cm이며 끝이 5갈래로 갈라져 뒤로 말리는데 자주색이지만 겉은 연한 녹색이고 안쪽에 자줏빛이 도는 갈색의 반점이 있다. 꽃받침은 끝이 뾰족하게 5개로 갈라지는데 녹색에다 크기는 길이 2~2.5cm, 너비 6~10mm이다.

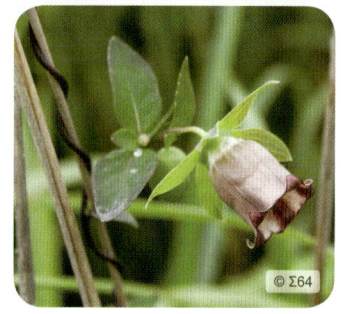

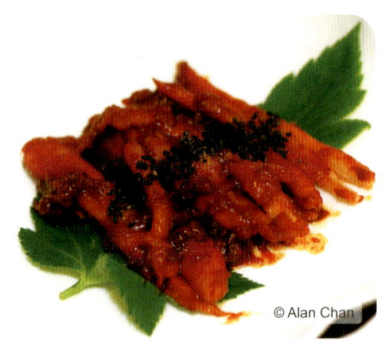

 열매 9월에 삭과가 원뿔형으로 달려 익는다.

제조 방법 뿌리 10g을 1회분 기준으로 달이거나 산제로 하여 1일 2~3회 1개월 정도 복용한다.

주의 사항 1 한 번에 많이 섭취하면 소화 기능을 떨어뜨릴 수 있다.
2. 과다 섭취하면 혈당이 높아지므로 당뇨 환자는 적당히 섭취하는 것이 좋다.

기타 효능 주로 비뇨기·순환계·신경계 질환을 다스리며, 호흡기 질환에 효험이 있다.

각혈, 강장보호, 강정제, 거담, 건비위, 건위, 경련, 고혈압, 고환염, 구고, 나력(나력루), 담, 두통, 발열, 배농, 변비, 보간·청간, 보로, 보신·보익, 보음, 보폐·청폐, 보혈, 불면증, 비만증, 비증, 산증, 소갈증, 식체(물), 신부전, 실음, 심장기능강화, 심장병, 심하비, 암(식도암, 유방암), 오장보익, 옹종, 울화, 원기부족, 유방염, 유즙분비부족, 은진, 음낭습, 음부 질환, 음종, 음창, 인두염, 인후염·인후통, 임파선염, 젖몸살, 종독, 중독, 천식, 편도선염, 풍, 풍습, 풍한, 피부노화방지, 피부소양증, 한열왕래, 해수, 화농, 후두염, 후비, 흉통

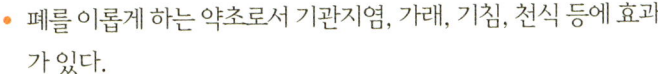

- 폐를 이롭게 하는 약초로서 기관지염, 가래, 기침, 천식 등에 효과가 있다.
- 해독작용 하는 성분이 들어 있어 중금속 배출, 황사, 미세먼지 등에도 도움이 된다.
- 산모에게는 젖 분비와 몸을 보호하는 데 큰 효능이 있다.
- 항암 효능도 있어서 간암, 폐암, 난소암 등에 쓰인다.

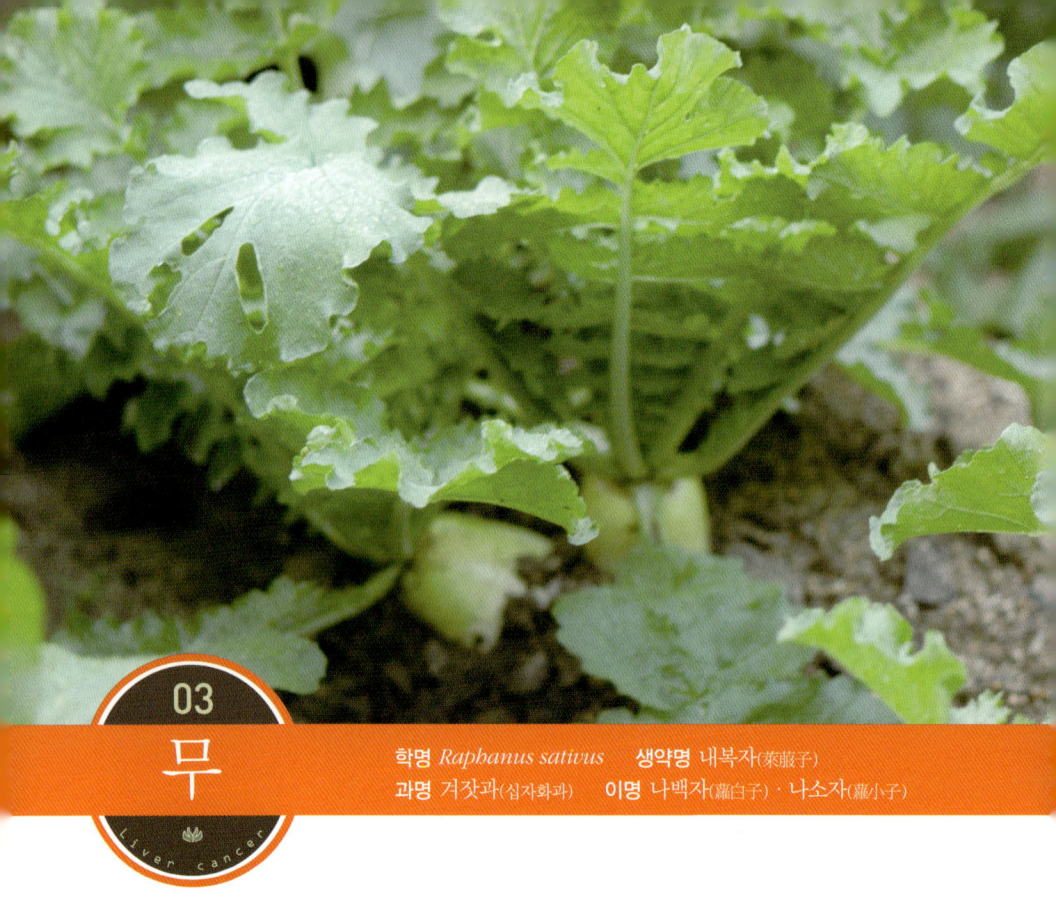

03 무

학명 *Raphanus sativus*　　**생약명** 내복자(萊菔子)
과명 겨잣과(십자화과)　　**이명** 나백자(蘿白子) · 나소자(蘿小子)

무는 나복(蘿蔔) · 내복(萊菔) · 노복(蘆菔) · 청근(菁根)이라고도 한다. 배추 · 고추와 함께 우리나라 3대 채소 중의 하나이다. 줄기의 밑부분과 이것에 이어진 원뿌리가 비대해진 것이 무이다. 희고 살이 많아 잎과 함께 많이 쓰이는 중요한 채소이다. 우리가 김치나 깍두기용 무로 흔히 쓰는 재래종은 길이 20cm, 지름이 7~8cm이며 무게는 800~900g이다. 식용 · 약용으로 이용된다. 무에는 비타민 C가 많이 들어 있어 겨울철에 비타민 공급원으로 중요한 역할을 해왔으며, 무즙에는 디아스타제라는 효소가 있어 소화를 촉

분 포	전국 각지	생 지	밭에 재배
키	20~100m	분 류	한해살이 또는 두해살이풀
번 식	씨	약 효	뿌리 · 씨
채취기간	5~6월(씨), 연중(뿌리)	취급요령	날것으로 쓴다.
성 미	평온하며, 맵고 달다.	독성여부	없다.

진시킨다. 약으로 쓸 때는 씨는 탕으로 하고 무(뿌리)는 생식하거나 생즙을 내어 사용한다.

잎 대개 깃털 모양의 잎이 뿌리에서 더부룩이 무리 지어 솟아 뭉쳐나며 1회 깃꼴겹잎인데 잎자루가 있고 보통 거친 털이 나 있으며 가장자리에 거친 톱니가 있다. 잎몸은 주걱 모양에서부터 1~12쌍의 작은 조각으로 깊게 갈라진 것 등 여러 가지 모양을 하고 있다.

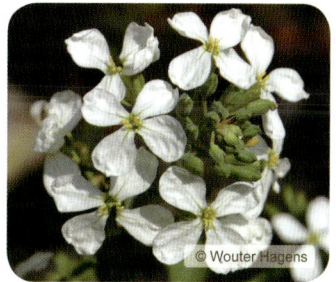
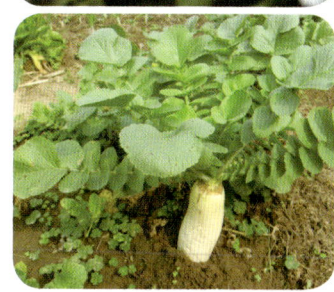
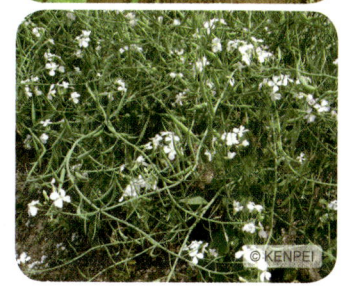

꽃 4~5월에 엷은 자주색 또는 흰색의 사판화가 십자형으로 배열되어 피는데 꽃줄기 끝에서 총상 꽃차례를 이루며 달린다. 꽃줄기는 길이 1m 정도까지 자란 다음 가지를 치며 그 밑에서 총상 꽃차례가 발달하고 작은 꽃대가 있다. 꽃잎은 거꾸로 된 넓은 달걀 모양의 쐐기꼴이며 꽃받침보다 2배 정도 길다. 꽃받침 조각은 선 모양의 긴 타원형이다. 암술은 1개이고 수술은 6개 중 2개가 짧다.

열매 5월에 길이 5cm 정도의 길쭉한 폐과(閉果)가 달리는데 꼬투리에 잘록하게 들어간 곳이 있으며 꼬투리마다 볼록해진 부분에 1개씩 2~4개의 적갈색 씨가 들어 있다. 꼬투리는 익어도 갈라지지 않는다.

제조 방법
1. 뿌리 15g, 당근 뿌리 10g, 우엉 잎 5g을 1회분 기준으로 함께 산제나 환제로 하여 1일 2~3회 1개월 이상 복용한다.
2. 단무지 20~30g을 1회분 기준으로 1일 2~3회 1개월 이상 공복에 먹는다. 끼니때마다 반찬으로 먹어도 무방하다.

주의 사항
1. 복용 중에 지황(생지황, 건지황, 숙지황)과 맥문동 덩이뿌리를 금한다.
2. 무와 순무는 기운을 내리는 효능이 있으므로 몸이 약한 사람은 많이 먹으면 좋지 않다.
3. 손발이 찬 사람은 많이 먹지 않는 것이 좋다.

기타 효능 주로 호흡기 질환을 다스리고, 건강 생활에 유익하다.
가슴앓이, 각기, 감기, 갑상샘 질환(갑상샘기능항진증), 개창, 거담, 건위, 견비통, 고혈압, 골다공증, 관격, 관절염(화농성관절염),

구내염, 구충, 금창, 기관지염, 냉병, 네프로제(신장증), 뇌기능장애, 단독, 담, 담석증, 당뇨병, 당뇨지갈, 대변불통, 독감, 두통, 멀미, 무좀, 배뇨통, 변비, 복막염, 부종, 비뉵혈, 비염, 비위허약, 빈혈증, 설사, 소갈증, 소화불량, 숙취, 습담, 습진, 식체(달걀, 두부, 떡이나 찰밥, 메밀), 신경통, 신장염(급성신장염), 실음, 암(자궁암), 애역, 야뇨증, 야맹증, 요독증, 월경불순, 위산과다증, 위염, 음낭습, 이질, 인후염·인후통, 자궁내막염, 저혈압, 전립선비대증, 종독, 주독, 중독(니코틴중독, 마약중독, 버섯중독, 아편중독, 약물중독, 연탄가스중독), 중이염, 천식, 축농증, 출혈, 충수염(급성맹장염), 충치, 치질, 치통, 타박상, 탕화창(화상), 토혈, 편두통, 폐렴, 해수, 해열, 헌훈증, 황달, 후비, [소아 질환] 감적, 경풍, 구루병, 백일해, 홍역

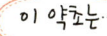

- 간암을 억제하는 역할을 하기에 간암 환자들의 식단 레시피에 반드시 들어간다.
- 배추와 무를 함께 먹으면 숙취 해소와 해독이 빨리 된다.
- 항산화 작용이 뛰어나 노화를 촉진시키는 활성산소를 줄여주므로 노화방지에 좋다.
- 대장운동을 활발하게 하는 리그닌 성분이 들어 있어 변비에 좋다.
- 인돌과 글루코시노레이트 성분이 들어 있어 몸속의 발암물질을 배출시킨다.

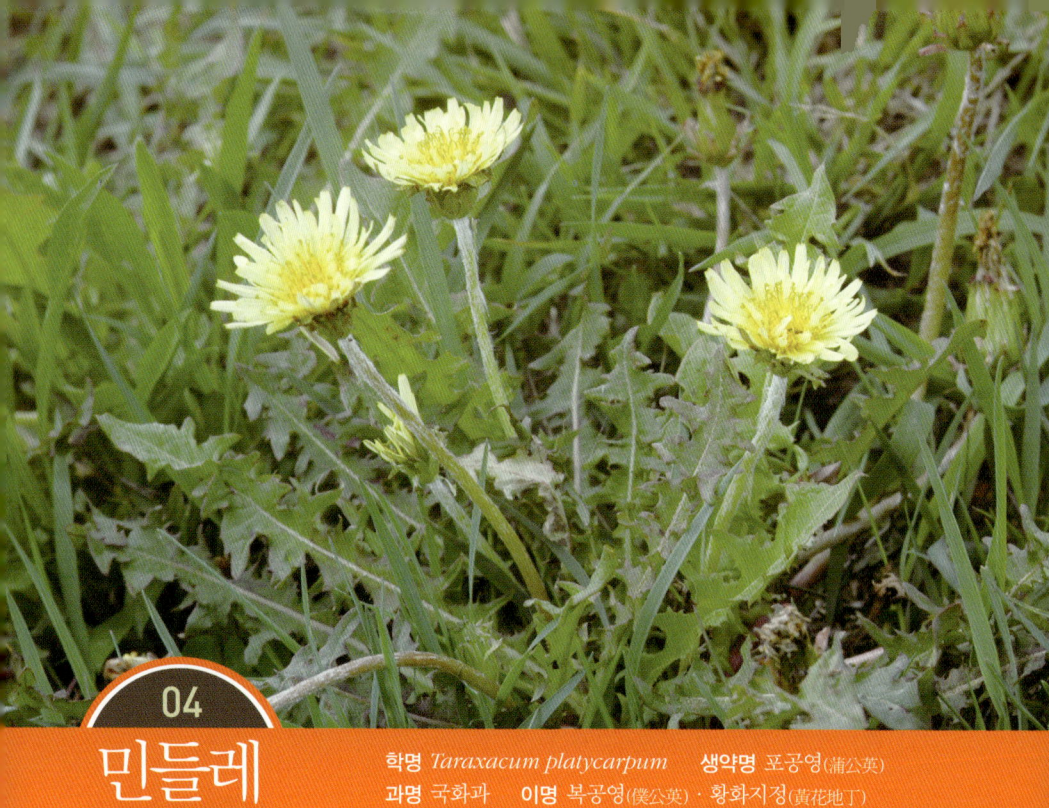

04 민들레

학명 *Taraxacum platycarpum* **생약명** 포공영(蒲公英)
과명 국화과 **이명** 복공영(僕公英) · 황화지정(黃花地丁)

민들레는 금잠초(金簪草) · 지정(地丁) · 포공영 · 포공초 · 안질방이라고도 하며 앉은뱅이라는 별명도 있다. 민들레는 겨울에 꽃줄기와 잎이 죽지만 이듬해 다시 살아나는 강한 생명력을 지니고 있어 이것이 마치 밟아도 다시 꿋꿋하게 일어나는 백성과 같다 하여 민초(民草)로 비유되기도 한다. 자르면 하얀 유즙이 나온다. 관상용 · 식용 · 약용으로 이용된다. 어린순은 나물이나 국거리로 쓴다. 약으로 쓸 때는 탕으로 하거나 환제 또는 산제로 하여 사용하며 생즙을 내어 쓴다. 뿌리로는 술을 담가서도 쓴다.

분 포	전국 각지	생 지	야산·들·길가의 양지
키	20~30cm	분 류	여러해살이풀
번 식	씨	약 효	잎·뿌리
채취기간	3~4월(잎), 9~10월(뿌리)	취급요령	날것 또는 햇볕에 말려 쓴다.
성 미	차며, 달고 쓰다.	독성여부	없다.
동속약초	산민들레·서양민들레·좀민들레		

잎 묵은 뿌리에서 원줄기 없이 뭉쳐나와 옆으로 퍼진다. 길이 5.5~15cm, 너비 1.2~5.5cm로서 거꾸로 된 댓잎피침형의 잎이 둔한 주걱 모양을 하고 있는데 무잎처럼 깊게 갈라진다. 갈라진 조각은 6~8 쌍이며 약간의 털과 더불어 가장자리에 톱니가 있다.

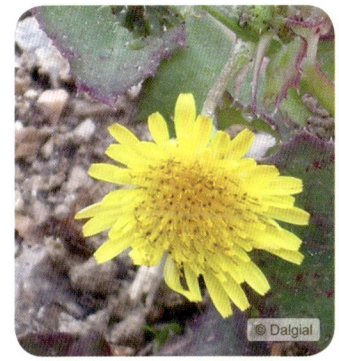

꽃 4~5월에 노란색으로 피는데 높이 솟은 꽃줄기 끝에 두상 꽃차례로 달린다. 꽃줄기는 잎의 무더기 가운데서 솟아 나오며 속이 비어 있다. 꽃줄기는 처음에는 잎보다 다소 짧지만 꽃이 핀 뒤에 길게 자라는데 흰 털로 덮여 있으나 점차 없어지고 두상화 밑에만 털이 남는다. 꽃차례 받침은 꽃이 필 때는 길이

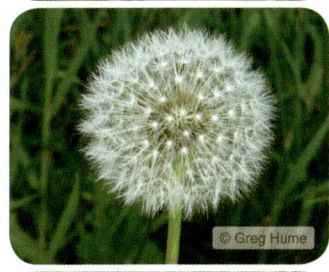

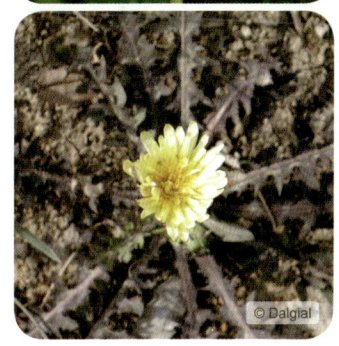

12mm에서 15mm 정도로 자라는데 선 모양의 댓잎피침형이며 끝에 뿔 같은 돌기가 있다.

 5~6월에 길이 3~3.5mm, 너비 1.2~1.5mm이고 갈색이 도는 수과가 달려 익는데 위쪽에 뾰족한 돌기가 있고 표면에 6줄의 홈이 있다. 위쪽은 부리 모양으로 뻗고 그 끝에 길이 6mm 정도의 하얀 갓털이 삿갓 모양을 하고 붙어서 바람에 날려 멀리까지 퍼진다.

 온포기 또는 뿌리 10~15g을 1회분 기준으로 달이거나 산제 또는 환제로 하여 1일 2~3회 1개월 정도 복용한다.

 1. 성질이 차므로 소화 기능이 약하고 설사를 자주하는 사람은 장기 복용을 금한다.
2. 손발이 차고 냉한 체질은 소량으로 섭취하는 것이 좋다.
3. 도심 길가의 민들레는 배기가스와 여러 가지 유해 성분에 노출되어 있으므로 채취하여 먹지 않는 것이 좋다.

주로 소화기 질환 및 해독과 해열에 효험이 있으며, 건강 생활에도 유용하다.

각기, 간기능회복, 간염, 감기, 강장보호, 강정제, 갱년기장애, 거담, 건선, 건위, 결핵, 고혈압, 금창, 기관지염, 나력(나력루), 녹내장, 늑막염, 담궐, 담낭염, 담즙분비, 대변불통, 대장염, 대하증, 변비, 복부팽만, 부종, 불면증, 사마귀, 선창, 소변불통, 소염제, 소화불량, 수종, 식욕부진, 신기허약, 신부전, 심장병, 십이지장궤양, 아토피성피부염, 악창, 안질, 암(위암), 열독증, 옹종(외옹), 완하, 외상소독, 원기부족, 위궤양, 위무력증, 위산결핍, 위산과다증, 위·십이지장궤양, 위염, 위장염, 위통, 유방염, 유산·조산, 유즙분비부전, 윤장, 음부질환, 이뇨, 인두염, 인후염·인후통, 임파선염, 종기, 종독(식중독, 연탄가스중독), 진정, 창종, 청혈, 취한, 치질, 폐결핵, 피로곤비, 피부병, 해수, 해열, 허약체질, 황달, 후두염, **[소아 질환]** 변비

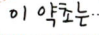

- 민들레의 잎, 줄기, 뿌리에 들어 있는 실리마린(silymarin) 성분은 항암작용과 간 세포를 활성산소로부터 보호해준다. 간 기능 회복에도 빠른 효과가 있다.

- 민들레 뿌리에는 타락세롤(taraxerol), 베타 시토스테롤(β-sitosterol) 성분이 들어 있어 황색포도상구균의 내약성 균주, 용혈성 연쇄상구균에 대해 강한 살균작용을 한다.

- 비타민과 무기질이 풍부해 간염과 쓸개염 등에 도움이 된다.

- 이눌린, 세로토닌, 루틴 등의 성분이 들어 있어 간 질환, 부종, 황달에 좋다.

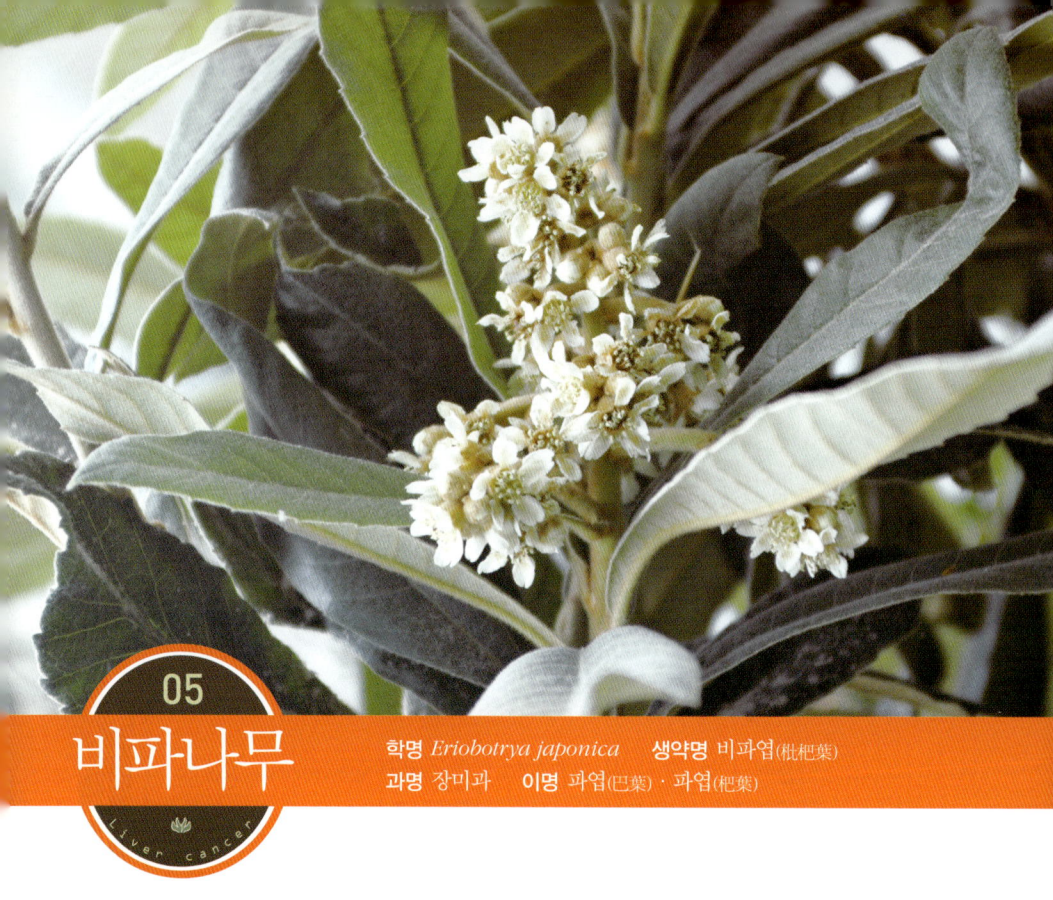

05 비파나무

학명 *Eriobotrya japonica* **생약명** 비파엽(枇杷葉)
과명 장미과 **이명** 파엽(巴葉)·파엽(杷葉)

비파나무는 가지가 굵고 잎의 뒷면과 더불어 연한 황갈색 털이 빽빽이 난다. 어린 가지에 갈색의 부드러운 털이 붙어 있다. 관상용·식용·약용으로 이용된다. 열매는 달콤하고 감미로우며 당분과 함께 비타민 A·B·C가 많이 들어 있다. 씨를 비파라 하며 행인(杏仁)의 대용 약재로 쓴다. 잎 뒷면의 털을 없앤 것을 비파엽이라 하고 약용한다. 약으로 쓸 때는 탕으로 하거나 산제 또는 환제로 하여 사용한다.

분 포	남부 지방	생 지	재배(남부 야외, 중부 온실)
키	5m 정도	분 류	상록 활엽 소교목
번 식	씨	약 효	잎
채취기간	연중	취급요령	햇볕에 말려 쓴다.
성 미	평온하며, 쓰다.	독성여부	없다.

잎 어긋나고 길이 15~25cm, 너비 3~5cm의 거꾸로 된 넓은 댓잎피침형으로서 끝이 뾰족하고 가장자리에 이빨 모양의 톱니가 있다. 앞면은 짙은 녹색의 가죽질이며 털은 없고 윤기가 난다. 뒷면에는 연한 황갈색의 짧은 털이 빽빽이 나 있다. 잎자루의 길이는 1cm까지이다.

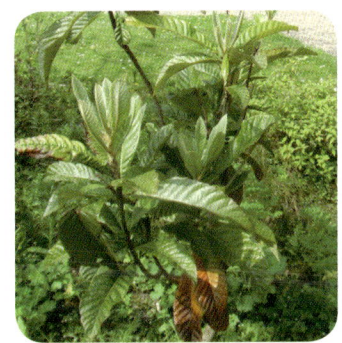

꽃 10~11월에 향기가 좋은 오판화가 흰색으로 피는데 원추 꽃차례로 가지 끝에 달린다. 꽃차례에 연한 갈색 털이 빽빽이 난다. 꽃받침 조각과 꽃잎은 각각 5개씩이다.

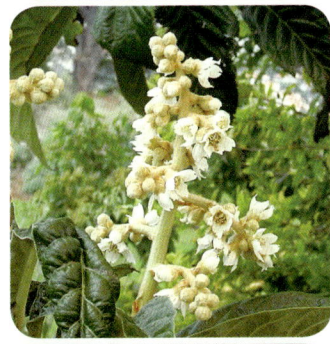

열매 꽃이 지고 다음해 6월경에 지름 3~4cm 정도 되는 공 모양 또는 타원형의 열매가 황색으로

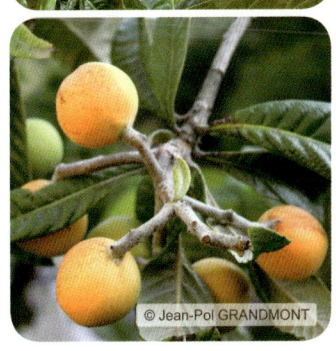

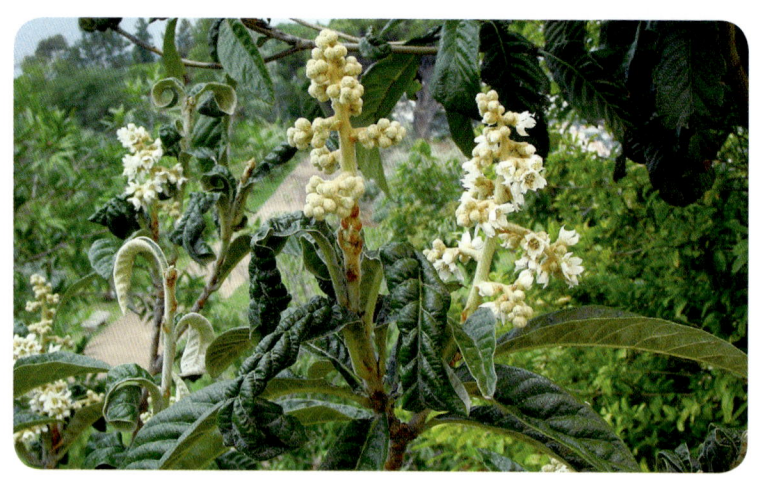

달려 익는데 가지 끝에 몇 개씩 모여 달린다.

 잎 8~10g을 1회분 기준으로 달여서 차로 만들어 1일 2~3회 1개월 이상 공복에 복용한다.

 1. 진하게 달이면 마시기가 쉽지 않다.
2. 비파 잎을 사용할 때는 솜털을 잘 제거한 후 상용해야 한다.
3. 씨앗은 약재로 사용하는 데 자극성이 강하므로 소량을 사용해야 한다.

주로 간경과 방광경을 다스린다.
각기, 간기능회복, 간염(급성), 감기, 개창, 거담, 건비위, 견비통, 고혈압, 골산, 골절증, 구충, 기관지염, 담, 두통, 무좀, 배뇨통, 변비, 변지, 보폐·청폐, 복통, 부인병, 부종, 분자, 산전후통, 서증, 소갈증, 소염제, 신경통, 신장염(급성신장염), 심장병, 암(골수암, 식도암, 위암, 전립선암, 직장암, 폐암, 후두암), 애역, 염증, 외이도염, 요통, 위궤양, 위통, 유방동통, 자율신경실조증, 전립선비대증, 종독, 좌섬, 중독, 진통, 천식, 충수염, 타박상, 탕화창(화상), 통증, 편도선염, 피로곤비, 피부윤택, 피부염, 한진, 해수

이 약초는…

- 아미그달린(amygdalin) 성분이 들어 있어 기침과 가래를 삭이며, 항암작용을 하므로 간암에 효과가 있다.
- 비파 잎의 추출물은 황색포도상구균에 대해 살균작용을 한다.
- 몸에 열이 많은 사람은 차로 마시면 좋다.
- 위에 열이 많아 구취가 심한 사람은 효과를 볼 수 있다.

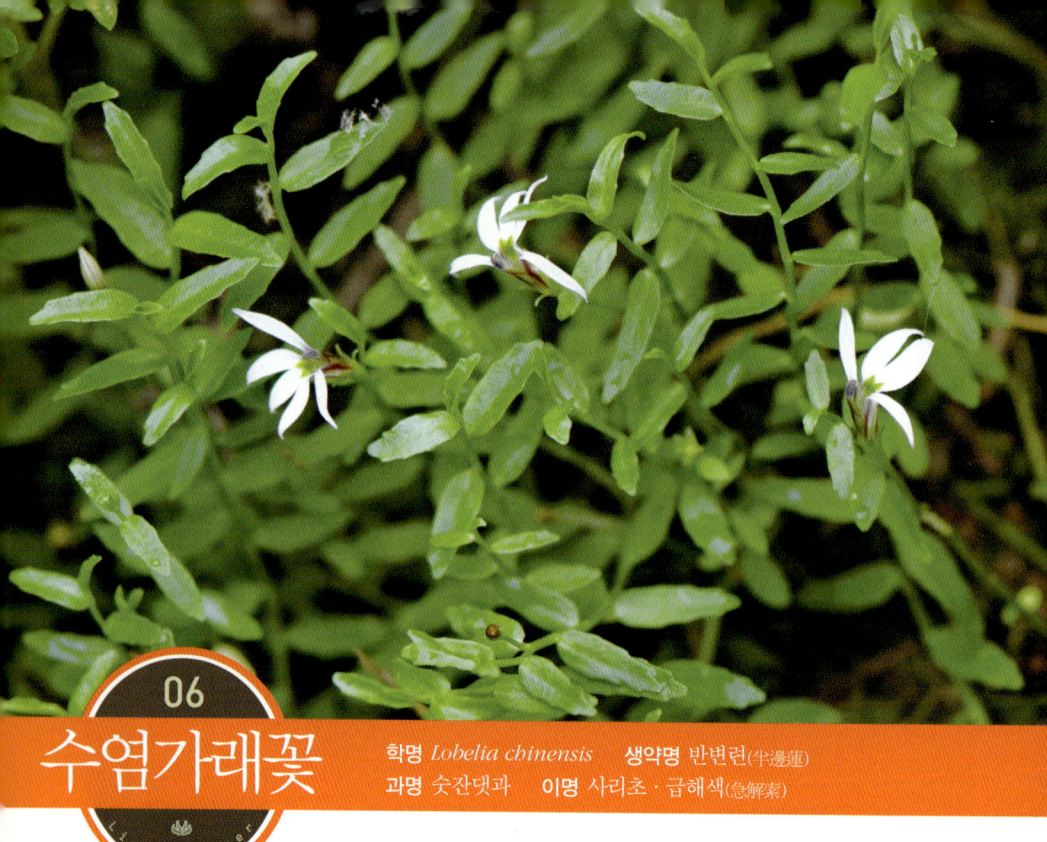

06 수염가래꽃

학명 Lobelia chinensis **생약명** 반변련(半邊蓮)
과명 숫잔대과 **이명** 사리초 · 급해색(急解索)

수염가래꽃은 한국 · 인도 · 일본 · 중국 · 타이완 · 말레이시아에 분포한다. 세미초(細米草) · 과인초(瓜仁草) · 반변하화(半邊荷花)라고도 하며 줄여서 수염가래라고도 한다. 전체에 털이 없다. 줄기는 땅을 기어 뻗어 가면서 자라며 마디에서 뿌리를 내리고 마디에서 가지가 갈라져 위쪽이 곧게 선다. 관상용 · 약용으로 이용된다. 약으로 쓸 때는 탕으로 하거나 생즙을 내어 사용한다. 외상에는 짓이겨 붙인다.

분 포	전국 각지	생 지	논두렁, 밭둑, 습지
키	3~15cm	분 류	여러해살이풀
번 식	뿌리줄기 · 마디 · 씨	약 효	온포기
채취기간	여름(개화기)	취급요령	날것 또는 그늘에 말려 쓴다.
성 미	평온하며, 달고 맵다.	독성여부	없다.

잎 어긋나고 2줄로 배열되어 있으며 잎자루가 없다. 길이 1~2cm, 너비 2~4mm의 댓잎피침형 또는 좁은 타원형으로서 끝이 둔하고 밑은 둥글며 가장자리에 둔한 톱니가 있다. 줄기와 더불어 털은 없다.

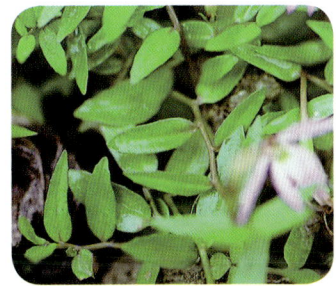

꽃 5~8월에 길이 1.5~3cm인 연한 자주색의 오판화가 피는데 잎겨드랑이에서 긴 꽃자루가 나와 그 끝에 1개씩 위를 향해 달린다. 꽃받침은 녹색이고 끝이 5개로 갈라진다. 꽃받침 조각은 5개이다. 꽃부리는 길이 1cm 정도이며 중앙까지 5개로 깊게 갈라지는데 3개는 아래를 향하고 2개는 위에서 좌우로 퍼진 모양이 반원형처럼 아래쪽으로 쏠려 좌우대칭이 된다. 수술은 합쳐져서 꽃밥

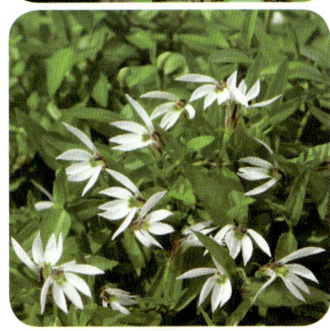

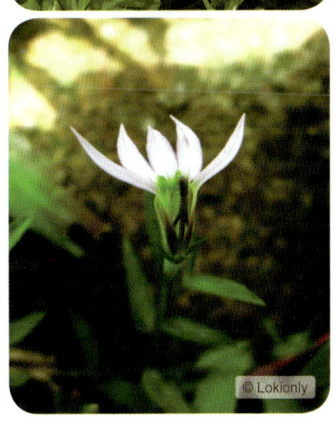

이 암술대를 둘러싸며 암술 머리는 2개로 얕게 갈라진다.

 8~9월에 길이 5~7mm의 삭과가 달려 익는데 적갈색의 작은 씨가 들어 있다.

 온포기 20~30g을 1회분 기준으로 달이거나 산제로 하여 1일 2~3회 1개월 정도 복용한다.

 1. 몸이 약하고 냉한 체질은 의사와 상담을 한 후 복용하는 것이 좋다.
2. 혈관 질환으로 고혈압이나 부정맥이 있는 사람은 복용을 주의해야 한다.
3. 과다 복용하면 두통, 설사, 맥박이 불규칙할 수 있다.

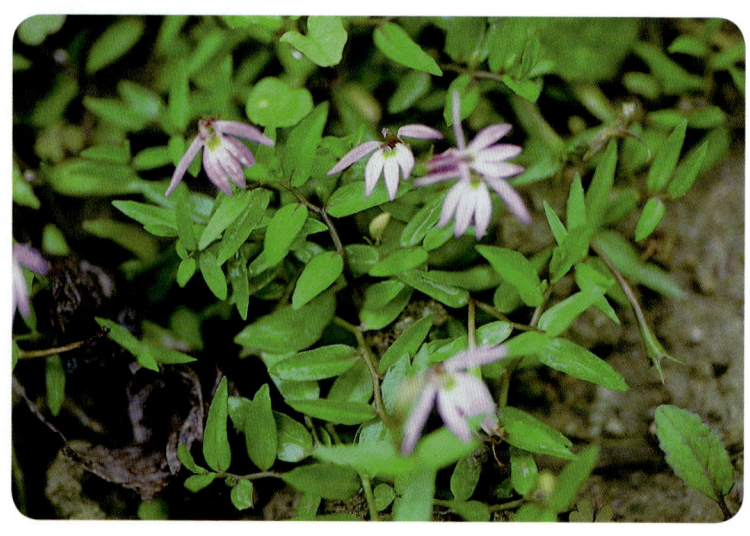

기타 효능 주로 암종이나 악성 종양을 다스리며, 방광계와 간경에 효험이 있다.

간경변증, 간염(급성간염), 개창, 담, 복수, 암(신장암, 위암, 직장암), 옹종(외옹), 전립선염, 종독, 중독, 천식, 출혈, 황달

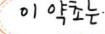
이 약초는…

- 임상실험을 통해 항암 성분인 알칼로이드(alkaloid)가 들어 있음이 밝혀졌고, 간암·위암·직장암 등의 치료 약으로 쓰인다.
- 벌레에 물렸을 때 물린 부위에 잎을 짓이겨 바르면 효과가 있다.
- 천식이나 호흡기 질환에 쓰인다.
- 해독작용 하는 성분이 들어 있어 종기, 습진, 옴, 외상출혈 등에 효과가 있다.

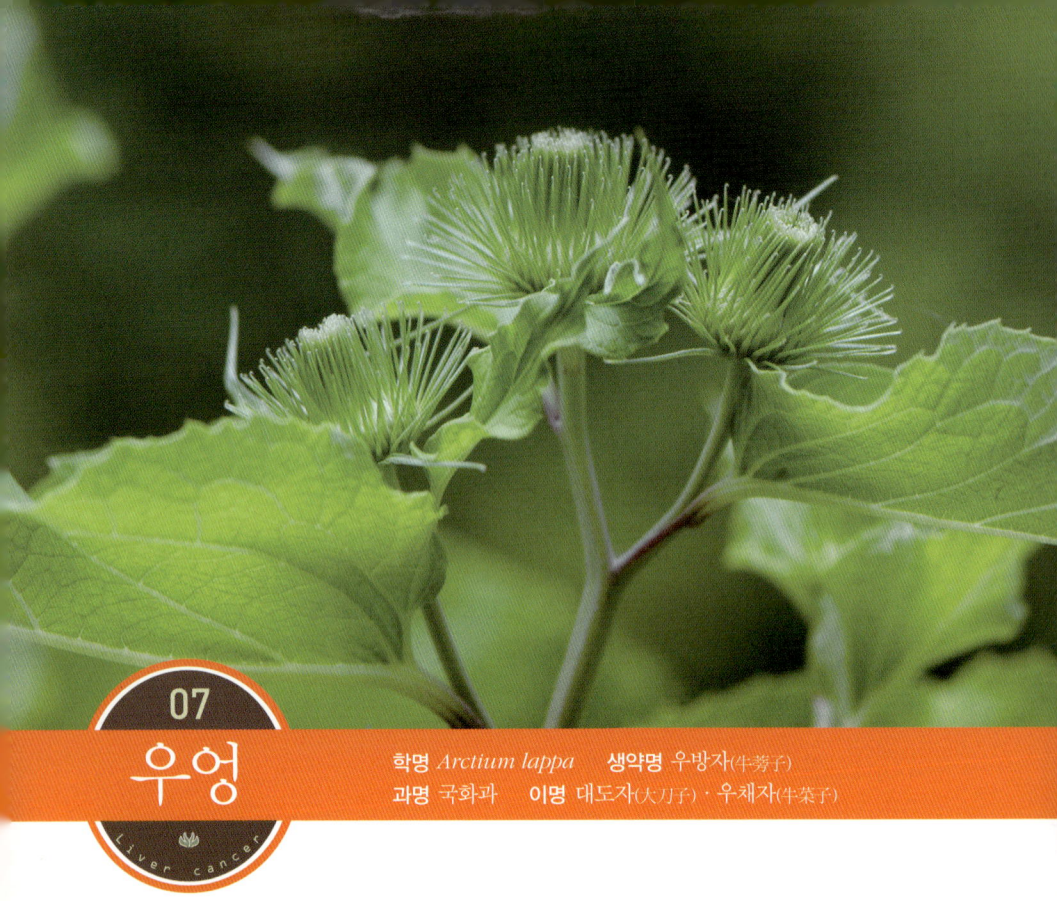

07 우엉

학명 *Arctium lappa*　**생약명** 우방자(牛蒡子)
과명 국화과　**이명** 대도자(大刀子)·우채자(牛菜子)

우엉은 우방(牛蒡)·대방자(大方子)·흑풍자(黑風子)라고도 한다. 곧은 뿌리가 흙 속에서 30~60cm로 깊게 뻗어나가 비대해지는데 원기둥 모양의 육질이며 긴 막대기처럼 생겼다. 뿌리 끝에서 나온 줄기는 자주색을 띠며 곧게 서서 자란다. 관상용·식용·약용으로 이용된다. 어린잎과 뿌리는 식용한다. 약으로 쓸 때 뿌리와 씨는 탕으로 하여 사용한다. 잎은 약간 볶거나 물에 쪄서 말려 산제로 하거나 생즙을 내어 사용한다. 뿌리는 술을 담가서도 쓴다.

분 포	전국 각지	생 지	밭에 재배
키	50~150cm	분 류	두해살이풀
번 식	씨	약 효	잎·씨·뿌리
채취기간	8~9월	취급요령	햇볕에 말리거나 볶아서 쓴다.
성 미	서늘하며, 맵고 쓰다.	독성여부	없다.

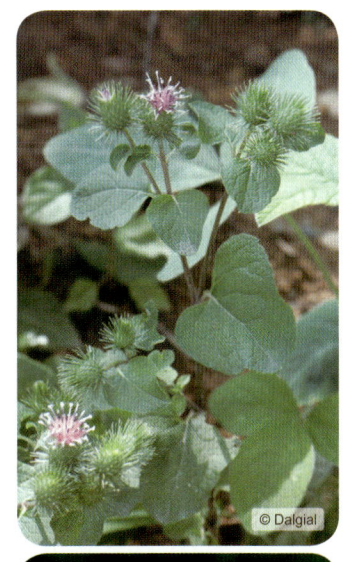

잎 뿌리잎은 무더기로 뭉쳐나며 잎자루가 길고 줄기잎은 어긋난다. 잎몸은 심장형으로서 끝이 뭉뚝하고 밑은 넓거나 심장 모양이며 가장자리에 이빨 모양의 불규칙한 톱니가 있다. 앞면은 짙은 녹색이지만 뒷면은 흰 털이 촘촘하게 나 있어 흰빛이 돈다.

꽃 7~8월에 검은 자줏빛이 도는 두상화가 줄기 꼭대기에서 갈라진 작은 가지 끝에 산방 꽃차례를 이루며 달려 핀다. 꽃차례 받침은 둥글고 꽃턱잎 조각은 끝이 갈고리처럼 생긴 바늘 모양이다. 꽃은 통모양의 대롱꽃이다.

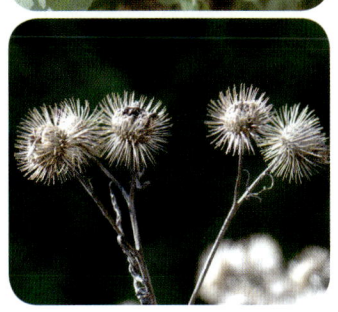

열매 9월에 수과가 달려 회갈색으로 익는데 갈색의 갓털이 붙어 있고 속에서 검은 씨가 나온다.

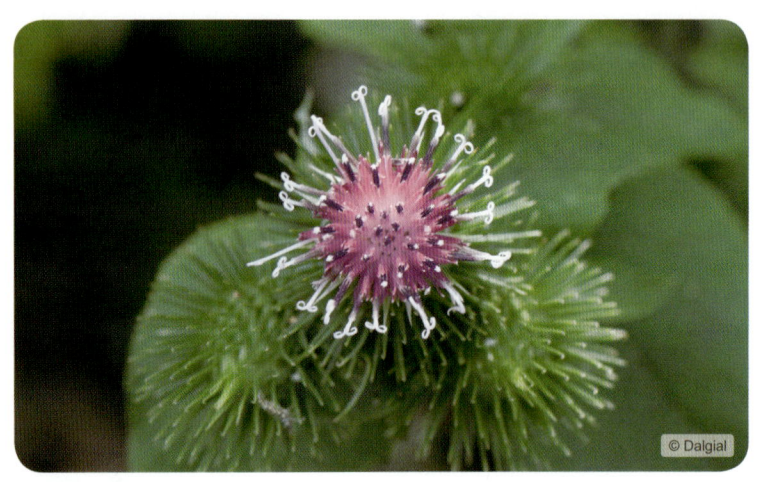

제조방법 잎, 당근 뿌리, 단무지 각 3g을 1회분 기준으로 함께 달이거나 산제로 하여 1일 2~3회 1개월 이상 복용한다.

주의사항
1. 자궁을 수축하므로 임산부는 주의해야 한다.
2. 성질이 차므로 몸이 냉하고 약한 사람은 주의해야 한다.
3. 뿌리를 음식으로 만들 때는 조미료 흡수가 잘되므로 주의해야 한다.
4. 우엉 씨를 과다 복용하면 혈압이 떨어질 수 있다.

기타효능 주로 피부과 · 운동계 · 치과 질환을 다스린다.
각기, 감기, 강장보호, 강정제, 개창, 거담, 관절염, 구열, 금창, 나력, 노이로제, 농가진, 뇌졸중, 늑막염, 담, 류머티즘, 마비, 배농, 부인병, 부종, 비만증, 산후풍치, 설창, 소염제, 습진, 아토피성피부염, 암(대장암, 식도암, 유방암, 폐암), 연주창, 열광, 옹종, 외이도염, 요통, 위경련, 유즙분비부전, 은진, 음낭습, 음창, 이뇨, 인후염·인후통, 절양, 종기, 종독, 중독(똥독), 중풍, 창종, 충수염, 충치, 치통, 투진, 편도선염, 풍, 풍비, 풍열, 피부병, 피부소양증, 항강, 해수, 해열, 화농, 후비, [소아 질환] 홍역

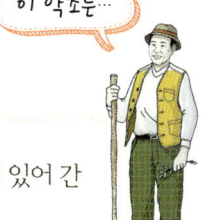

- 항암작용 하는 이눌린(inulin)과 망간(mangan) 성분이 들어 있어 간암에 효과가 있다.
- 우엉은 꽃이 필 때 사용하면 항균작용이 뛰어나 세균 억제에 큰 효과가 있다.
- 두통, 편도, 여드름, 염증 등에 효과가 있다.
- 이뇨작용과 해열작용에 효과가 있다.
- 지방을 녹여 배출하게 하고, 혈액을 맑게 하며, 피부노화를 억제하며, 변비에 좋다.

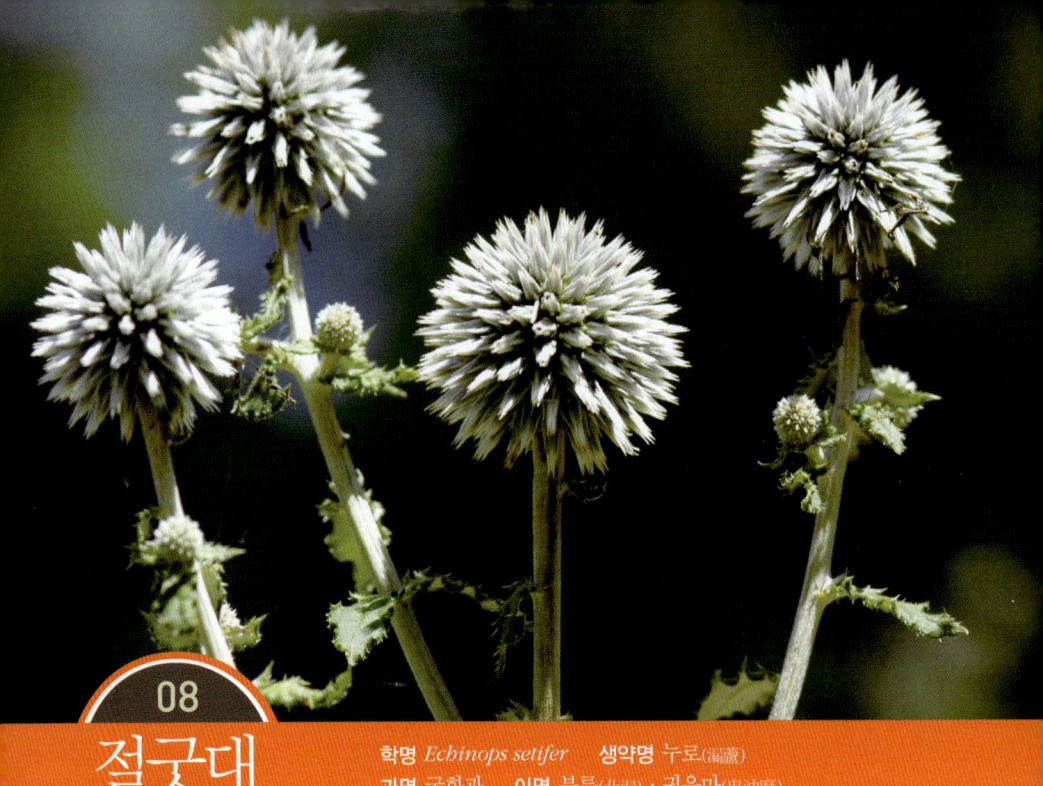

08 절굿대

학명 *Echinops setifer* **생약명** 누로(漏蘆)
과명 국화과 **이명** 북루(北漏)·귀유마(鬼油麻)

절굿대는 우리나라의 경기·전라·제주·함북과 일본 등지에 분포한다. 개수리취·둥둥방망이·분취아재비·절구때·절구대·야란(野蘭)이라고도 한다. 뿌리가 비대하다. 줄기는 곧게 서서 자라며 가지가 약간 갈라지고 솜 같은 털로 덮여 있어 전체에 흰색이 돈다. 관상용·식용·약용으로 이용된다. 어린잎은 나물로 먹는다. 생약인 누로는 뿌리를 말린 것이다. 약으로 쓸 때는 탕으로 하거나 산제로 하여 사용하며, 술을 담가서도 쓴다.

분 포	전국 각지	생 지	산과 들의 양지
키	1m 정도	분 류	여러해살이풀
번 식	씨	약 효	뿌리
채취기간	가을	취급요령	햇볕에 말려 쓴다.
성 미	차며, 짜고 쓰다.	독성여부	없다.
동속약초	뻐꾹채 · 큰절굿대		

잎 뿌리잎은 잎자루가 길고 가장자리가 엉겅퀴 잎처럼 갈라지는데 가장자리에 길이 2~3mm의 가시가 달린 뾰족한 톱니가 있다. 줄기잎은 잎자루가 없고 길이 15~25cm의 긴 타원형이며 5~6쌍으로 갈라진다. 앞면은 녹색이고 뒷면은 솜털로 덮여 있어 백색인데 수분이 적고 건조하면 흑색으로 변한다.

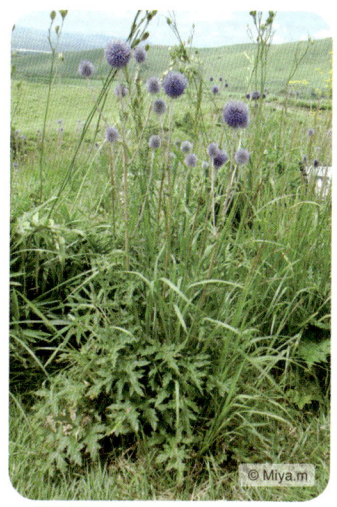

꽃 7~8월에 남색이 도는 자주색으로 피는데 공처럼 둥근 두상화가 줄기 끝과 가지 끝에 1개씩 달려 핀다. 꽃의 지름은 5cm 정도이고 대롱꽃으로만 이루어져 있다. 꽃차례 받침의 끝은 가시처럼 된다. 꽃부리는 길이 12~13mm이고 끝이 깊게 5개로 갈라져서 뒤로 젖혀진다.

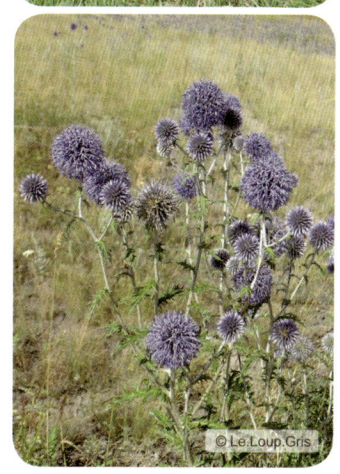

열매 9~10월에 원통형의 수과가 달려 익는데 황갈색 털이 촘촘히 나 있다. 비늘 조각 같은 흰 갓털은 끝이 가시처럼 되며 밑은 뾰족하고 도드라져 있다.

제조방법 뿌리 4~6g을 1회분 기준으로 달이거나 산제 또는 환제로 하여 1일 2~3회 1개월 정도 복용한다.

주의사항
1. 장기 복용할 때에는 의사와 상담하는 것이 좋다.
2. 몸이 약한 사람과 임산부는 주의해야 한다.

기타효능 주로 호흡기 · 순환계 · 운동계 질환을 다스린다.
각혈, 간경변증, 간염, 근골동통, 기관지염, 발모제, 배농, 보혈, 설사, 습진, 심복통, 염증, 유방염, 유종, 유즙분비부전, 인후

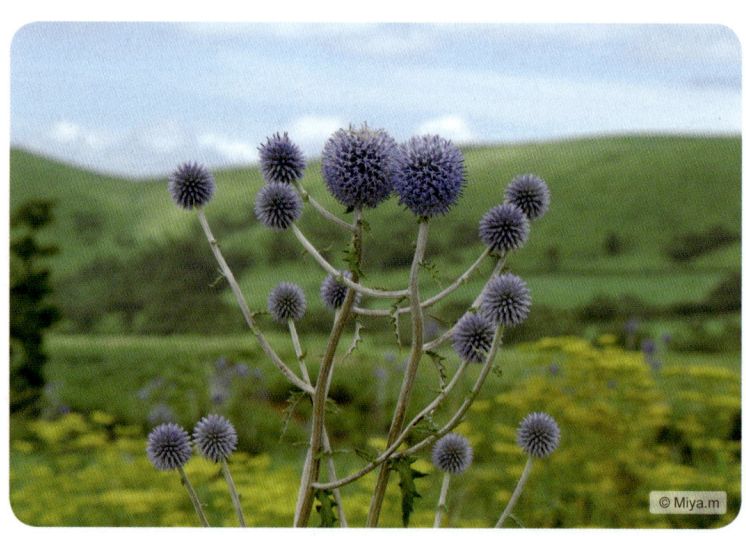

염 · 인후통, 임파선염, 종독, 중독, 지방간, 창종, 치질, 토혈, 폐렴, 풍습, 해열, 황달

이 약초는…

- 에키놉신(echinopsin) 성분이 들어 있어 저혈압, 안면근육마비, 시신경 및 망막의 색소변성 등에 효과가 있다.
- 대장염, 인후염, 간염, 기관지염 등에 효과가 있다.
- 새순은 나물을 무쳐 음식으로 먹고, 꽃은 혈액순환을 돕는 데 쓰인다.
- 해열작용을 하며, 산모의 젖이 잘 나오지 않을 때 쓰면 효능이 있다.

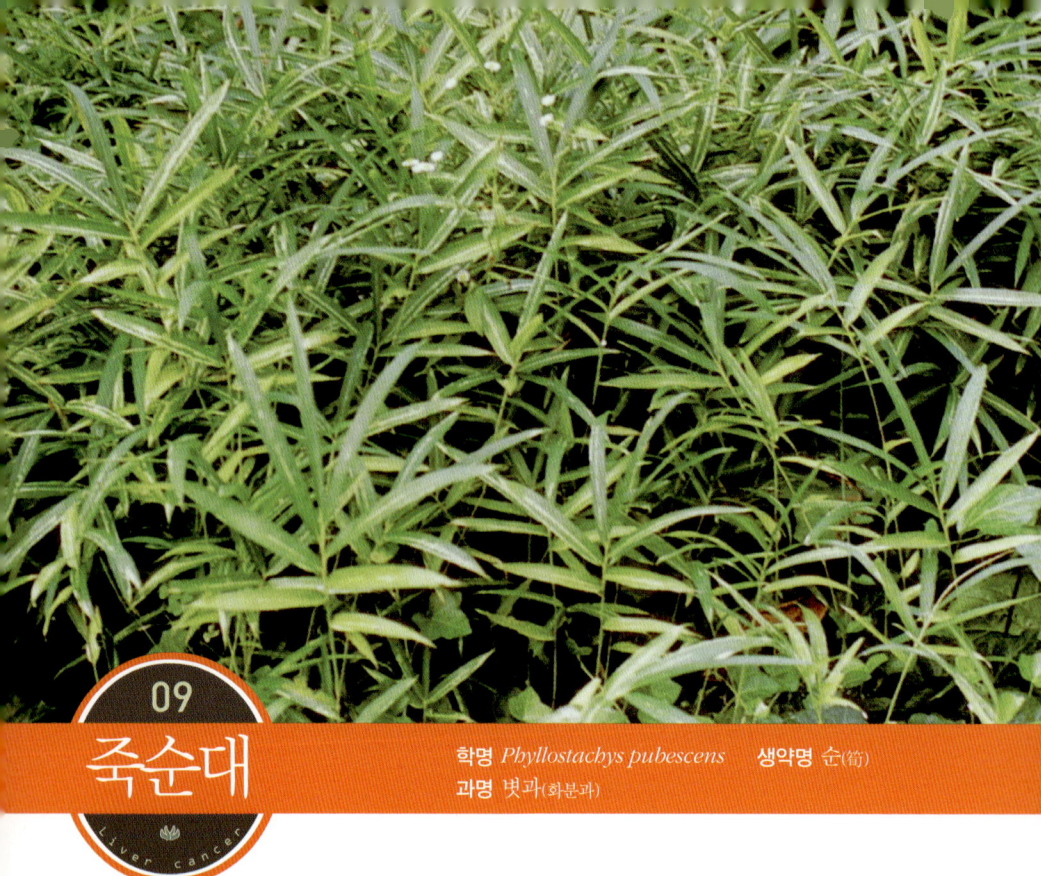

09 죽순대

학명 *Phyllostachys pubescens* **생약명** 순(筍)
과명 볏과(화분과)

죽순대는 강남죽(江南竹)·맹종죽(孟宗竹)·귀갑죽·죽신대라고도 한다. 중국 삼국시대에 효자 맹종이 한겨울에 눈 속에서 죽순을 얻어 어머니에게 드렸다는 고사에서 맹종죽이라는 이름이 나왔다. 죽순을 식용하기 위해 재배하므로 죽순대라는 이름이 붙었다. 죽순을 채취하기 위해 주로 남부 지방에서 재배한다. 줄기는 목화(木化)되었으며 속이 비어 있다. 줄기 껍질은 처음에는 털이 있고 녹색이다가 나중에는 황록색으로 변한다. 가지는 중간 부분 위쪽 마디에 2~3개씩 나오며 어린 가지에 털이 있다. 줄기 마디에는 고리

분 포	남부 지방	생 지	재배
키	10~20m	분 류	여러해살이 교목성 대나무류
번 식	분근	약 효	햇눈
채취기간	5~6월	취급요령	햇볕에 말려 쓴다.
성 미	따뜻하며, 달다.	독성여부	없다.
동속약초	대나무·청죽·흑죽의 햇순		

가 1개씩이고 가지에는 2~3개씩이다. 죽순은 4~5월에 나오는데 턱잎은 적갈색이며 검은 갈색의 반점과 더불어 털이 촘촘히 나 있다. 공업용·식용·약용으로 이용된다. 죽순은 식용하고 줄기는 세공재로 쓴다. 다만 재질이 무르기 때문에 세공용으로 적합한 편은 아니다. 약으로 쓸 때는 탕으로 하거나 산제로 하여 사용하며, 술을 담가서도 쓴다.

잎 길이 4~10cm, 너비 10~12mm의 댓잎피침형으로서 작은 가지 끝에 3~8개(보통 5~6개)씩 달린다. 가장자리에 잔톱니가 있으나 곧 없어지고 칼집 모양의 잎집에 있는 잔털도 빨리 떨어지며 잎집 끝에 달린 잎혀는 작다.

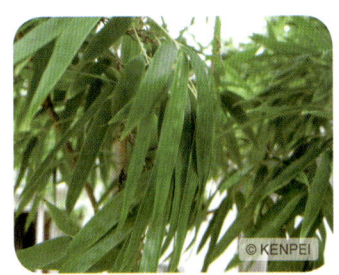

꽃 7~10월에 등황색 꽃이 원추 꽃차례로 달려 피는데 작은 가지 끝에 긴 타원형의 이삭이

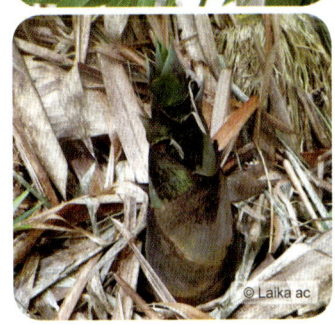

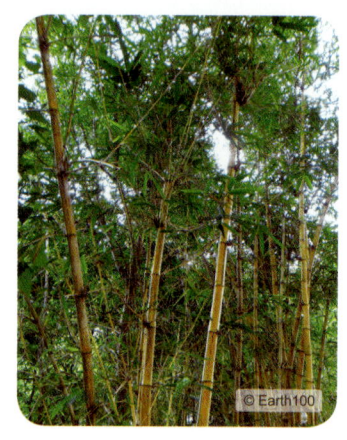

많이 달리고 작은 이삭에 양성화 1개와 단성화 2개가 들어 있다. 거꾸러달걀꼴인 꽃턱잎은 녹갈색이고 흑갈색 반점이 있으며 털이 촘촘히 난다. 수술은 3개이며 암술머리는 3개로 갈라지고 씨방은 달걀꼴이다. 꽃이삭은 약 70년 주기로 생기기 때문에 꽃은 좀처럼 보기 힘들다.

 열매
11월에 영과가 검은 하늘색으로 익지만 열매 역시 채취하기가 매우 어렵다.

 제조방법
햇순 10~12g을 1회분 기준으로 달이거나 산제 또는 환제로 하여 1일 2~3회 20일 이상 복용한다.

 주의사항
1. 몸이 약하고 저혈압이나 설사를 자주하는 사람은 주의하는 것이 좋다.
2. 과다 섭취하면 복부가 차가워질 수 있다.
3. 옥살산(oxalic acid) 성분이 들어 있으므로 결석환자는 주의해야 한다.

기타효능 주로 풍증을 다스린다.
구토, 담, 변비, 보기, 비만증, 소갈증, 소염제, 속 쓰림, 숙취, 스태미나강화, 암(암 예방/항암/악성종양 예방), 암(직장암), 오심,

요독증, 유산·조산, 자한, 주독, 중풍, 청열, 파상풍, 편도선비대

이 약초는…

- 대나무 줄기와 잎의 추출물은 항암활성물질이 있어 암세포 증식 억제에 효과가 있다.
- 스트레스와 불면증, 건망증 등에 효능이 있어 직장인들이나 학생들에게 좋다.
- 타이로신(tyrosine)과 비타민 K가 들어 있어 골다공증과 피부노화 예방에 좋다.
- 잎은 혈액순환을 도와 콜레스테롤을 낮춰주므로 고혈압이나 당뇨병 등 성인병 예방에 효과적이다.

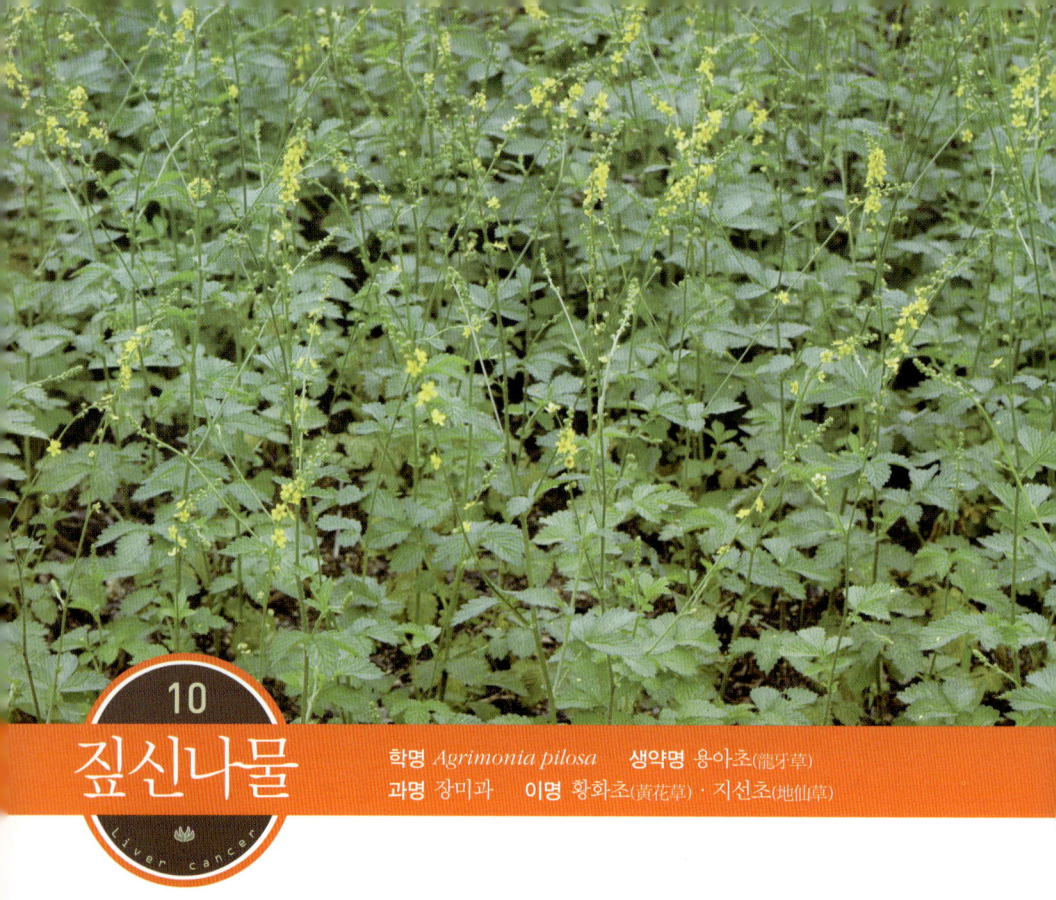

10 짚신나물

학명 *Agrimonia pilosa*　**생약명** 용아초(龍牙草)
과명 장미과　**이명** 황화초(黃花草)·지선초(地仙草)

짚신나물은 낭아채(狼牙菜)·낭아초(狼牙草)·용아초·선학초(仙鶴草)·지선초(地仙草)·과향초(瓜香草)·황룡미(黃龍尾)·탈력초(脫力草)·큰골짚신나물이라고도 한다. 굵은 뿌리에서 줄기가 나와 곧게 서서 자라며 전체에 흰색의 부드러운 털이 나 있다. 식용·약용으로 이용된다. 어린잎을 식용하고 온포기와 뿌리는 약용한다. 온포기를 용아초 또는 선학초라 하며, 뿌리를 아자(牙子)라고 한다. 약으로 쓸때는 탕으로 하거나 산제 또는 생즙을 내어 사용하며, 술을 담가서도 쓴다.

분 포	전국 각지	생 지	산과 들, 길가, 풀밭
키	30~100cm	분 류	여러해살이풀
번 식	씨	약 효	온포기·뿌리
채취기간	개화기 전	취급요령	날것 또는 햇볕에 말려 쓴다.
성 미	평온하며 맵고 쓰다.	독성여부	없다.
동속약초	산짚신나물·큰골짚신나물		

잎   어긋나며 5~7개의 작은 잎으로 구성된 깃꼴겹잎이다. 작은 잎은 크기가 고르지 않지만 끝에 달린 3개는 크기가 서로 비슷하고 아래쪽으로 갈수록 작아진다. 잎몸은 길이 3.6cm, 너비 1.5~3.5cm의 긴 타원형 또는 거꿀달걀꼴로서 양 끝이 좁으며 가장자리에 톱니가 있다. 표면은 녹색이고 양면에 털이 있다. 잎자루 밑부분에 한 쌍의 턱잎이 달리는데 반달 모양이고 끝이 뾰족하며 아래쪽 가장자리에 톱니가 있다.

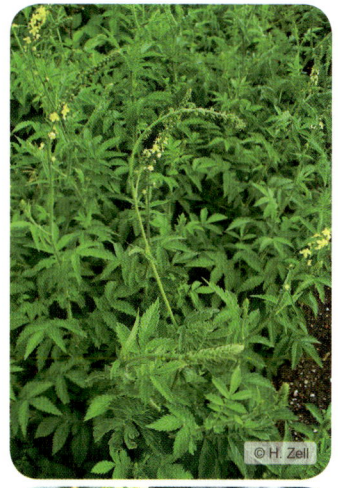

꽃   6~8월에 노란 오판화가 줄기 끝과 가지 끝에서 길이 10~20cm의 총상 꽃차례를 이루며 달려 핀다. 꽃받침은 길이 3mm 정도이고 위 끝이 5개로 갈라지는데 겉에

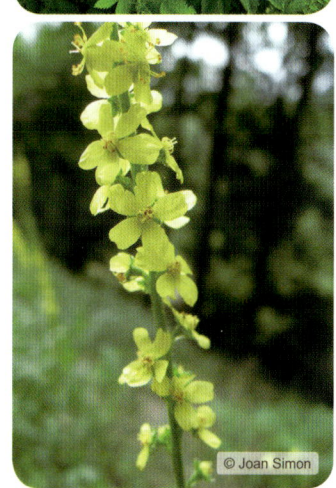

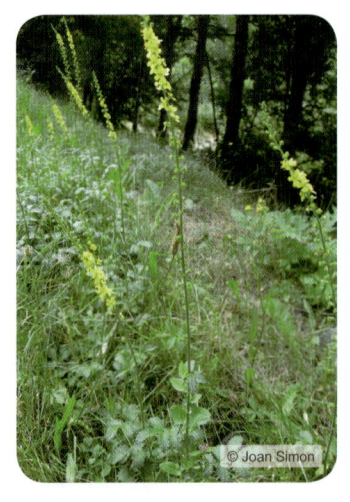

세로줄과 더불어 갈고리 같은 털이 있다. 5개인 꽃잎은 거꿀달걀꼴이거나 둥글며 5~10개의 수술이 있다.

 8~9월에 길이 약 3mm의 수과가 달려 익는데 열매를 싸고 있는 꽃받침에 갈고리 같은 털이 많이 나 있어 옷이나 짐승의 몸에 잘 붙는다.

 온포기 또는 뿌리줄기 8~10g을 1회분 기준으로 달이거나 산제 또는 환제로 하여 1일 2~3회 1개월 이상 복용한다.

 1. 소화 기능이 약한 사람은 주의해야 한다.
2. 암 환자는 다른 약초와 혼합해서 복용하면 오히려 더 위험할 수 있다.
3. 곰팡이가 핀 것은 독성이 있으므로 말릴 때 곰팡이가 피지 않도록 주의해야 한다.
4. 고혈압이 있는 사람이 과다 복용하면 혈압이 올라가므로 주의해야 한다.

주로 부인과 · 신경계 질환을 다스린다.
강장보호, 개창, 거담, 관절염, 구충, 나력, 담, 대하증, 변혈증, 복통, 붕루, 설사, 수렴제, 신경쇠약, 악창, 암(뇌암, 대장암, 방광암, 백혈병, 비암, 식도암, 신장암, 위암, 자궁암, 전립선암, 직장암, 치암, 폐암, 후두암), 옹종, 위궤양, 위염, 이질, 자궁탈, 장염, 적백리, 중독, 출혈, 치질, 토혈

> 이 약초는…

- 항암작용 하는 성분이 들어 있어 암세포 증식을 억제하므로 위암, 자궁암, 대장암, 방광암, 간암, 식도암 등에 탁월한 효과가 있다.
- 신장병, 간장병, 관절염, 위궤양, 장염, 설사 등에 효능이 있다.
- 살균작용으로 포도상구균, 고초균, 황색포도상구균을 억제하는 효과와 구충 예방에도 효과가 있다.
- 지혈작용이 있어 자궁출혈, 외상출혈, 치질출혈, 객혈, 토혈, 혈뇨 등에 도움이 된다.

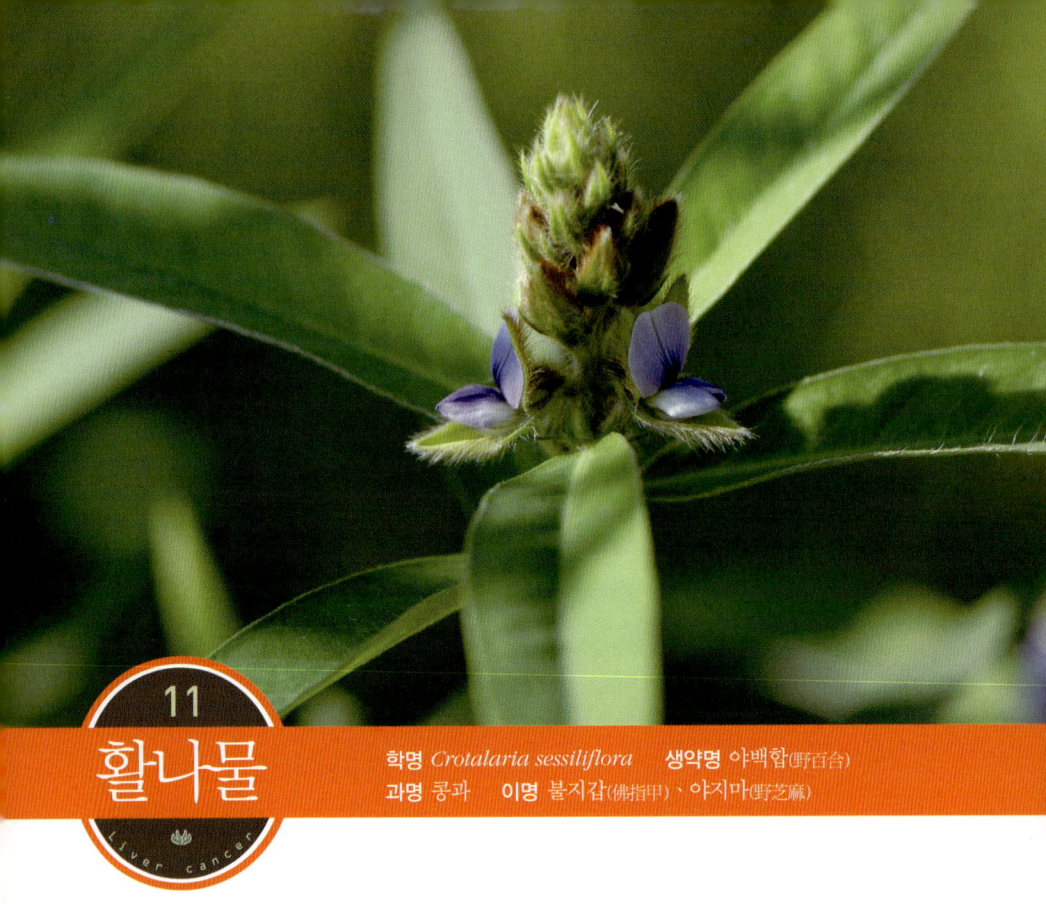

11 활나물

학명 *Crotalaria sessiliflora*   **생약명** 야백합(野百合)
과명 콩과   **이명** 불지갑(佛指甲)、야지마(野芝麻)

활나물은 줄기는 곧게 서서 자란다. 줄기 위쪽에서 가지가 갈라지며 잎의 표면을 제외하고 전체에 갈색 털이 많이 나 있는 것이 특징이다. 관상용·약용으로 이용된다. 식물의 땅 위 부분을 야백합이라 하며 약재로 사용한다. 이뇨제나 뱀독의 해독에 이용하며 항암 성분도 있다. 약으로 쓸 때는 탕으로 하여 사용하며, 술을 담가서도 쓴다. 외상에는 짓이겨 환부에 붙인다.

분 포	전국 각지	생 지	산과 들의 양지쪽 풀밭
키	20~70m	분 류	한해살이풀
번 식	씨	약 효	온포기
채취기간	여름~가을(개화기)	취급요령	햇볕에 말려 쓴다.
성 미	평온하며, 달다.	독성여부	없다.

잎 어긋나며 길이 4~10cm, 너비 3~10mm의 넓은 선형 또는 댓잎피침형으로서 끝이 뾰족하거나 둔하고 가장자리가 밋밋하다. 잎자루는 거의 없으며 턱잎은 길이 3~5mm의 선형이다.

꽃 7~9월에 청자색 꽃이 줄기 끝과 가지 끝에서 수상 꽃차례를 이루며 달려 핀다. 꽃턱잎은 길이 5~8mm의 선형이다. 꽃받침은 2개로 깊게 갈라지는데 위쪽 조각은 2개로 다시 갈라지고 밑의 조각은 3개로 갈라지며 꽃이 진 다음에 길이

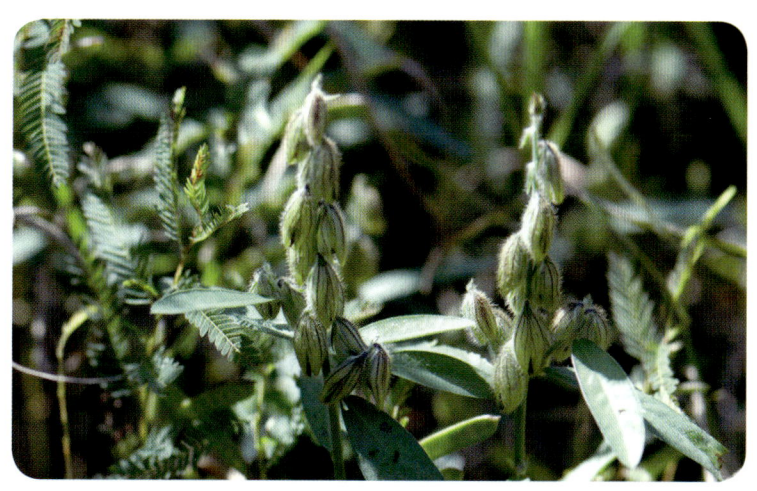

10~15mm로 자라서 열매를 둘러싼다. 꽃잎의 길이는 1cm 정도이고 큰 꽃잎 중앙에 짙은 빛깔의 줄이 있다.

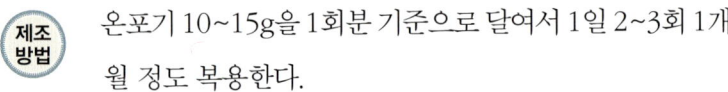
9~10월에 길이 10~12mm의 협과를 맺는데 긴 타원형의 꼬투리에 갈색 털이 촘촘히 나 있으며 익으면 2개로 갈라진다.

온포기 10~15g을 1회분 기준으로 달여서 1일 2~3회 1개월 정도 복용한다.

1. 과다 복용하면 복부가 팽창하거나 구토증세가 나타날 수 있다.
2. 장기 복용하면 오히려 간 기능 약화와 단백뇨 등이 나타날 수

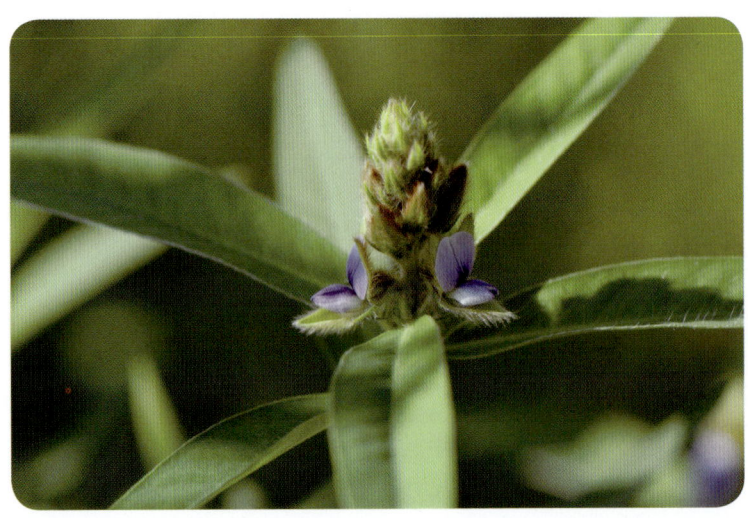

있으니 의사와 상담하는 게 좋다.

기타 효능 주로 부종을 다스리며, 열증이나 외상 치료에 효험이 있다.
기관지염, 발열(신열), 복수, 야뇨증, 중독, 창종, 해열, [소아 질환] 감적

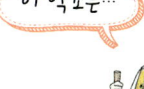

- 항암작용 하는 모노크로탈린(monocrotaline) 성분이 들어 있어 간암, 위암, 폐암, 자궁경부암, 식도암, 유선암, 피부암에 효과가 있다.
- 해열작용, 이뇨작용, 해독작용에 도움을 준다.
- 외상 피부 질환에는 생것이나 말린 것을 짓이겨 환부에 붙이면 효과가 있다.

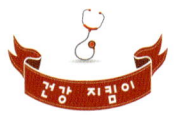

간암 똑똑한 대처법

국립암센터 자료에 따르면, 우리나라 남자 5명 중 2명, 여자 3명 중 1명꼴로 암에 걸리며 4명 중 1명은 사망한다고 한다. 이제는 암이 흔한 질병이 되었다. 암은 초기 때는 아무런 증상이 나타나지 않는다. 증상이 있다는 것은 암으로 진행이 상당히 되었음을 말한다. 그러므로 생활 속에서 미리 예방하는 것이 중요하다.

1. 간암이 걸리는 원인

첫째, 과음하기 때문이다. 가볍게 기분 전환할 정도로 마시는 것은 괜찮지만, 습관으로 술을 마시는 것은 좋지 않다. 매일의 독주는 알코올성 간염과 간부전증으로 이어지며, 더 나아가면 암으로 진행된다.

둘째, 의학 연구에 따르면 담배를 피우는 것도 간암에 걸리게 하는 원이라고 한다. 담배와 술을 같이 하게 되면 암에 걸릴 확률은 더 높다.

셋째, 비만이다. 비만은 성인병으로 이어지며, 고지혈증과 더불어 간 질환으로 이어지게 한다.

넷째, 생활 속의 도구 관리에서도 비롯된다. B형 간염에 걸린 사람이 손톱깎이나 칼에 살이 베어 혈액이 묻어 있는 것을 다른 사람이 사용할 경우 간염이 전이될 수 있다고 한다. 그러므로 도구의 위생 관리를 잘해야 한다.

2. 간암 예방법

B형 간염 예방백신 접종과 정기적 검진은 필수다. 국립암센터 자료에 따르면, 간암 발생률이 B형 간염자 70퍼센트, C형 간염자 10퍼센트라고 한다. 자신에게 간염에 대한 면역항체가 있는지 반드시 확인하는 게 무엇보다 중요하다.

간염 바이러스는 침, 정액, 혈액을 통해서도 감염된다. 간염 자가 사용한 칫솔, 주삿바늘, 면도기, 손톱깎이 등으로도 감염될 수 있고 문란한 성생활을 통해 감염될 수 있다.

가급적 화학적인 약을 복용하지 말아야 한다. 간에 부담을 주는 약성이 강한 약초는 섭취하는 것을 주의해야 한다. 간에 피로를 주는 과격한 운동보다는 유산소 운동과 근력 운동을 적절하게 자신의 몸에 맞게 하는 것이 좋다. 간의 건강을 위해 육류보다는 채소와 과일을 즐겨 먹는 것이 좋으며, 중금속이나 독성물질을 배출시키는 간에 좋은 약초를 적절하게 섭취해 주는 것이 좋다.

천혜의 명약 암을 이기는 약초

Part 5

유방암

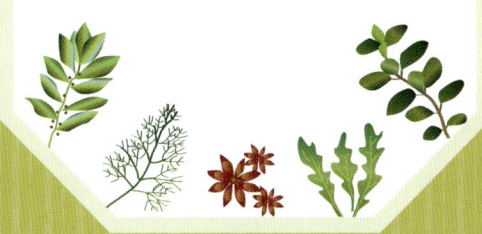

Breast Cancer

Part 5 유방암 Breast Cancer

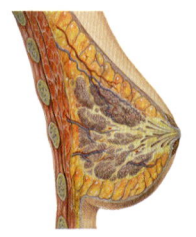 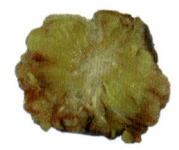

유방 구조   유방암

유방에 발생하는 선암(腺癌 : 선을 구성하고 있는 세포에 생기는 암. 위암·대장암 따위)이다. 유암(乳癌)이라고도 한다. 초기에는 통증이 없다. 대표적인 증상은 유방을 만져 보았을 때 딱딱하고 잘 움직이는 멍울이 잡히는 것이다. 차츰 이 멍울이 피부에 유착되며 외관상의 변화가 일어난다. 유두에서 피가 섞인 분비액이 나오고 유두의 형태가 변하는 것으로도 알 수 있다. 유방의 겉이 보조개처럼 움푹 들어가는 것도 증상의 하나이다. 더욱 진행되면 궤양 및 통증을 수반한다. 유방암은 암 중에서도 유일하게 자신의 손으로 만져 보고 찾아낼 수 있기 때문에 자세히 살펴보고 곧바로 전문의의 검사를 받도록 한다.

위험 인자

- 30대 이상의 여성으로 미혼이거나 출산 경험이 없다.
- 첫 월경이 빠르거나 폐경이 늦었다.
- 고령 초산(30세 이상)을 경험했다.
- 유선(乳腺) 질병에 걸린 일이 있다.
- 가족 중에 유방암에 걸린 사람이 있다.

다음의 약초와 처방으로 효험을 볼 수 있다.

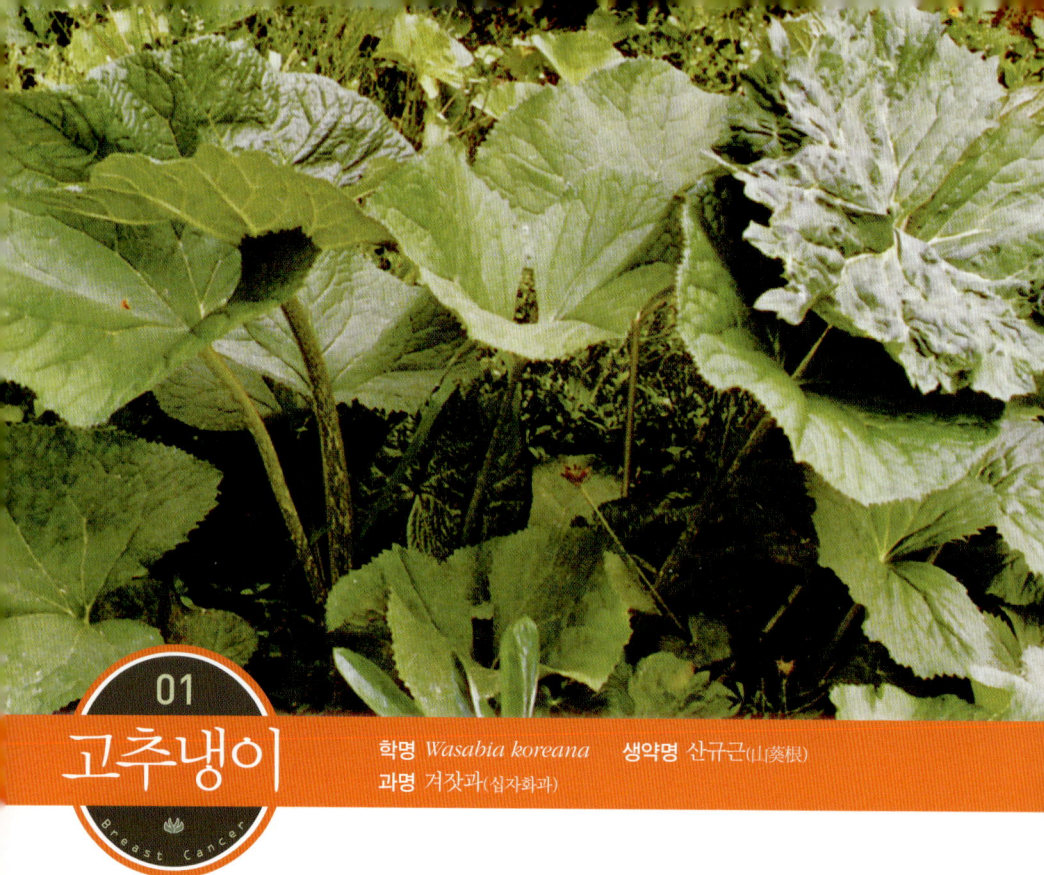

01 고추냉이

학명 *Wasabia koreana*　**생약명** 산규근(山葵根)
과명 겨잣과(십자화과)

고추냉이는 산규(山葵)라고도 한다. 땅속줄기는 짧고 수염뿌리가 많다. 굵은 원기둥 모양의 땅속줄기에 잎의 흔적이 많이 남아 있다. 줄기는 여러 겹으로 모여난다. 식용·약용으로 이용된다. 온포기를 봄에 김치로 담가 먹으며, 땅속줄기는 살이 많고 매운 맛이 있어 신미료(辛味料)로 쓴다. 생약인 산규근은 봄에 땅속줄기의 잔뿌리를 떼어내고 말린 것이다. 약으로 쓸 때는 탕으로 하여 사용한다. 외상에는 짓이겨 붙인다.

분 포	울릉도	생 지	산골짜기 물 흐르는 곳, 시냇가
키	30~40cm	분 류	여러해살이풀
번 식	실생	약 효	온포기
채취기간	가을	취급요령	햇볕이나 건조기에 말려 쓴다.
성 미	따뜻하며, 맵다.	독성여부	없다.

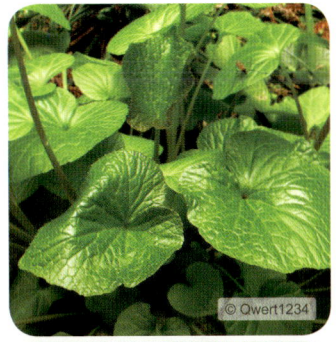

잎 땅속줄기에서 나온 심장 모양의 잎은 길이와 너비가 각각 8~10cm이며 가장자리에 불규칙한 잔톱니가 있다. 잎자루는 길이 30cm 정도이며 밑부분이 넓어져서 서로 감싼다. 줄기에 달린 줄기잎은 잎자루가 있고 길이 2~4cm의 넓은 달걀꼴 또는 심장 모양이다.

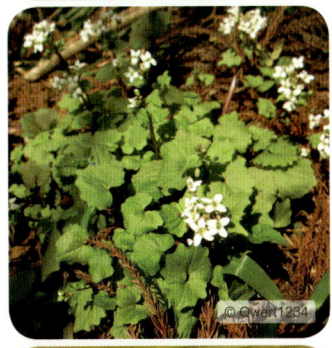

꽃 5~6월에 흰색으로 짧은 총상 꽃차례를 이루며 줄기 끝부분의 잎겨드랑이나 줄기 끝에 달려 핀다. 꽃줄기는 길이 20~40cm로서 비스듬히 자라고 잎이 달린다. 꽃받침은 길이 4mm 정도의 타원형으로서 가장자리가 희다. 꽃잎은 길이 6mm의 긴 타원형이다. 수술은 4개이며 암술은 1개이다.

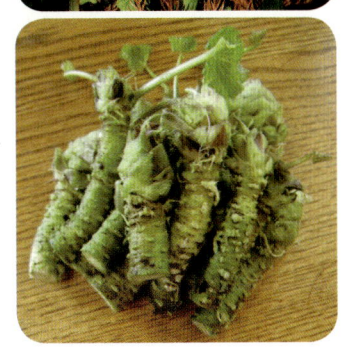

열매 7~8월에 길이 17mm 정도의 견과가 달려 익는데 약간 구부러져 있고 끝에 부리 모양의 돌기가 있다.

 제조방법 온포기 2~3g을 1회분 기준으로 달여서 1일 2~3회 1개월 이상 공복에 복용한다.

 주의사항 1. 비염에 일시적인 효과는 있지만 오히려 장기 복용하면 체질이 냉해질 수 있다.
2. 과다 복용하면 신장과 소화 기능이 떨어질 수 있다.

기타 효능 **주로 운동계 질환과 소화 기능을 다스린다.**
건비, 건위, 소염제, 식욕부진, 신경통, 유방암, 자궁암, 외상소독, 진통

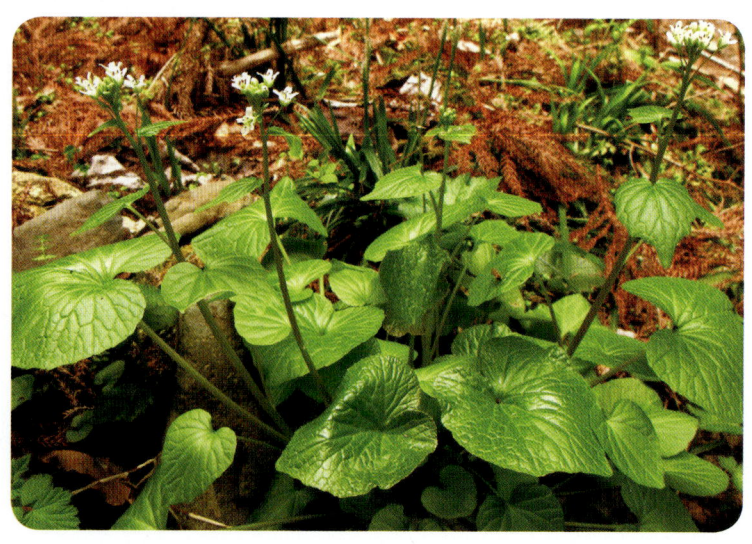

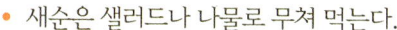

- 새순은 샐러드나 나물로 무쳐 먹는다.
- 항암 성분인 아이소타이오사이안산 알릴(allyl isothiocyanate)과 셀레늄(selenium)이 들어 있어 암세포 증식을 억제한다. 대장암, 폐암, 위암, 유방암 등에 효과적이다.
- 활성산소를 분해해주므로 피부노화를 막아준다.
- 항균작용을 하며, 생선의 비린내를 잡아주고, 소화 기능을 촉진한다.

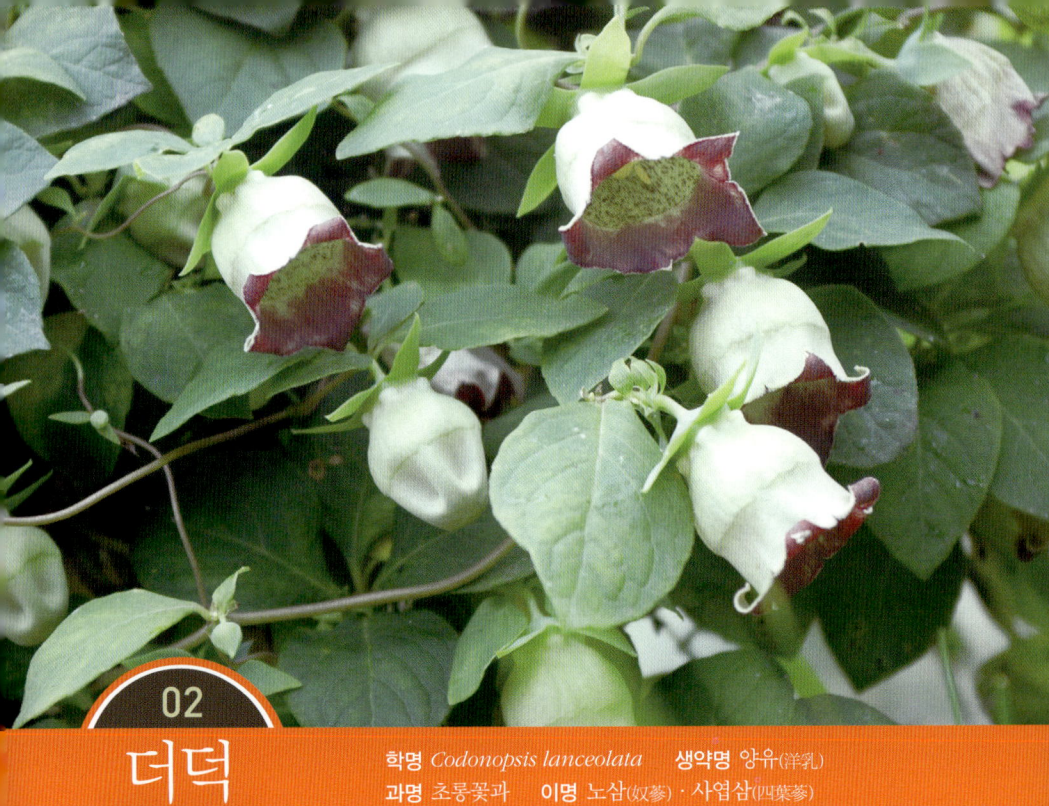

02 더덕

학명 *Codonopsis lanceolata* 생약명 양유(洋乳)
과명 초롱꽃과 이명 노삼(奴蔘)·사엽삼(四葉蔘)

더덕은 사삼(沙蔘)·백삼이라고도 한다. 뿌리는 도라지처럼 굵으며 독특한 냄새가 난다. 덩굴은 대개 털이 없고 줄기와 뿌리를 자르면 하얀 유즙이 나온다. 유사종으로 꽃부리 안쪽에 자줏빛이 도는 갈색의 반점이 없는 것을 푸른더덕이라 한다. 관상용·식용·약용으로 이용된다. 생약의 사삼은 뿌리를 말린 것이다. 어린잎은 나물이나 쌈으로 먹고 뿌리는 날것으로 먹거나 구워 먹거나 장아찌를 만든다. 약으로 쓸 때는 탕으로 하거나 산제 또는 환제로 하여 사용하며 술을 담가서도 쓴다.

분　포	전국 각지	생　지	깊은 산 음지, 숲 속, 산기슭
키	2m 이상	분　류	여러해살이 덩굴풀
번　식	씨	약　효	꽃·온포기·뿌리줄기
채취기간	8~9월(꽃), 가을~봄(뿌리)	취급요령	날것 또는 햇볕에 말려 쓴다.
성　미	평온하며, 달고 맵다.	독성여부	없다.
동속약초	소경불알·만삼·푸른더덕		

잎 어긋나는데 짧은 가지 끝에 서는 4개의 잎이 서로 접근하여 마주나므로 모여 달린 것 같다. 길이 3~10cm, 너비 1.5~4cm의 댓잎피침형 또는 긴 타원형이며 양끝이 좁고 가장자리가 밋밋하다. 앞면은 녹색, 뒷면은 분백색을 띠며 털은 없다.

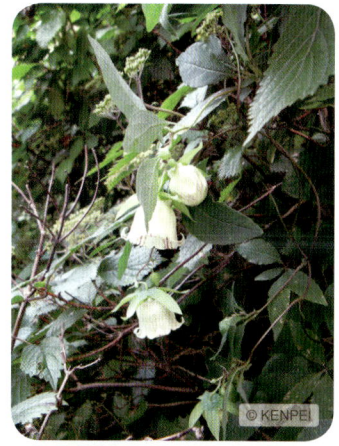

꽃 8~9월에 짧은 가지 끝에서 자주색 꽃이 넓적한 종 모양으로 밑을 향해 달려 핀다. 꽃부리는 길이 2.7~3.5cm이며 끝이 5갈래로 갈라져 뒤로 말리는데 자주색이지만 겉은 연한 녹색이고 안쪽에 자줏빛이 도는 갈색의 반점이 있다. 꽃받침은 끝이 뾰족하게 5개로 갈라지는데 녹색에다 크기는 길이 2~2.5cm, 너비 6~10mm이다.

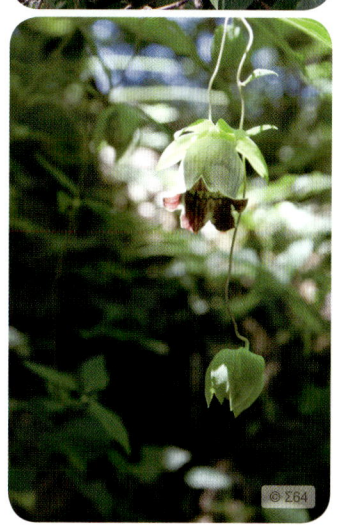

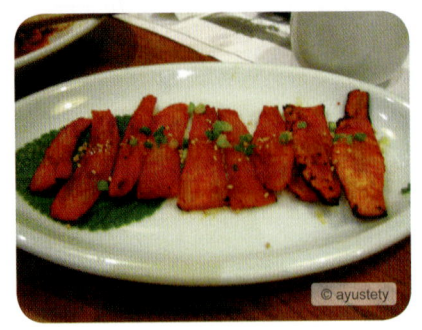

 9월에 삭과가 원뿔형으로 달려 익는다.

 꽃 4~5g 또는 뿌리 8~10g을 1회분 기준으로 달이거나 날것으로 1일 2~3회 1개월 이상 복용한다.

 1. 한 번에 많이 섭취하면 소화 기능이 떨어질 수 있다.
2. 많이 섭취하면 혈당이 높아지므로 당뇨 환자는 적당히 섭취하는 것이 좋다.
3. 소화가 안 되고 설사를 자주하는 사람은 주의해야 좋다.

 주로 비뇨기 · 순환계 · 신경계 질환을 다스리며, 호흡기 질환에 효험이 있다.

각혈, 강장보호, 강정제, 거담, 건비위, 건위, 경련, 고혈압, 고환염, 구고, 나력(나력루), 담, 두통, 발열, 배농, 변비, 보간 · 청간, 보로, 보신 · 보익, 보음, 보폐 · 청폐, 보혈, 불면증, 비만증, 비증, 산증, 소갈증, 식체(물), 신부전, 실음, 심장기능강화, 심장병, 심하비, 암(간암, 식도암, 유방암), 오장보익, 옹종, 울화, 원기부족, 유방염, 유즙분비부족, 은진, 음낭습, 음부 질환, 음종, 음창, 인두염, 인후염 · 인후통, 임파선염, 젖몸살, 종독, 중독, 천식, 편도선염, 풍, 풍습, 풍한, 피부노화방지, 피부소양증, 한열왕래, 해수, 화농, 후두염, 후비, 흉통

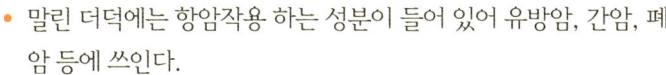

- 말린 더덕에는 항암작용 하는 성분이 들어 있어 유방암, 간암, 폐암 등에 쓰인다.
- 신장과 폐를 이롭게 하며 기관지염, 가래, 기침, 천식 등에 효과가 있다.
- 해독작용을 하므로 중금속, 황사, 미세먼지 등에도 도움이 된다.
- 산모에게는 젖 분비와 몸을 보호해주는 데 큰 효능이 있다.
- 허약한 몸에 기운을 돋우어주며 지친 육체의 체력을 회복하는 데 좋다.

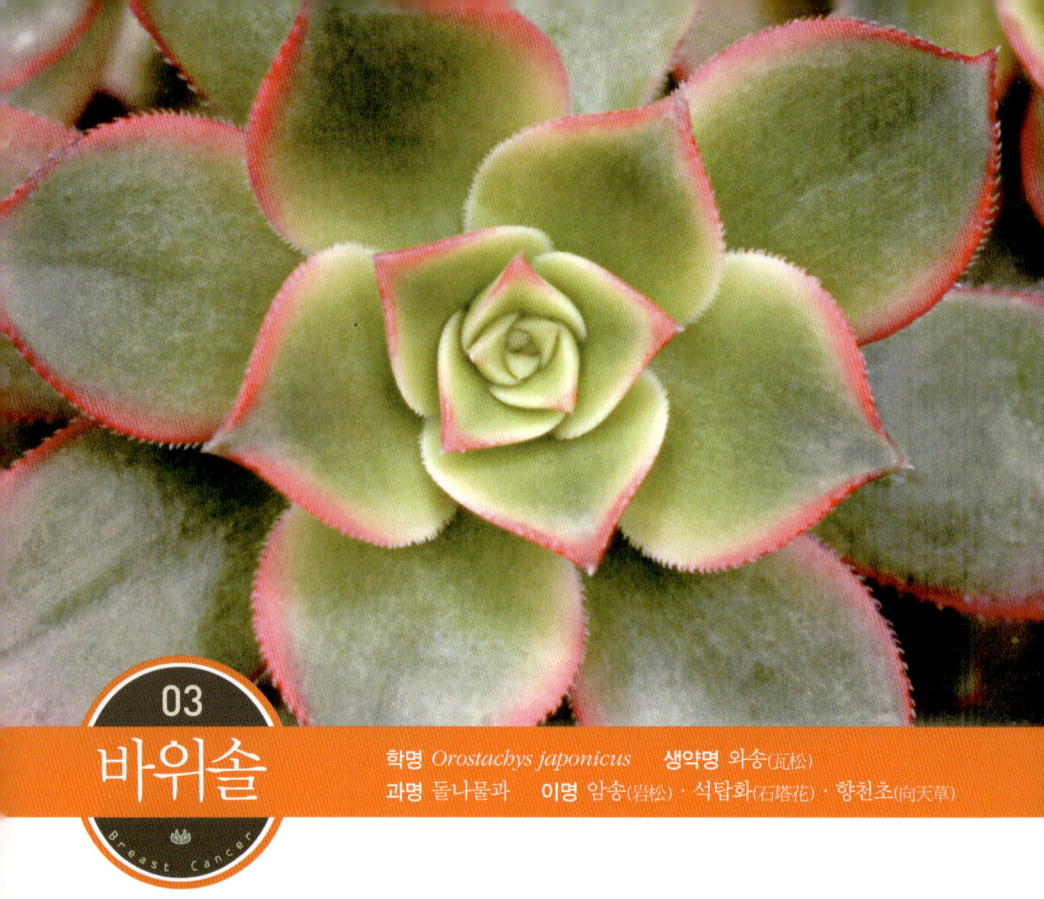

03 바위솔

학명 *Orostachys japonicus*　　**생약명** 와송(瓦松)
과명 돌나물과　　**이명** 암송(岩松) · 석탑화(石塔花) · 향천초(向天草)

바위솔은 경천(景天) · 와송(瓦松) · 와화(瓦花) · 일년송(一年松) · 작엽하화(昨葉荷花) · 신탑 · 탑송 · 지부지기라고도 한다. 오래 된 기와 지붕에서 잘 자라는데 그 모습이 소나무 잎이나 송화 · 솔방울을 닮았다 하여 와송이라는 별칭이 붙었다. 줄기는 곧게 자란다. 꽃대가 나타나면 아래에서 위로 올라가면서 촘촘하던 잎들은 모두 줄기를 따라 올라가며 느슨해진다. 여러해살이풀이지만 꽃이 피고 열매를 맺고 나면 죽는다. 관상용 · 약용으로 이용된다. 약으로 쓸 때는 생즙이나 탕으로 하여 사용한다. 외상에는 숯가루로 만

분　　포	전국 각지	생　　지	산 속의 바위 위
키	10~30cm	분　　류	여러해살이풀
번　　식	측지(側枝)	약　　효	뿌리를 제거한 온포기
채취기간	여름~가을	취급요령	햇볕에 말려 쓴다.
성　　미	차며, 짜다.	독성여부	없다.
동속약초	꿩의비름·기린초·돌나물·둥근바위솔의 온포기		

들어 뿌리거나 짓이겨 붙인다.

잎 잎은 육질이고 두꺼우며 주로 녹색이지만 더러는 자주색 또는 분백색을 띠는데 다닥다닥 어긋나서 마치 기왓장을 포갠 것처럼 보인다. 뿌리잎은 방석처럼 납작하게 퍼져 자라며 끝이 굳어져 가시같이 된다. 원줄기에는 잎자루가 없는 잎이 다닥다닥 달리는데 여름철에 나오는 뿌리잎과 더불어 끝이 굳어지지 않고 다만 뾰족해질 뿐이며 모양은 댓잎피침형이다.

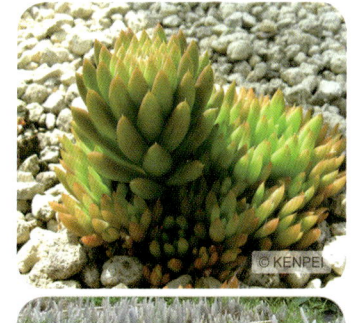

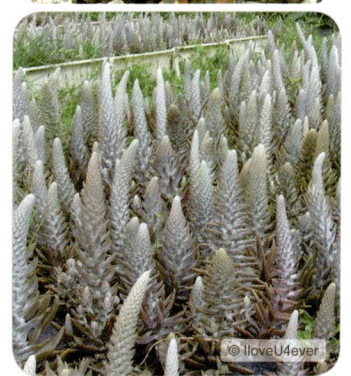

꽃 9월에 꽃자루가 없는 흰 꽃이 수상 꽃차례로 줄기 끝에 빽빽이 달려 피는데 아래쪽에서부터 피기 시작하여 점차 위쪽으로 올라간다. 꽃턱잎은 댓잎피침형이고 끝이 뾰족하다. 꽃잎과

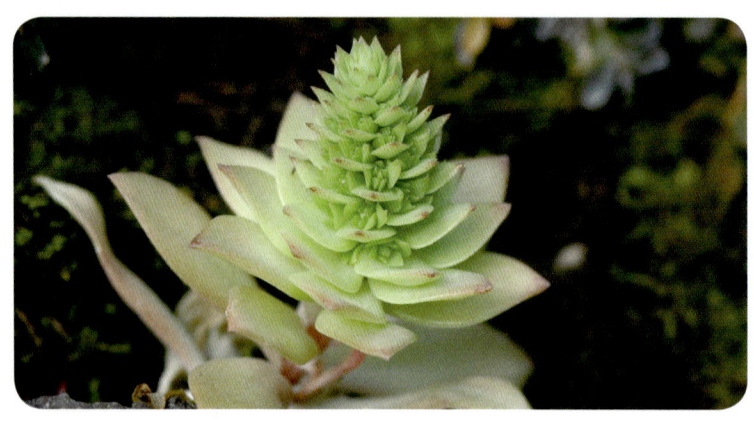

꽃받침 조각은 각각 5개씩이다. 수술은 10개인데 꽃잎보다 길고 꽃밥은 붉은색이지만 점차 검은색으로 변한다. 씨방은 5개이다.

 10월에 골돌과가 달려 익는데 5개이다.

 온포기(뿌리를 제거한) 10~15g을 1회분 기준으로 달이거나 생즙을 내어 1일 2~3회 1개월 정도 복용한다.

 1. 몸이 허약한 체질과 임산부는 주의하는 것이 좋다.
2. 비위가 약하고 자주 체하는 사람은 주의하는 것이 좋다.
3. 암 수술을 받은 사람 중에 소화력이 약한 사람은 주의하는 것이 좋다.

 주로 창독과 혈증을 다스린다.
간열, 변혈증, 비뉵혈, 암(유방암, 자궁암), 옹종(외옹), 종독,

출혈, 치창, 탕화상(화상), 학질, 해열

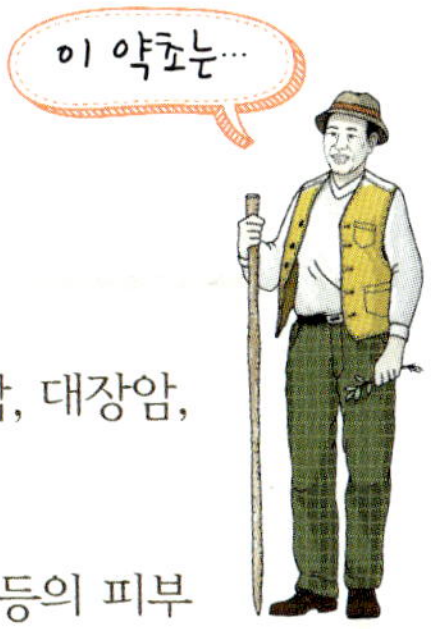

이 약초는…

- 항암 성분이 들어 있어 암세포 증식을 억제한다. 유방암, 대장암, 폐암, 위암, 자궁경부암에 효과가 있다.
- 세포 활성화와 면역력을 높여주며, 아토피·가려움증 등의 피부질환에 효과가 있다.
- 콜레스테롤을 낮춰주므로 고혈압과 동맥경화 등에 좋다.
- 비뇨작용, 소화기능 강화, 장운동을 촉진시켜 준다.

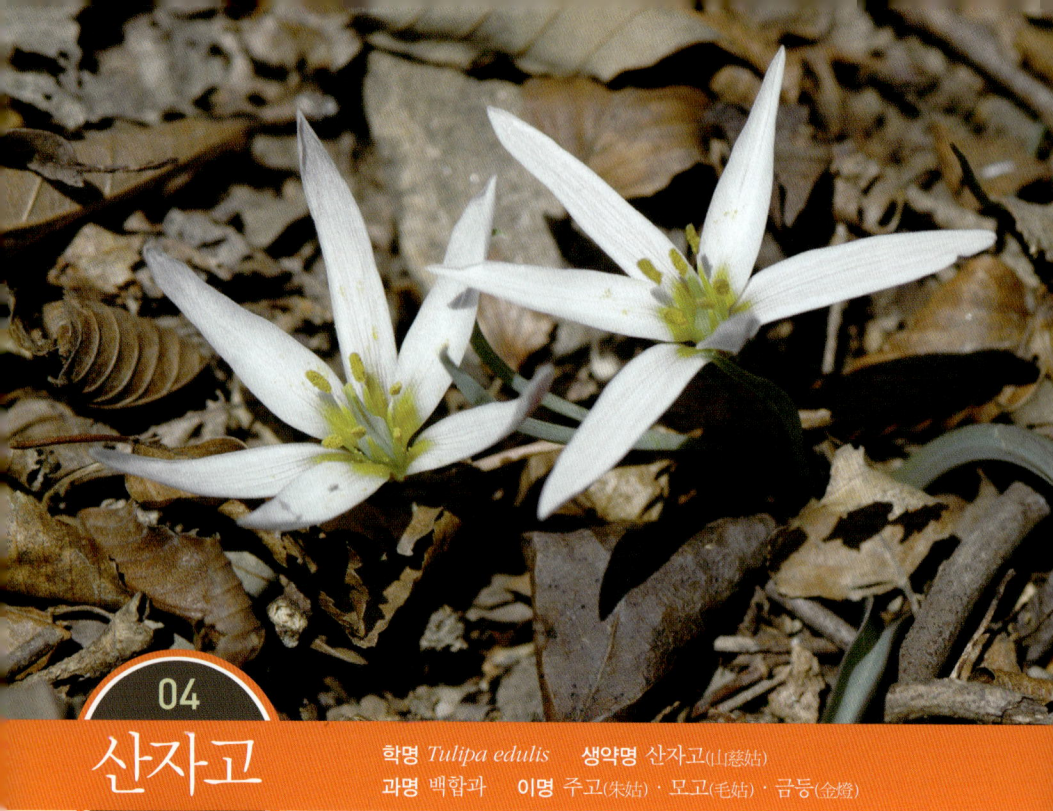

04 산자고

학명 *Tulipa edulis*　**생약명** 산자고(山慈姑)
과명 백합과　**이명** 주고(朱姑) · 모고(毛姑) · 금등(金燈)

산자고는 금등롱(金燈籠) · 까치무릇 · 물구 · 물굿이라고도 한다. 땅속에 달걀 모양으로 둥근 길이 3~4cm의 비늘줄기가 있는데 표면은 엷은 갈색이고 밑에 수염뿌리가 난다. 비늘 조각의 안쪽에는 갈색 털이 촘촘히 난다. 비늘줄기를 산자고(山慈姑)라 한다. 식용 · 약용으로 이용된다. 포기 전체를 식용한다. 약으로 쓸 때는 탕으로 하여 사용한다. 외상에는 짓이겨 붙인다.

분 포	제주, 전남(무등산), 전북(백양사)	생 지	양지바른 풀밭
키	30~40cm	분 류	여러해살이풀
번 식	비늘줄기·씨	약 효	비늘줄기
채취기간	가을~이듬해 봄	취급요령	햇볕에 말려 쓴다.
성 미	차며, 약간 맵다.	독성여부	있다.
동속약초	약난초·감자난의 가인경(假鱗莖)		

잎 비늘줄기에서 2개의 뿌리잎이 나오는데 길이 20~25cm, 너비 5~10mm의 선형으로서 끝이 뾰족하다. 잎몸은 부드러우며 흰빛을 띠는 녹색이고 털은 없다.

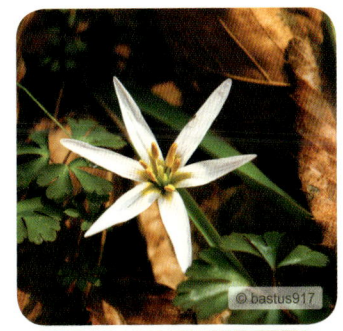

꽃 4~5월에 길이 30cm 정도의 꽃줄기를 내어 한 개의 육판화가 위를 향하고 달리는데 햇빛을 보며 백색으로 핀다. 꽃줄기는 곧게 서고 위쪽에 잎처럼 생긴 꽃턱잎이 3장 달린다. 꽃부리는 넓은 종 모양이며 길이는 2.5~3cm이다. 꽃잎처럼 보이는 꽃덮이 조각은 6개이고 길이 약 2.5cm의 댓잎피침형으로서 끝이 둔하며 백색 바탕에 자줏빛의 맥이 있다. 수술은 6개인데 3개는 길고 3개는 짧다. 씨방은 녹색이고 세모진 타원형

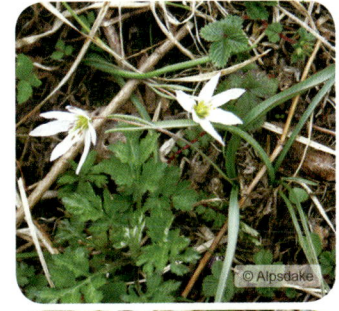

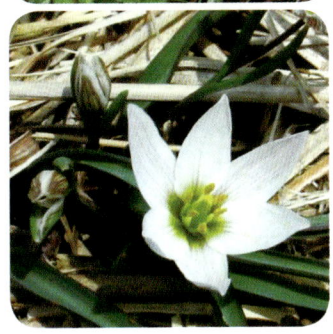

이다. 1개인 암술대는 짧고 암술머리는 一자 모양이다.

 세모지면서 둥근 녹색의 삭과가 달려 익는데 3개의 능선이 있고 끝에 길이 6mm 정도의 암술대가 달린다.

 비늘줄기 3~4g을 1회분 기준으로 달여서 1일 2~3회 1개월 정도 복용한다.

 1. 몸이 약하고 허약한 체질은 주의하는 것이 좋다.
2. 산자고와 약난초는 비슷한데 혼동해서 복용해서는 안 된다.
3. 한 번에 과다 복용하면 구토증세가 나타날 수 있다.

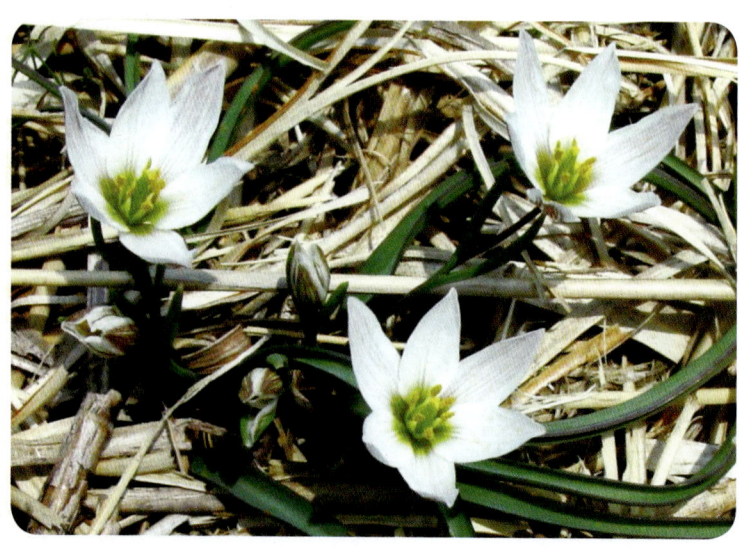

기타 효능 주로 신장계를 다스리고, 통증에 효험이 있다.

강심제, 강장보호, 광견병, 등창, 암(유방암, 전립선암), 옹종(외옹), 요로결석, 종독, 진정, 진통, 폐결핵, 행기, 행혈

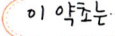
이 약초는…

- 콜히친(colchicine)과 알칼로이드(alkaloid) 성분이 들어 있어 열을 내려준다. 타박상, 종기, 관절에 좋다.
- 항암 효능이 있어 유방암, 갑상샘암, 피부암, 식도암, 위암 등에 효과가 있다.
- 소염작용이 강해 인후 질환, 편도선염, 임파선염, 통풍, 후두염 등에 효과가 있다.

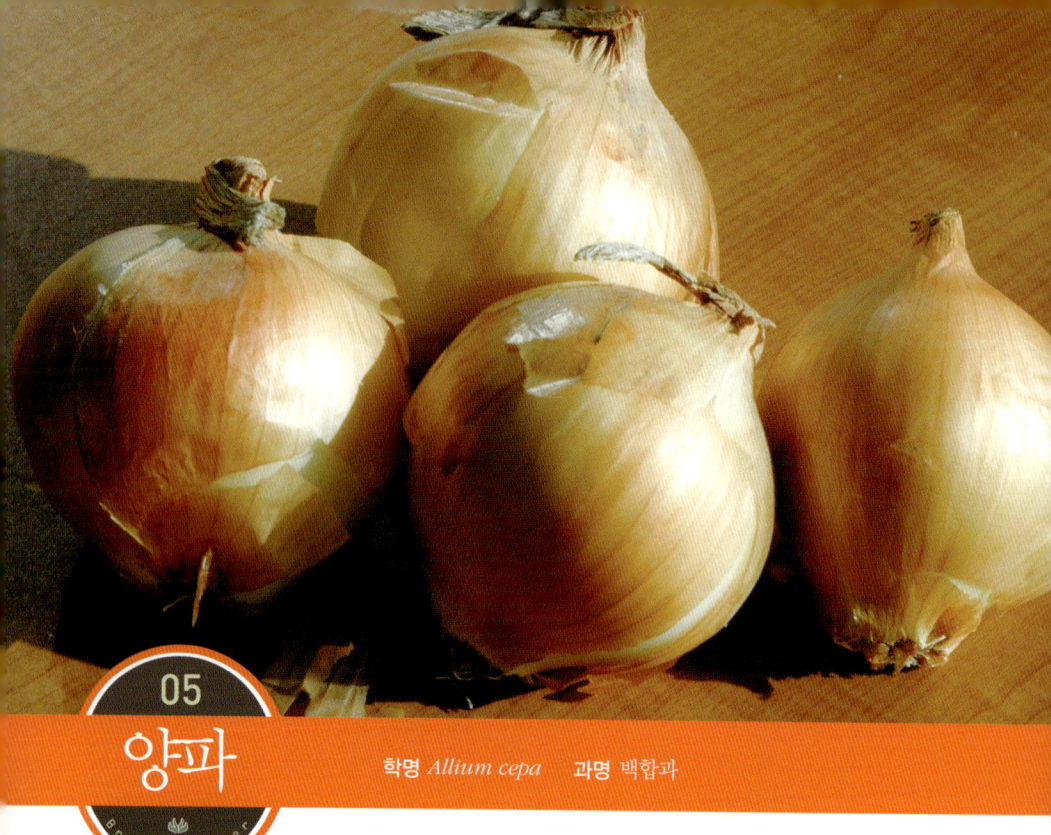

05 양파

학명 *Allium cepa*　　**과명** 백합과

양파는 옥총(玉葱)이라고도 한다. 양파라는 이름은 서양에서 건너온, 파와 비슷한 식물이라 하여 붙여졌다. 비늘줄기는 동글납작하거나 타원형이며 지름이 10cm에 달한다. 비늘줄기 밑부분에서 수염뿌리가 나와 흙 속으로 얕게 뻗으며 자란다. 비늘줄기의 겉에는 자줏빛이 도는 갈색의 껍질이 있는데 마르면 종이처럼 떨어지는 얇은 막질이다. 안쪽의 두꺼운 비늘들은 층층이 겹쳐지고 매운맛이 난다. 양파는 품종에 따라 비늘줄기의 모양이 구형·편구형·타원형인 것과 비늘줄기 껍질의 색이 붉은 것, 노란 것, 흰 것 등이 있고, 생으로 먹을 때 맵고 향기가 높은 것과 달고 맵지 않은

분 포	전국 각지	생 지	밭에 재배
키	50~100cm	분 류	두해살이풀
번 식	씨	약 효	비늘줄기
채취기간	여름	취급요령	채취하여 햇볕에 쬔 후 보관한다.
성 미	따뜻하고, 맵다.	독성여부	없다.
동속약초	마늘		

것 등으로 분류된다. 식용·약용으로 이용되는데 땅속의 비늘줄기에 매운맛과 특이한 향이 있어 주로 비늘줄기를 식용한다. 양파에는 각종 황화물과 함께 비타민과 무기질이 풍부하게 들어 있어 혈액 중의 유해물질을 제거하여 동맥경화나 고혈압을 예방하고 피로를 해소하는 작용을 한다. 약으로 쓸 때는 탕으로 하거나 생즙을 내어 사용하며, 술을 담가서도 쓴다. 양파를 먹고 난 뒤에 김 1장이나 다시마를 먹으면 양파 냄새가 나지 않는다.

잎 잎은 가늘고 긴데 속이 빈 원기둥 모양이며 파처럼 생겼다. 짙은 녹색을 띠며 밑부분이 두꺼운 비늘 조각으로 되어 있고 이것들이 모여서 비늘줄기를 형성한다. 잎은 꽃이 필 때 대개 말라 버린다.

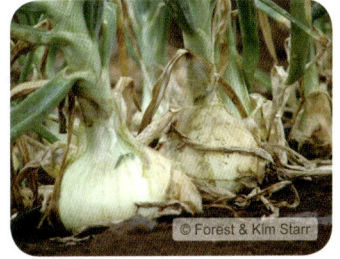

꽃 9월에 흰색으로 피는데 많은 꽃들이 잎 사이에서 나온 꽃줄기 끝에 산형 꽃차례를 이루며

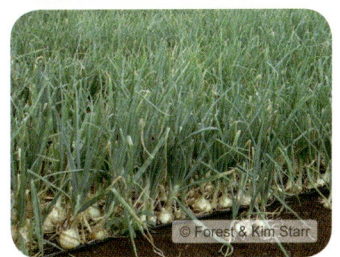

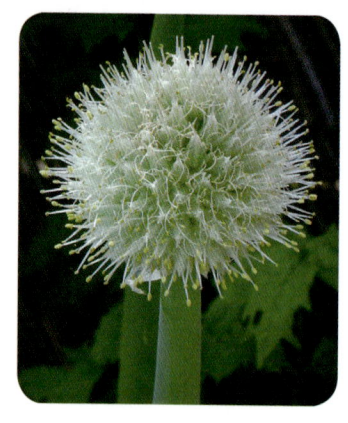

달려 공처럼 둥글게 된다. 꽃줄기는 원기둥 모양이고 아래쪽이 부풀어 있으며 그 밑에 2~3개의 잎이 달린다. 6개로 갈라지는 꽃덮이 조각은 거꿀달걀꼴을 닮은 댓잎피침형이며 수평으로 퍼진다. 수술은 6개이고 그중 3개의 수술대 밑부분 양쪽에 잔돌기가 있다. 암술은 1개이다.

제조방법
양파식초(비늘줄기 1개에 소주 2홉을 부어 밀봉한 뒤 따뜻한 곳에 24시간 정도 두면 식초가 된다)를 소주잔 1잔을 1회분 기준으로 1일 2~3회 1개월 정도 복용한다.

주의사항
1. 식욕을 증가시키기 때문에 식욕이 좋은 사람은 체중이 늘어날 수 있으니 주의해야 한다.
2. 간과 담이 약한 사람은 주의하는 것이 좋다.
3. 음식으로 먹을 때는 공복에는 피하는 것이 좋다.

기타효능
주로 뇌기능장애와 악성 종양을 다스린다.
간기능회복, 강장보호, 갱년기장애, 고혈압, 구충, 뇌기능장애, 뇌졸중, 당뇨병, 독두병, 동맥경화, 두설, 두통, 변비, 불면증, 슬통, 심장병, 암(전립선암, 폐암), 외상소독, 원기부족, 자한, 중독, 충수염, 콜레스테롤 억제, 피로곤비, 해수, 행혈, 흥분제

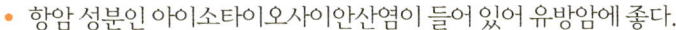

이 약초는…

- 항암 성분인 아이소타이오사이안산염이 들어 있어 유방암에 좋다.
- 향신료처럼 냄새를 잡아주고, 느끼한 맛을 부드럽게 하며, 소화를 촉진하는 효과가 있다.
- 콜레스테롤을 낮추며 고혈압이나 동맥경화에 효과가 있다.
- 남자의 스태미나에 좋으며, 위와 장의 기능을 좋게 한다.
- 《동의보감》에서는 오장(五臟)의 기에 모두 이롭다고 했다.

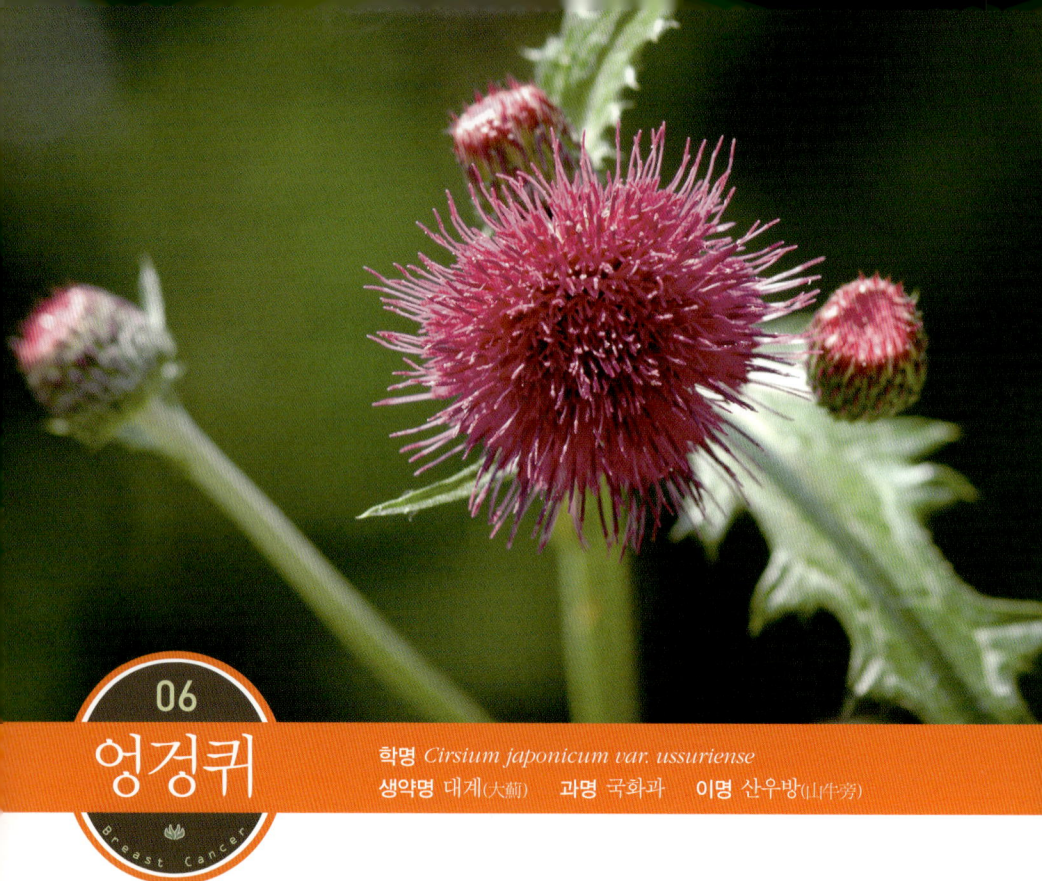

06 엉겅퀴

학명 *Cirsium japonicum var. ussuriense*
생약명 대계(大薊) **과명** 국화과 **이명** 산우방(山牛蒡)

 엉겅퀴는 야홍화(野紅花)·항가새·가시나물이라고도 한다. 피를 멈추고 엉기게 하는 풀이라 하여 엉겅퀴라는 이름이 붙었다. 줄기는 곧게 서고 가지가 갈라진다. 전체에 흰 털과 더불어 거미줄 같은 털이 나 있다. 유사종으로 잎이 좁고 녹색이며 가시가 다소 많은 좁은잎엉겅퀴, 잎이 다닥다닥 달리고 보다 가시가 많은 가시엉겅퀴, 흰 꽃이 피는 흰가시엉겅퀴 등 대략 15종이 있다. 엉겅퀴의 줄기와 잎에 난 가시는 동물로부터 줄기와 잎을 보호하기 위한 것이다. 관상용·식용·약용으로 이용된다. 어린순은 나물로 먹고

분 포	전국 각지	생 지	산이나 들
키	50~100cm	분 류	여러해살이풀
번 식	씨	약 효	뿌리·잎(외상)
채취기간	6~8월(개화기 : 잎), 가을(뿌리)	취급요령	날것 또는 햇볕에 말려 쓴다.
성 미	서늘하며, 쓰고 약간 달다.	독성여부	없다.
동속약초	비늘엉겅퀴·초엉겅퀴		

성숙한 뿌리는 약용한다. 약으로 쓸 때는 탕으로 하거나 산제로 하여 사용하며, 뿌리로는 술을 담근다.

잎

뿌리에서 나온 잎은 꽃이 필 때까지 남아 있으며 줄기에 달린 잎보다 크다. 줄기잎은 댓잎피침 모양의 타원형으로서 깃 모양으로 갈라지는데 갈라진 가장자리가 다시 갈라지고 밑은 원줄기를 감싼다. 가장자리에 깊이 패여 들어간 거친 톱니와 더불어 가시가 나 있다. 양면에 털이 있다.

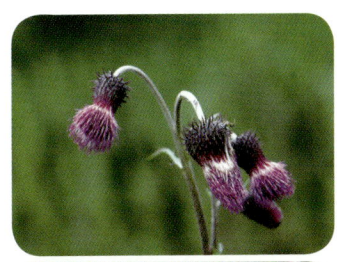

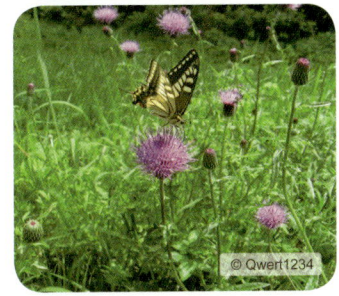

© Qwert1234

꽃

6~8월에 자주색 또는 붉은색으로 피는데 대롱꽃으로만 이루어진 두상화가 줄기 끝과 가지 끝에 3~4송이씩 달린다. 꽃차례받침은 지름 2cm 정도이며 점액을

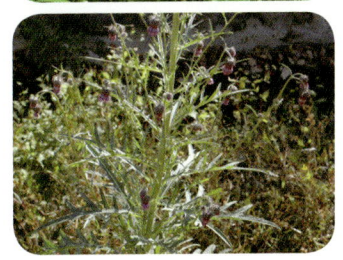

분비하므로 끈끈하다. 꽃차례 받침 조각은 흑자색을 띠며 7~8줄로 배열하는데 안쪽일수록 길어진다.

 9~10월에 길이 3.5~4mm의 수과가 달려 익는데 길이 16~19mm의 긴 갓털이 흰색으로 달려 있다.

 온포기 10~12g 또는 뿌리 5~7g을 1회분 기준으로 달이거나 산제 또는 환제로 하여 1일 2~3회 1개월 이상 복용한다.

 몸이 냉하고 약한 사람에게는 설사, 식욕부진, 구토, 복통이 올 수도 있다.

 주로 소화기·운동계 질환과 신진대사를 다스리며, 혈증 질환에 효험이 있다.

각기, 각혈, 간헐파행증, 감기, 강직성척추관절염, 개창, 거담(혈담), 견비통, 관상동맥질환, 관절염, 구토, 근골동통, 금창, 다혈증, 대하증, 말초혈관장애, 몸살, 보양, 보혈, 부종, 붕루(혈붕), 비뉵혈, 설염, 수족마목, 수족마비, 수족불수, 신경통, 신근경색, 안태, 암(유방암), 양혈거풍, 어혈, 옹종, 요배통, 요통, 원기부족, 위염(만성), 이뇨, 이롱·난청, 이완출혈, 임신요통, 자궁전굴·후굴, 장간막탈출증, 젖몸살, 좌섬, 좌섬요통, 중독, 중추신경장애, 쥐, 창종, 척추 질환(척추관협착증), 출혈, 태양증, 토혈, 피부궤양, 피부염, 항강, 행혈, 허혈통, 혈기심통, 혈담, 혈압조절, 혈우병, [소아 질환] 경축, 태독

이 약초는…

- 암세포 증식을 억제하는 펙톨리나리게닌(pectolinarigenin) 성분이 들어 있어 유방암에 효과가 있다.
- 플라보노이드와 실리마린 성분이 들어 있어 간 기능을 개선시켜 준다.
- 《동의보감》에서는 "어혈을 풀어주고, 토하는 피를 멎게 하며, 작은 종기와 버짐을 낫게 한다"고 했다.
- 코피나 소변출혈, 자궁출혈, 궤양출혈, 방광염, 질염, 피부염 등에 쓰이기도 한다.

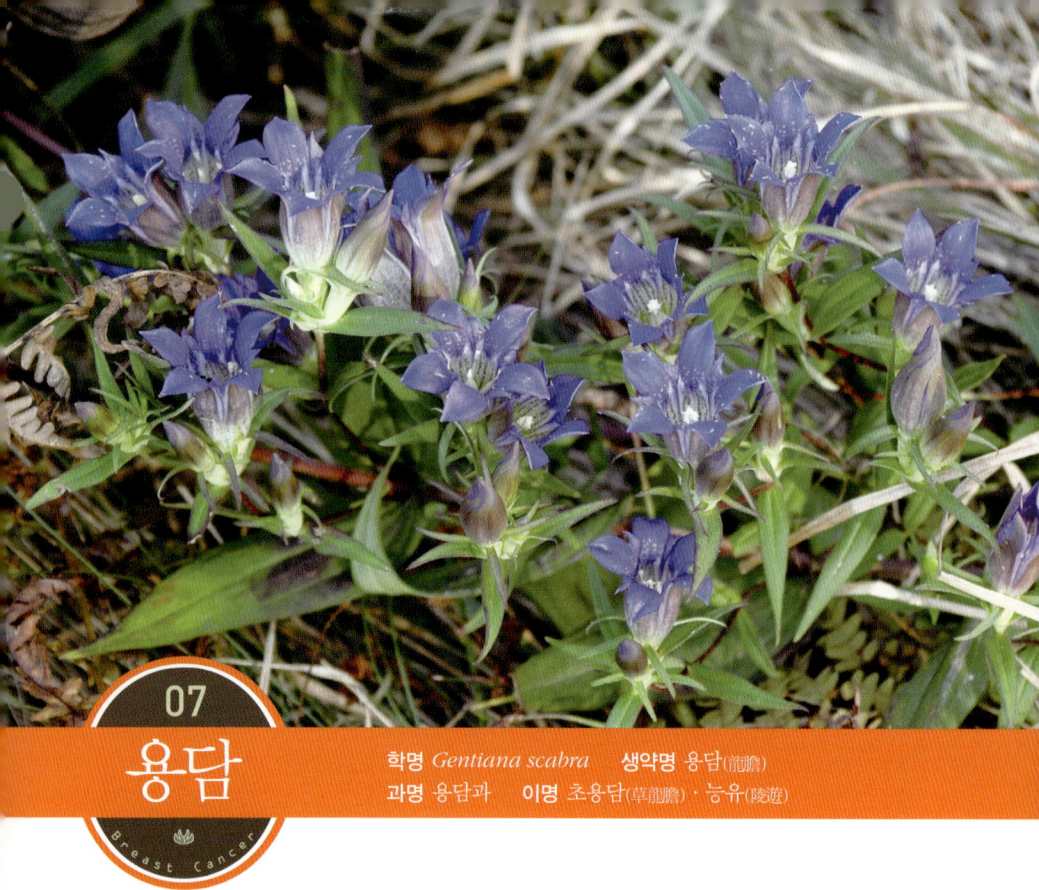

07 용담

학명 *Gentiana scabra*　　**생약명** 용담(龍膽)
과명 용담과　　**이명** 초용담(草龍膽) · 능유(陵遊)

용담은 과남풀 · 관음풀 · 용담초 · 초용담 · 초룡담이라고도 한다. 뿌리줄기는 짧고 황백색이며 굵은 수염뿌리가 사방으로 퍼진다. 원줄기는 곧게 서서 자라며 4개의 가는 줄이 있다. 관상용 · 식용 · 약용으로 이용된다. 어린싹과 잎은 식용한다. 뿌리를 말린 것을 용담이라 하며 주로 약용하는데 맛이 매우 쓰다. 이 쓴맛은 위장에 들어가 담즙 분비를 활성화시키고 위액 분비를 촉진시키므로 고미건위제(苦味健胃劑)로서 건위 · 소화작용을 한다. 약으로 쓸 때는 탕으로 하거나 환제 또는 산제로 하여 사용하며, 술을 담가

분 포	전국 각지	생 지	산지의 풀밭
키	20~60cm	분 류	여러해살이풀
번 식	분근	약 효	뿌리
채취기간	9~11월	취급요령	햇볕에 말려 쓴다.
성 미	차며, 쓰다.	독성여부	없다.
동속약초	과남풀·덩굴용담·칼용담·큰용담		

서도 쓴다.

잎 마주나는데 길이 4~8cm, 너비 1~3cm의 댓잎피침형으로서 끝이 뾰족하고 밑은 줄기를 감싸며 가장자리가 밋밋하다. 3개의 큰 맥이 있으며 앞면은 녹색이고 뒷면은 회백색을 띤 연한 녹색이다. 잎자루는 없다.

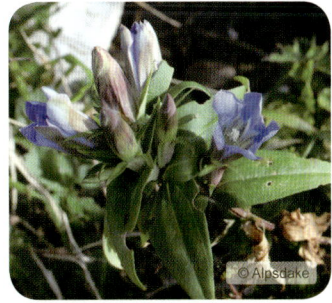

꽃 8~10월에 자주색 또는 청자색 꽃이 잎겨드랑이에서 4~5개씩 위를 향해 달려 핀다. 꽃자루는 없고 꽃의 길이는 4.5~6cm이며 꽃턱잎은 댓잎피침형이다. 꽃받침은 길이 1.2~1.8mm의 통모양이며 끝이 뾰족하게 갈라지는데 갈라진 조각들은 약간 뒤로 젖혀진다. 꽃부

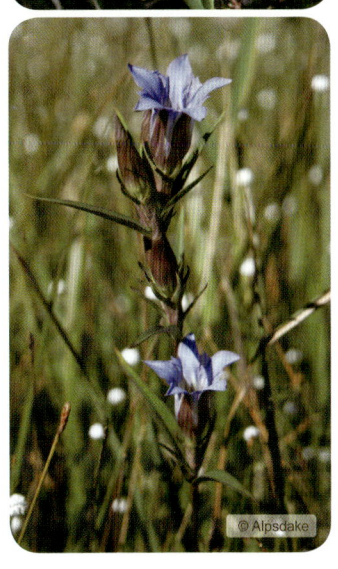

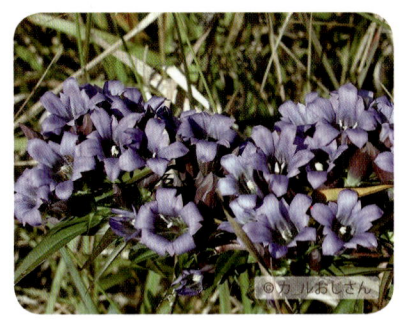

리는 종 모양이며 5개로 갈라지고 갈라진 조각들 사이에는 작은 부속 조각이 있다. 5개인 수술은 꽃부리통에 붙어있다. 암술은 1개이며 암술머리는 2개로 갈라진다.

 열매 　10~11월에 삭과가 달려 익는데 시든 꽃부리와 꽃받침 안에 들어 있다. 씨방에 씨가 많이 들어 있는데 넓은 댓잎피침형이며 양 끝에 날개가 있다.

제조방법 　뿌리 1.0~1.5g을 1회분 기준으로 달여서 1일 2~3회 1개월 정도 복용한다.

주의사항 　1. 복용 중에 지황(생지황·건지황·숙지황)을 금한다.
2. 약재를 다룰 때 쇠붙이(구리·철) 도구를 쓰지 않는다. 또한 불을 쓰지 않는다.
3. 과다 복용하면 소화 기능이 떨어지며 두통과 안면홍조가 올 수 있다.

기타효능 　**주로 소화기·비뇨기 질환을 다스린다.**
　각기, 간기능회복, 간열, 간질, 강장보호, 강화, 개창, 건위, 경련(열성경련), 과민성대장증후군, 관절염, 구충, 냉한, 뇌염, 담, 담낭염, 두통, 방광염, 보간·청간, 불면증, 산후풍, 설사, 소염제, 소화불량, 습열, 습진, 식욕부진, 심장마비, 심장병, 안질, 암(암 예방/항암/악성종양 예방, 백혈병, 유방암, 피부암), 연주창, 오한, 요도염, 위산결핍, 위산과다증, 위염, 은진, 음낭습, 이뇨, 종기, 창종, 풍, 하초습열, 해열, 황달, **[소아 질환]** 감적, 경풍

이 약초는…

- 뿌리를 달인 물은 항암효능이 있어 유방암, 비인암, 췌장암 등에 효과가 있다.
- 열을 내려주고 염증을 가라앉히는 효능이 있다.
- 질염, 두통, 안구충혈, 인후통, 황달, 가려움증, 음낭부종 등에 효과가 있다.
- 소화불량, 위액이 너무 적게 나올 때, 밥맛이 없을 때, 고혈압 등에 효과가 있다.

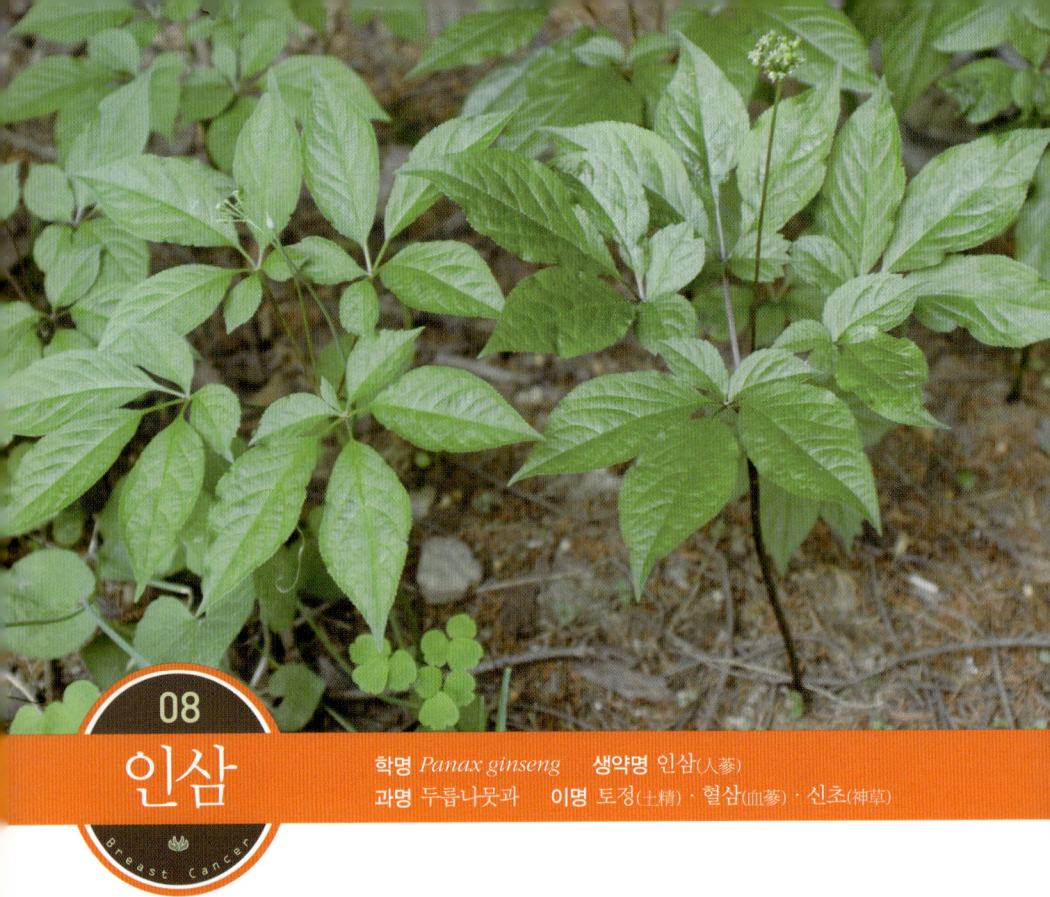

08 인삼

학명 Panax ginseng **생약명** 인삼(人蔘)
과명 두릅나뭇과 **이명** 토정(土精)·혈삼(血蔘)·신초(神草)

인삼은 금정옥란(金井玉蘭)·옥정(玉精)·인미(人微)·혈삼(血蔘)·황삼(黃蔘)·야산삼(野山蔘)·별직삼(別直蔘)·활인초(活人草)·인신(人身)·지정(地精)이라고도 한다. 인삼은 뿌리의 모양이 사람과 같다 하여 붙여진 이름이며 원래 한국 삼에만 적용되는 전통적인 이름이다. 인삼속(人蔘屬)을 나타내는 학명 'Panax'의 어원은 Pan(모든·汎) + acos(醫藥·axos)이며 이는 만병통치약이라는 뜻이다. 또한 'ginseng'은 인삼의 중국음이다. ginseng 대신에 'schinseng'도 사용되는데 이 또한 신삼(神蔘)의 중국음에서 유

분 포	전국 각지	생 지	밭에 재배
키	60cm 정도	분 류	여러해살이풀
번 식	꺾꽂이 · 씨	약 효	뿌리
채취기간	5~10월(산삼), 8~10월(재배삼)	취급요령	날것 또는 말려 쓴다.
성 미	따뜻하며, 달고 쓰다.	독성여부	없다.
동속약초	산삼		

래한다. 인삼은 귀신 같은 효험이 있다고 해서 신초(神草)라 불리기도 하고 계급이 높아 사람이 받든다는 의미로 인함(人銜)이라는 이름도 있다. 또한 해를 등지고 음지를 향해 있어 귀개(鬼蓋)라고도 한다. 어떤 사람이 집 뒤에서 매일 밤 사람이 부르는 소리가 들려 그곳을 팠더니 사람 모양의 약초가 나왔고 그 후 더 이상 부르는 소리가 나지 않아 토정(土精)이라는 이름을 붙였다고 한다. 이처럼 인삼에 얽힌 설화와 명칭에서도 알 수 있듯이 인삼은 예로부터 불로(不老) · 장생(長生) · 익기(益氣) · 경신(輕身)의 명약으로 일컬어진다. 우리나라 인삼은 다른 나라의 유사종과 구별하기 위하여 '고려인삼'이라 하고 '蔘'으로 쓰며, 외국 삼은 '參'으로 쓴다. 외국 어느 나라에서도 한국 인삼의 이름 앞에 '고려' '조선' 'Korea' 등을 붙이고 있으니, 수천 년 동안 신약 영초로 계승되어 내려온 우리 고려인삼은 지구상에서 고구려 판도 안에서만 생산되었다고 할 수 있어 오늘날 우리 인삼을 고려인삼이라고 부르는 것은 세계가 인정하고 있다. 특히 서양 삼은 같은 두릅나뭇과에 속하나 우리나라 인삼과는 원식물이 다르다.

　인삼의 인공 재배는 자생 인삼인 산삼이 고갈됨에 따라 16세기부터 시작되었다고 한다. 인삼의 뿌리는 원기둥 모양이며 도라지처럼 희고 비대한 다육질인데 땅속줄기·주근(主根)·지근(枝根) 등으로 되어 있고 무와 비슷하게 분기성(分岐性)이 강한 식물이다. 6년생이 되면 형태가 충실해지고 7년생이 되면 뿌리의 균형이 흐트러지면서 껍질이 목질화되어 부패하기 쉽기 때문에 보통 6년생으로 수확한다. 6년근 인삼은 길이 7~10cm, 지름 2.5cm 안팎이고 무게는 80g 정도이다. 매년 봄에 땅속줄기에서 싹이 나와 줄기가 1개씩 곧게 서서 자라며 가을에 잎과 줄기가 시들면서 땅속줄기에 해마다 나이의 흔적을 남긴다.

인삼은 제조 방법 및 색깔에 따라 홍삼과 백삼으로 구분한다. 홍삼은 6년근 수삼을 쪄서 불에 말려 만드는데 요즘은 4~5년근으로도 제조하고 있다. 홍삼은 붉은빛을 띠는 반투명 외형을 가지며 맛이 달고 특유의 향기가 있다. 백삼은 4~5년근 수삼을 그대로 햇볕에 말리거나 껍질을 벗겨 말린 것이다. 최근의 연구에서 우리나라 인삼인 고려인삼은 외국 삼보다 사포닌, 진세노이드, 항암물질 등을 월등히 많이 함유하고 있음이 밝혀졌으며, 특히 당뇨병에 좋은 특수 진세노이드와 노화 방지 효과를 가지고 있는 항산화 물질은 고려인삼에서만 발견되고 있다. 인삼을 캘 때는 쇠붙이 도구를 쓰지 않고 대나무 칼로 캔다. 약으로 쓸 때는 날로 먹거나 탕·환제·산제·고제 또는 술을 담가 사용한다.

장뇌삼(長腦蔘)

깊은 산 속에 숨어서 자라는 산삼은 예로부터 신초(神草), 즉 신이 내린 약초라 하여 백약의 으뜸이 되어 왔다. 산삼은 '죽은 사람도 살린다'는 말이 있듯이 재배삼에 비할 수 없을 만큼 약효가 탁월하나 값이 워낙 비싸고 구하기가 어려워 대중은 예나 지금이나 '그림의 떡'에 불과하다. 그러나 최근에는 사람이 키운 인위적 산삼인 장뇌삼이 많이 보급되고 있어 비록 산삼만은 못하지만 산삼의 자손인 장뇌를 구하기가 그만큼 수월해졌다.

산삼은 크게 천종·지종·장뇌로 분류한다. 천종(天種)은 문자 그대로 하늘이 내려 생긴 천연 산삼이고, 지종(地種)은 새나 짐승이 산삼 씨를 먹고 배설하여 자란 산삼이며, 장뇌(長腦)는 사람이 산삼 씨를 심어서 자란 인종(人種) 산삼이다. 장뇌라는 이름은 줄기와 뿌리를 잇는 뇌두 부분이 길기 때문에 붙여진 명칭이지만 일반인은 구분하기 어렵다.

장뇌는 장로(長蘆)·장뇌산삼·산양산삼이라고도 하는데 그 종류는 주로 산장뇌와 밭장뇌로 나눈다. 산장뇌는 천연산삼 씨나 싹 또는 장뇌 씨나 싹을 깊은 산에 심어 자연 상태에서 자란 것이고, 밭장뇌는 천연 산삼 씨나 싹 또는 장뇌 씨나 싹을 성장 조건이 맞는 곳에 심어 인위적으로 기른 것이다. 그러므로 산장뇌는 모양이나 효능이 천연산삼과 거의 같고 품질이 매우 좋다. 밭장뇌는 몸통이 인삼처럼 굵은 것이 많지만 효능은 인삼과 비교할 수 없을 만큼 탁월하며 산장뇌와 거의 같다. 장뇌산삼은 천연산삼의 아들인가, 손자인가, 증손인가, 고손인가에 따라 모양과 약효가 조금씩 차이가 난다. 장뇌의 가치는 이렇게 산장뇌인가, 밭장뇌인가, 천연산삼의 몇 대에 속하는가에 따라서 결정된다. 인삼은 4~6년근을 쓰지만, 장뇌삼은 20~30년근을 기준하여 대나무 칼로 캔다. 장뇌는 천연산삼이 가진 산삼칠효설(山蔘七效說)이라는 말 그대로 일곱 가지 신효(神效)가 있다.

1. 보기구탈(補氣球脫) : 원기를 보하여 허탈을 다스린다.
2. 익혈복맥(益血復脈) : 피를 더해 주고 맥을 강하게 다스린다.
3. 양심안심(養心安心) : 마음을 편안히 해주고 신경을 안정시킨다.
4. 생진지갈(生津止渴) : 진액을 보하고 갈증을 해소한다.
5. 보폐정천(補肺定喘) : 폐기능을 보하고 기침을 멈춘다.
6. 건비지사(建脾止瀉) : 비장을 튼튼하게 하고 설사를 멈추게 한다.
7. 탁독합창(托毒合瘡) : 독을 제거하고 종기를 삭혀 준다.

장뇌는 천연산삼과 마찬가지로 소량을 먹으면 흥분작용을 하고 많이 먹으면 오히려 진정작용을 한다. 단, 이 책에서 장뇌의 효능은 인삼의 효능을 그대로 적용한다. 장뇌삼의 효과적인 복용법은 다음과 같다.

① 장뇌도 천연산삼과 마찬가지로 날것으로 먹는 것이 가장 효과적이다. 물에 씻어서 매일 아침 공복에 한 뿌리를 씹어 먹는데, 지속적으로 15일 정도 먹고 3일 정도 금했다가 또 다시 지속적으로 먹는다.

② 꿀과 함께 복용할 때는 장뇌를 잘게 썰어 토종 꿀과 잘 섞는다(비례는 장뇌 한 뿌리에 꿀 두 숟가락 정도). 그런 다음 냉장 보관하여 매일 아침 공복에 두 숟가락 정도 먹는다. 장뇌는 술을 담글 때만 제외하고는 뇌두(蘆頭 : 삼의 싹이나오는 머리 부분)를 떼어 버리고 사용한다. 실열증(實熱證 : 몸이 더워지고 갈증이 심하며 대변·소변이 순조롭지 않은 병) 환자는 적당히 조절하여 복용한다.

🟢 **잎** 　줄기 끝에서 3~4개의 잎이 돌려나며 잎자루가 길다. 잎몸은 손바닥 모양으로 갈라져 5개의 작은 잎으로 구성된 손꼴겹잎인데 바깥쪽에 달린 2개는 작다. 가운데 달린 작은잎 3개는 길이 4.5~15cm, 너비 3~5.5cm의 달걀꼴, 거꿀달걀꼴 또는 긴 타원형으로서 가장자리에 잔톱니가 있고 끝이 뾰족하며 밑은 좁다. 앞면 맥 위에 잔털이 약간 있다.

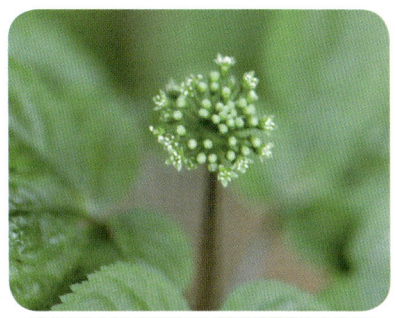

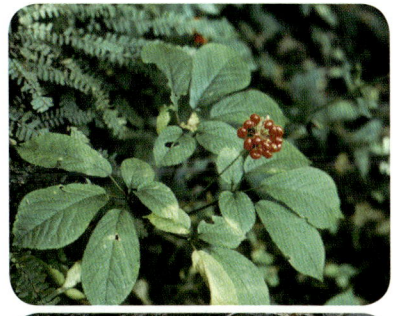

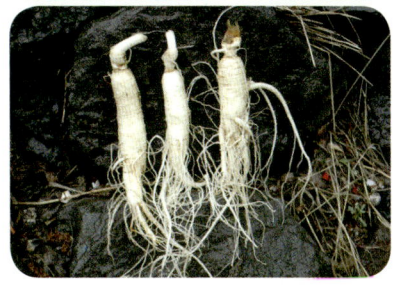

🟠 **꽃** 　4월에 가는 꽃줄기가 1개 나와서 그 끝에 4~40개의 작은 오판화가 산형꽃차례를 이루며 달려 피는데 연한 녹색 또는 연한 녹황색이다. 3년생부터 개화하며 개화 일수는 5~12일 간이다. 꽃잎과 꽃받침 조각은 각각 5개씩이다. 5개의 수술과 1개의 암술이 있으며 암술머리는 2개이다. 씨방은 하위이고 2실로 나누어져 있다.

 열매 　꽃이 수정된 후 꽃잎이 떨어지고 씨방이 비대해져 열매를 형성하는데 7~8월에 지름 5~9mm의 동글납작한 장

Part 5 유방암 · 285

과가 빨갛게 익는다. 그 속에 반원형의 씨가 2개 들어 있다.

 뿌리(재배삼) 20g과 솔잎 5g을 가루를 내어 섞어서 따뜻한 물로 1일 2~3회 1개월 정도 복용한다.

 1. 복용 중에 고삼, 복령을 금한다.
2. 혈압이 높은 사람은 신중히 사용한다.
3. 약재를 다룰 때 쇠붙이 도구(철)를 쓰지 않는다.

 주로 소화기 · 신진대사 질환을 다스리며, 건강 생활에 효험이 있다.

가슴앓이, 각혈, 강심제, 강장보호, 갱년기장애, 거담, 건망증, 건비위, 과민성대장증후군, 곽란(건곽란), 관절냉기, 구역증, 구토, 권태증, 근육통, 금창, 기고, 기부족, 기억력감퇴, 냉병, 냉한, 농종독, 다한증, 담궐, 당뇨병, 멀미, 면역력증강, 명목, 무력증, 반점(안면흑반), 발 부르튼 데, 변비, 변혈증, 보신 · 보익, 보정, 보중익기, 보폐 · 청폐, 보혈, 복랭, 불면증, 불임증, 붕루, 비위허약, 빈뇨증, 빈혈증, 산후부종, 산후풍, 산후회복, 살갗이 튼 데, 설사, 설염, 성욕감퇴, 소갈증, 소화불량, 스트레스, 식욕부진, 식체(술), 신경쇠약, 신경통, 신약, 신진대사촉진, 신허, 심기불녕, 심장병, 심장쇠약, 심장판막증, 안면창백, 안신, 암(식도암, 유방암, 자궁암), 야뇨증, 양기부족, 열격, 오심, 원기부족, 위궤양, 위 · 십이지장궤양, 위염, 위통, 음극사양, 음위, 이뇨, 이완출혈, 자궁내막염, 저혈압, 정신분열증, 조루, 종독, 중독, 창종, 천식, 청력감퇴, 충수염, 탈모증, 토혈, 파상풍, 편도선염, 피로곤비, 피부미용(피부미백), 피부윤택, 해수, 행기, 행혈, 허로, 허약체질, 현훈증, 호흡곤란, 흥분제, **[소아 질환]** 냉복통, 백일해, 변비, 소아천식, 허약체질, 헛배 나온 데

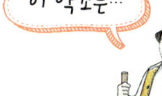

이 약초는…

- 원기를 보강하며, 혈당 강하 작용과 개선 효과가 있어 당뇨병을 치료하는 데 도움을 준다.
- 항암 성분인 사포닌, 폴리아세틸렌(polyacetylene) 등이 들어 있어 암세포 증식을 억제하므로 유방암 등 암 예방에 좋다.
- 면역 기능을 회복시키는 데 탁월한 효과가 있다.
- 기억력 개선에도 도움을 준다.

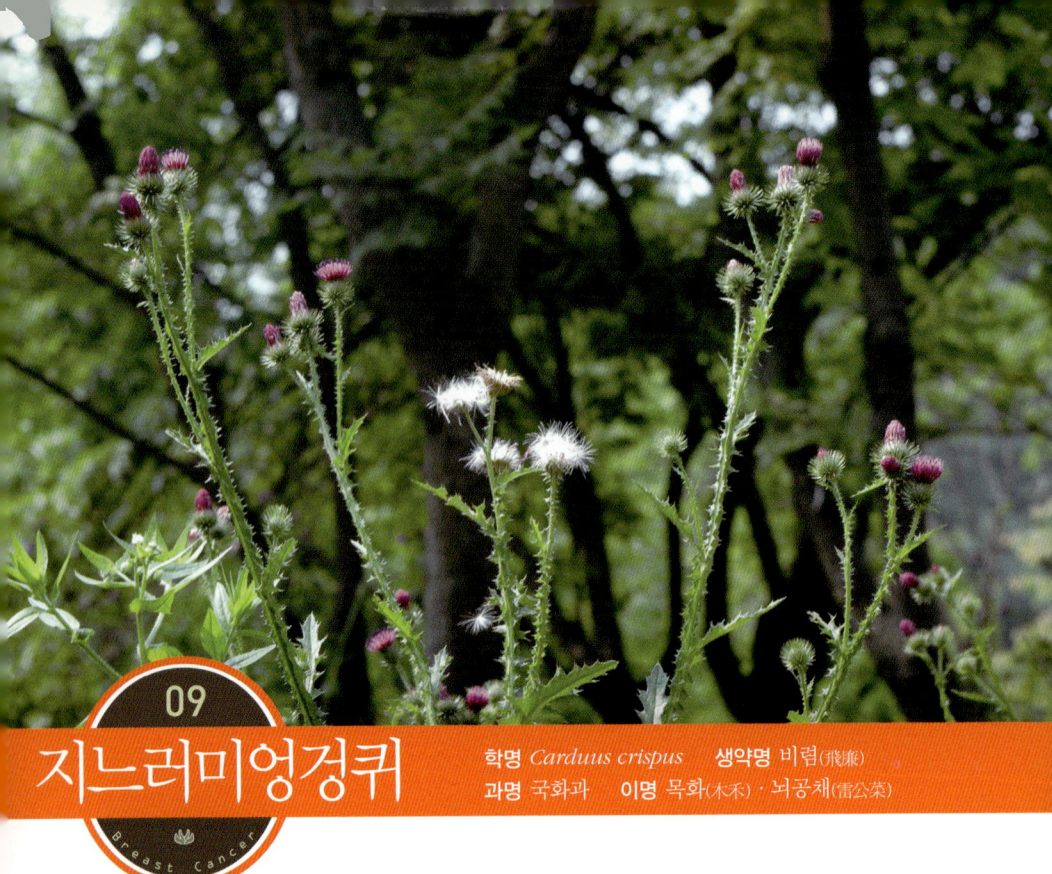

09 지느러미엉겅퀴

학명 *Carduus crispus*　**생약명** 비렴(飛廉)
과명 국화과　**이명** 목화(木禾) · 뇌공채(雷公菜)

지느러미엉겅퀴는 지느레미엉겅퀴 · 엉거시라고도 한다. 줄기는 곧게 서서 자라는데 모가 나고 지느러미 모양의 좁은 날개가 세로로 달리며 날개의 가장자리에 가시로 끝나는 톱니가 있다. 유사종인 엉겅퀴와 비슷한데 줄기에 지느러미 모양의 날개가 두 줄 있으며 날개 가장자리에 가시가 달린 톱니가 있어 구별된다. 관상용 · 식용 · 약용으로 이용된다. 어린줄기는 껍질을 벗겨서 생으로 먹을 수 있고 어린잎은 나물로 먹는다. 온포기를 비렴이라 하며 약재로 사용한다. 약으로 쓸 때는 탕으로 하거나 술을 담가서 쓴다.

분 포	전국 각지	생 지	산과 들, 밭둑, 인가 부근
키	70~100cm	분 류	두해살이풀
번 식	씨	약 효	온포기·뿌리
채취기간	여름(온포기), 가을~봄(뿌리)	취급요령	햇볕에 말려 쓴다.
성 미	평온하며, 쓰다.	독성여부	없다.

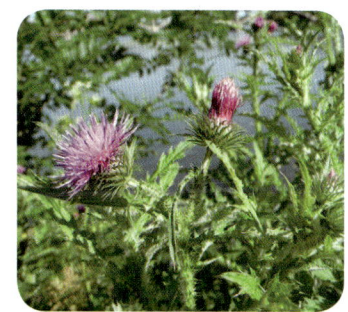

잎 뿌리잎은 길이 30~40cm 인 긴 타원 모양의 댓잎피침형으로서 가장자리에 가시가 있고 끝이 뾰족하며 밑은 점차 좁아진다. 뒷면 맥 위에 털이 있으며 잎은 꽃이 필 때쯤 떨어진다. 줄기잎은 어긋나며 길이 5~20cm인 긴 타원 모양의 댓잎피침형으로서 깃꼴로 깊게 또는 얕게 갈라지는데 끝이 둔하거나 뾰족하고 밑부분은 잎자루가 없이 줄기의 날개로 이어진다. 가장자리에 가시로 끝나는 톱니가 있으며 뒷면에 거미줄 같은 흰 털이 있다.

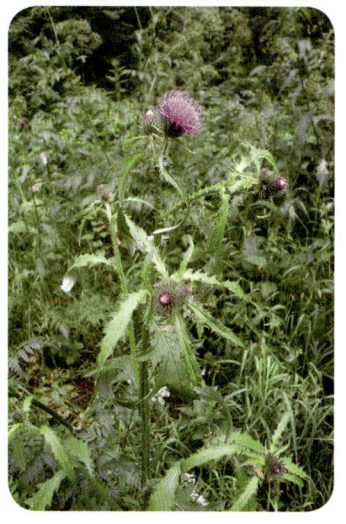

꽃 6~8월에 자주색 또는 흰색으로 피는데 대롱꽃으로만 이루어진 두상화가 가지 끝에 하나씩 달린다. 두상화의 지름은 15~20mm이다. 꽃차례 받침은 종 모양이다. 꽃차례 받침 조각은 7~8줄로 배열하는데 선 모양의 댓잎피침형이며 바깥 조각이 점차 짧아지고 끝은 가시로 되어 퍼지거나 뒤로 젖혀진다. 꽃부리의 길이는 15~16mm이다.

 9~11월에 흰색의 뻣뻣한 갓털이 달린 수과가 달려 익는다. 열매는 길이 3mm, 지름 1.5mm 정도이고 갓털의 길이는 1.5cm 정도이다.

 온포기 12~15g 또는 뿌리 7~8g을 1회분 기준으로 산제로 하여 1일 2~3회 1개월 이상 복용한다.

1. 몸이 약하고 비위가 약한 사람은 주의하는 것이 좋다.
2. 도심에서 채취하는 것은 중금속 오염으로 위험할 수 있다.
3. 공복보다는 식후에 복용하는 것이 좋다.

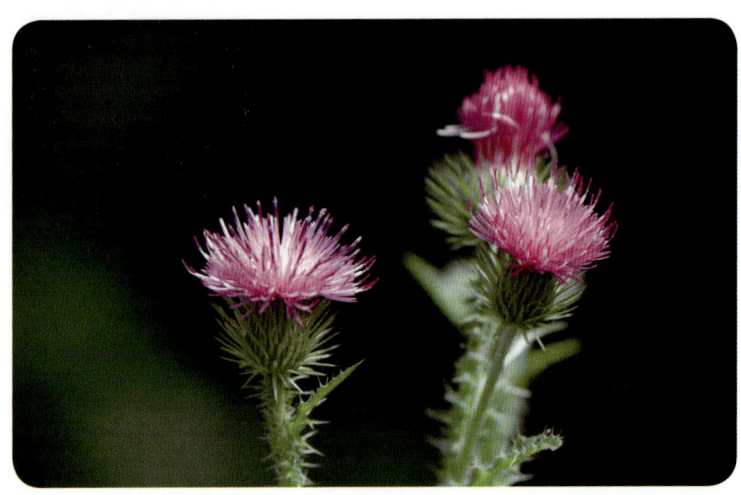

기타 효능 주로 신경계 질환을 다스리며, 관절염·관절통에 효험이 있다.

감기, 관절염, 대하증, 두풍, 산후발열, 암(유방암), 어혈, 열광, 옹종, 요도염, 종독, 타박상, 탕화창(화상), 파상풍, 풍, 풍비, 풍습, 피부소양증, 해열

이 약초는…

- 해열작용과 소염작용을 하므로 콧물, 감기, 늑막염, 류머티즘, 신경통, 요도염 등에 효과가 있다.
- 항균작용을 하므로 피부 질환과 세균 질환에 효과가 있다.
- 암세포 증식을 억제하는 펙톨리나리게닌(pectolinarigenin) 성분이 들어 있어 유방암에 효과가 있다.
- 플라보노이드와 실리마린 성분이 들어 있어 간 기능 개선에 효과가 있다.

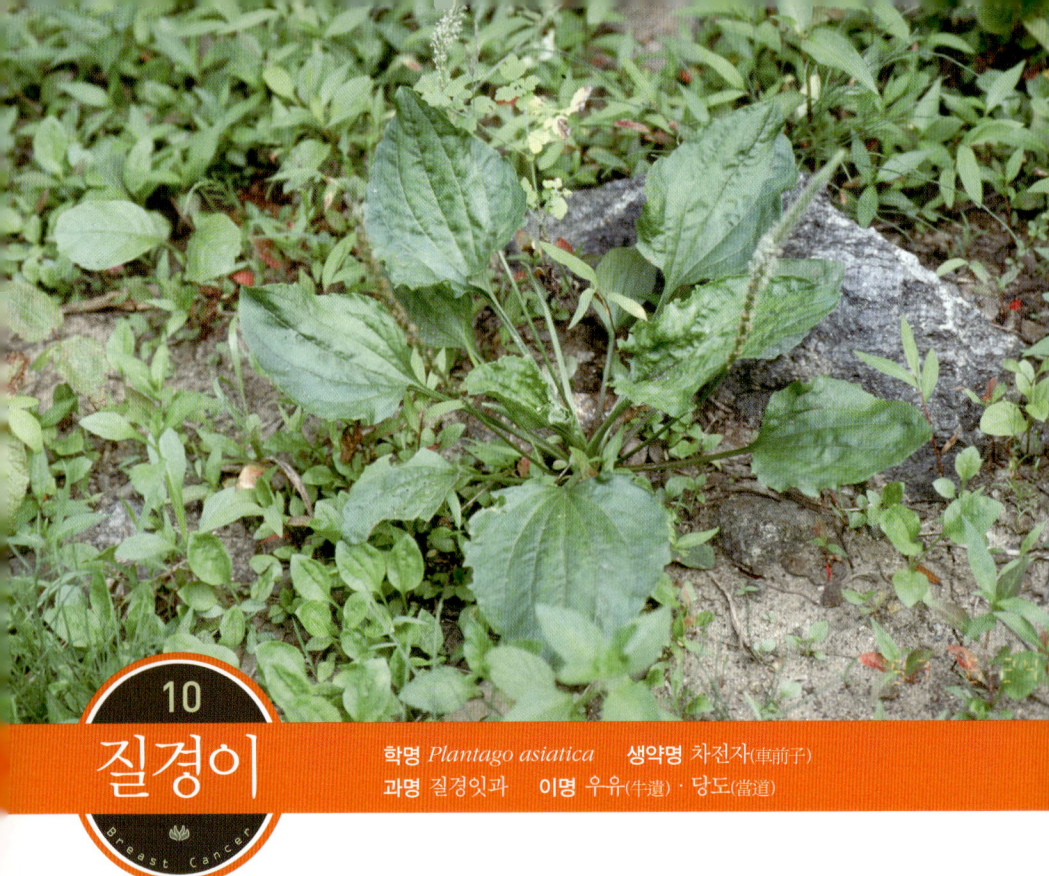

10 질경이

학명 *Plantago asiatica*　**생약명** 차전자(車前子)
과명 질경이과　**이명** 우유(牛遺) · 당도(當道)

질경이는 길빵귀 · 길장구 · 배부장이 · 베짜개 · 배합조개 · 부이 (苯苢) · 차과로초(車過路草) · 차전초(車前草)라고도 한다. 생명력이 매우 강해 차 바퀴나 사람의 발에 짓밟혀도 다시 살아난다 하여 질긴 목숨이라는 뜻에서 질경이라는 이름이 생겼다고 전해진다. 차전초는 수레바퀴 자국 속에서도 강인하게 번식한다 하여 붙은 이름이며,《본초강목》에서는 이 풀이 소 발자국에서 나기 때문에 차전채(車前菜)라 이름하였다. 또 조개를 닮았다 하여 배합조개 · 뱀조개씨로 불리며, 개구리가 까무러쳤을 때 질경이 잎을 덮어 두면

분 포	전국 각지	생 지	들, 빈터, 길가, 풀밭, 인가 주변
키	10~50cm	분 류	여러해살이풀
번 식	씨	약 효	온포기 · 씨
채취기간	6~9월	취급요령	그늘에 말려 쓴다.
성 미	차며, 달고 짜다.	독성여부	없다.
동속약초	왕질경이 · 털질경이		

다시 살아나 도망쳤기 때문에 개구리잎이라는 이름도 있다. 굵은 국수처럼 생긴 뿌리가 지면 바로 밑을 기면서 자란다. 줄기가 없으며 민들레처럼 뿌리에서 바로 잎과 꽃줄기가 자란다. 식용 · 약용으로 이용된다. 어린잎과 뿌리는 봄에 나물로 먹거나 국을 끓여 먹는다. 온포기를 차전초, 씨를 차전자(車前子)라 하며 약재로 사용한다. 질경이는 예로부터 만병통치약으로 불릴 정도로 활용 범위가 넓고 약효도 뛰어난 식물이다. 약으로 쓸 때는 탕으로 하거나 환제 또는 산제로 하여 사용하며 생즙을 내서 쓴다. 각종 혈증에 즙을 내어 5~6회 복용한다. 술을 담가서도 쓴다.

잎 뿌리에서 뭉쳐나와 비스듬히 퍼진다. 잎몸은 길이 4~15cm, 너비 3~8cm인 타원형 또는 달걀꼴이며 가장자리가 물결 모양이고 평행맥 5개가 뚜렷하게 나 있다. 잎자루의 길이는 일정하지 않으나 대개 잎몸과 길이가 비슷하며 밑부분이 넓어져 서로 감싼다.

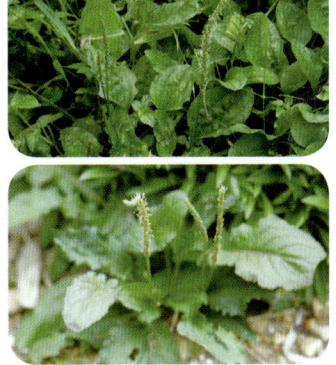

🌸 **꽃** 6~8월에 하얀 잔꽃들이 잎 사이에서 나온 꽃줄기 위쪽에 수상 꽃차례를 이루며 빽빽이 달려 핀다. 꽃턱잎은 좁은 달걀꼴이고 꽃받침보다 짧으며 대가 없다. 꽃받침은 4개로 갈라지는데 갈라진 조각은 거꿀달걀꼴을 닮은 타원형이며 끝이 둥글고 흰색의 막질이다. 꽃부리는 깔때기 모양이며 끝이 4개로 갈라진다. 수술은 4개이고 꽃부리 밖으로 길게 나온다. 암술은 1개이며 씨방은 상위이다.

🟠 **열매** 10월경에 꽃받침보다 2배 정도 긴 방추형의 삭과를 맺는다. 열매가 익으면 가운데가 사발 뚜껑이 열리듯 옆으로 갈라지면서 뚜껑이 떨어져 나가고 6~8개의 검은 씨가 나온다. 씨의 길이는 2mm 정도이다.

🔴 **제조방법** 온포기 또는 씨 6~8g을 1회분 기준으로 달이거나 산제로 하여 1일 2~3회 1개월 이상 공복에 복용한다.

🔴 **주의사항** 1. 정수고갈 증세가 있는 사람은 복용을 금한다.
2. 성질이 차므로 몸이 약하고 아랫배가 차며 설사를 자주하는 사람은 주의하는 것이 좋다.
3. 차로 마실 경우에는 전초만을 사용해야 한다.

🟠 **기타효과** 주로 비뇨기 · 호흡기 질환을 다스린다.
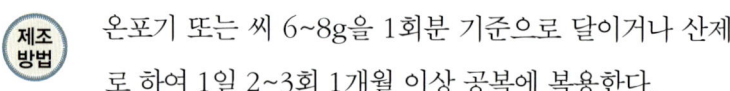
가슴답답증, 각기, 간경변증, 간염, 감기, 강심제, 고혈압, 곽란, 관절염(화농성관절염), 관절통, 구열, 구충, 구토, 금창, 기관지

염, 난산, 냉한, 뇌기능장애, 뇌일혈, 늑막염, 담, 독창(백독창), 동맥경화, 두통, 명목, 방광결석, 방광염, 변비(조시), 변혈증, 보간·청간, 복수, 복통, 부인병, 부종, 붕루, 비뉵혈, 비만증, 비염, 빈뇨증, 산후복통, 산후출혈, 설사, 설창, 소변간삽, 소변불통, 소염제, 수막염, 습비, 식욕부진, 신경쇠약, 신부전, 신장결석, 신장병, 신기증, 심장병, 안구충혈, 안질, 암(방광암, 유방암), 애역, 액취증, 양기부족, 어혈, 열성하리, 오장보익, 요도염, 요독증, 요로결석, 요통, 요혈, 울화, 원기부족, 월경불순, 위궤양, 위산결핍, 위산과다증, 위염, 위장염, 위통, 은진, 음낭슈, 음종(남성외음부 부종), 음창, 이뇨, 인두염, 임질, 자궁내막염, 장염, 적탁, 전립선비대증, 조루, 종독, 중독, 척추질환, 천식, 출혈, 충치, 치조농루, 탄산, 토혈, 통풍, 투침, 트라코마, 편도선비대, 폐결핵, 풍독, 풍열, 피부윤택, 피부청결, 피부소양증, 해수, 해열, 혈림, 협심증, 후두염, [소아 질환] 구루병, 백일해, 변비, 소아천식, 태독, 해열

이 약초는…

- 플라보노이드, 프라타긴, 호모플란타기닌(homoplantaginin) 등의 성분이 들어 있어 발암물질을 배출시켜 주며 유방암 등 기타 암 예방에 효과가 있다.
- 뿌리는 소화 기능과 장운동을 활발하게 해주므로 변비에 효과가 있다.
- 가래를 삭여주며, 기침을 멎게 하며, 이뇨작용에 효과가 있다.
- 콜레스테롤을 낮춰주므로 간 기능 개선에 좋고, 안구충혈 및 두통에도 효과가 있다.

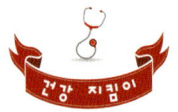

유방암 똑똑한 대처법

유방암, 난소암, 자궁경부암은 3대 부인암으로 불린다. 국립암센터 자료에 따르면 우리나라 여성 유방암이 2013년보다 2014년에 5.9퍼센트나 증가했다고 한다. 그러나 유방암을 두려워할 필요는 없다. 조기 발견하면 유방을 절제하지 않고도 완치할 수 있으며 생존율 또한 90퍼센트가 넘는다고 한다.

유방암은 아직 정확하게 발생 원인이 밝혀져 있지 않다. 단지 환경적 요인과 유전적 요인뿐이다. 그래서 미국 영화배우 앤젤리나 졸리는 10년 동안 암으로 고생한 후 사망한 어머니를 생각하며 유방암의 위험을 사전에 줄이고자 유방절제술을 받기도 했다. 때문에 모든 질병은 예방이 중요하다.

1. 정기 검진을 꼭 받는 것이 중요하다.

자가 검진과 조기 검진으로 70퍼센트 이상 유방암이 발견되고 있다는 보고가 있다. 스스로 자신의 상태를 점검할 수 있는데, 생리가 끝난 후는 가슴이 가장 부드럽다. 이때 거울 앞에서 가슴의 크기와 모양의 변화, 유두의 함몰 등을 비교해 보고, 가슴과 겨드랑이를 만질 때 젖샘이 아닌 멍울이 만져진다면 검진을 받는 것이 좋다.

2. 채소와 과일을 섭취해야 한다.

질병의 원인은 불규칙한 생활습관에서 비롯된다. 대부분의 사람은 채소와 과일 섭취를 소홀히 여기며 육류 섭취를 즐긴다. 유방암에 잘 걸리는 원인이 동물성 지방의 에스트로겐 때문이다. 육식을 과다하게 섭취하면 에스트로겐 지방은 더 많이 쌓이게 되고, 암의 발생률도 높게 되는 것이다.

채소와 과일에는 천연 색소인 카로틴 성분이 들어 있어 에스트로겐 지방을 태우며 유방암의 성장을 억제한다. 때문에 육류를 적당히 섭취하면서 채소와 과일을 충분히 섭취하는 것이 질병을 예방하며 나아가 암을 예방할 수 있다.

3. 술을 줄여야 한다.

술은 분해 과정에서 화학작용을 한다. 그때 발생하는 독성물질이 여성 호르몬 분비를 촉진시키게 된다. 여성 호르몬 수치가 올라가면 유방암 발생률이 높아지게 된다.

외과전문의도 "잦은 음주는 여성 호르몬 수치를 높여 유방암에 걸릴 확률을 높일 수 있기에 음주는 삼가는 것이 좋다"라고 조언했다.

4. 비만하지 않아야 한다.

유방암뿐만 아니라 모든 암을 예방하는 것은 규칙적인 습관이다. 일주일에 3번 이상은 30분 정도 운동을 하는 것이 좋다. 비만은 모든 질병의 원인이다. 비만인 사람이 정상인 사람에 비해 조기 사망할 위험이 50퍼센트라고 한다. 유방암 수술을 받은 후 재발 위험도 30퍼센트나 높다고 한다.

천혜의 명약 암을 이기는 약초

Part 6

대장암

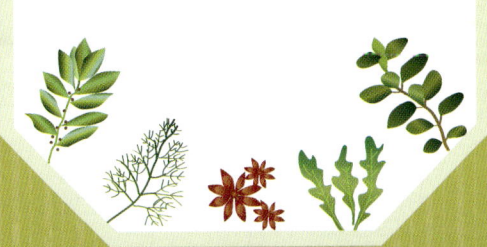

Part 6 대장암 Colorectal Cancer

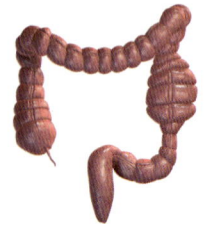
대장 구조

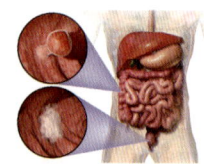
대장암

맹장 · 결장(結腸) · 직장(直腸)의 세 부분으로 이뤄진 대장에 발생하는 상피성(上皮性) 악성종양이다. 임상적으로는 결장암과 직장암으로 크게 구분한다. 대장암은 45~50세 이상인 사람에게 많다. 대장에 폴립이나 종양이 생기면 그 부위에서 출혈이 생겨 변에 피가 섞여 나오거나 묻어 나오기도 한다. 대장암은 조기 발견의 경우 100퍼센트, 진행된 경우에도 60~70퍼센트의 치유율을 보이고 있다.

염려 증상
- 갑자기 변비에 걸리는 경우.

- 설사와 변비를 되풀이하는 경우.
- 변이 가늘게 나오는 상태가 계속되는 경우.
- 하복부에 응어리가 생긴 경우.

주요 증상
- 전신이 나른하고 설사가 계속된다.
- 배가 더부룩하다.
- 토기나 구토가 자주 생긴다.
- 검은 변이 나온다.
- 식후 명치에 바늘로 찌르는 듯한 통증이 온다.
- 식사량이 줄지 않았는데도 몸이 마른다.
- 원인 불명의 빈혈이 생긴다.
- 결장암(結腸癌) : 맹장과 직장 사이에 있는 대장의 주요 부분을 결장이라 하는데, 여기에 생기는 암이 결장암이다. 소화관의 암에서는 위암·직장암에 이어서 많이 생긴다. 복통·설사·변비·빈혈·체중감소 등이 일어난다.

다음의 약초와 처방으로 효험을 볼 수 있다.

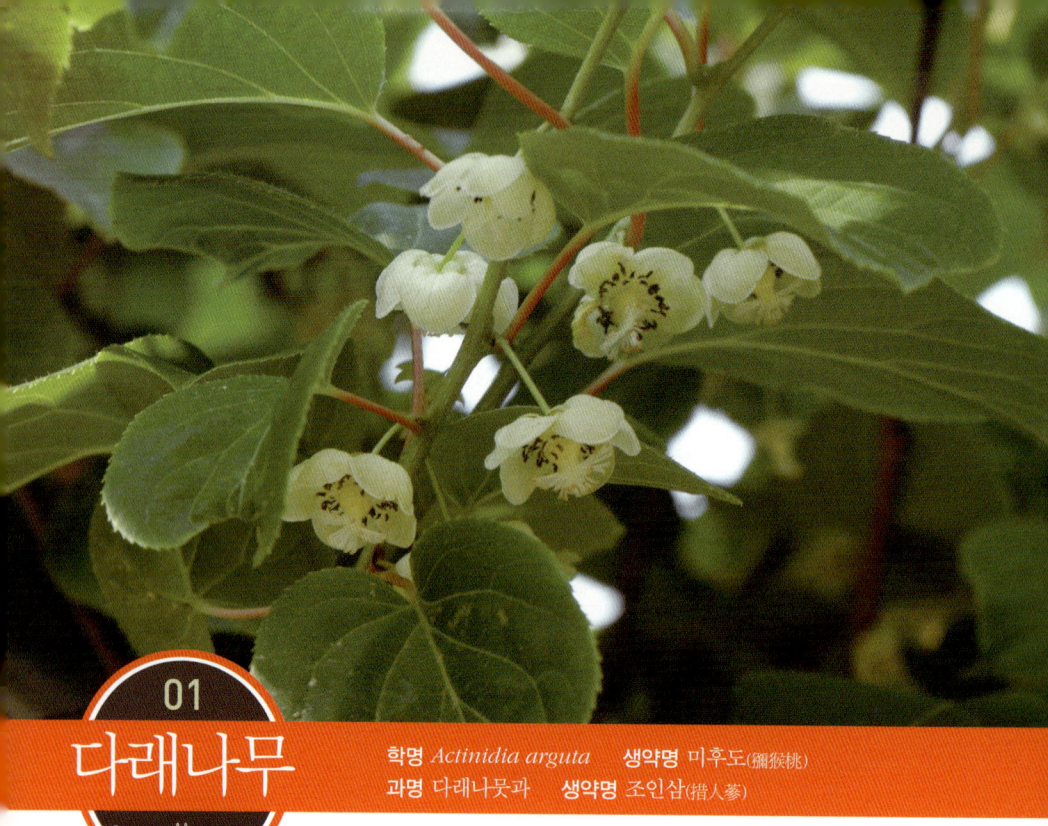

01 다래나무

학명 *Actinidia arguta*　　**생약명** 미후도(獼猴桃)
과명 다래나뭇과　　**생약명** 조인삼(措人蔘)

다래나무는 등리(藤梨)·등천료(藤天蓼)라고도 한다. 줄기는 길게 뻗는데 그 골속은 갈색이며 계단 모양을 하고 있다. 껍질눈이 뚜렷하고 어린 가지에 잔털이 있다. 유사종으로 잎 뒷면 맥 위에 돌기가 있고 흰 털이 있는 것을 털다래라 한다. 관상용(꽃꽂이)·식용·약용으로 이용된다. 열매를 다래라 하며 맛이 달아 생식하거나 과실주·과즙·잼 등을 만든다. 다래는 우리 민족이 즐겨 먹던 산과실[山果]로서 머루와 함께 쌍벽을 이룬다. 어린잎은 나물로 먹는다. 열매 말린 것을 미후도라고 한다. 약으로 쓸 때는 탕으

분 포	전국 각지	생 지	깊은 산 숲 속, 골짜기
키	7m 정도	분 류	낙엽 활엽 덩굴나무
번 식	씨	약 효	익은 열매·잎·뿌리·줄기·나무껍질
채취기간	봄~가을	취급요령	날것 또는 햇볕에 말려 쓴다.
성 미	평온하며, 약간 떫다.	독성여부	없다.
동속약초	개다래덩굴·녹다래덩굴·섬다래덩굴		

로 하여 사용한다.

잎 어긋나며 길이 6~12cm, 너비 3.5~7cm의 넓은 달걀꼴 또는 넓은 타원형이다. 끝이 급하게 뾰족하고 밑은 둥글며 가장자리에 잔톱니가 있다. 앞면에는 털이 없고 뒷면 맥 위에 갈색 털이 나지만 곧 없어진다. 잎자루의 길이는 3~8cm 쯤이고 털이 있다.

꽃 5월에 꽃잎이 5개인 흰색의 오판화가 잎겨드랑이에서 3~10개씩 나와 취산 꽃차례로 달려 핀다. 암수딴그루의 단성화이다. 수꽃에는 많은 수술이 있다. 암꽃에는 1개의 암술만이 있으며 암술 끝은 여러 갈래로 갈라진다.

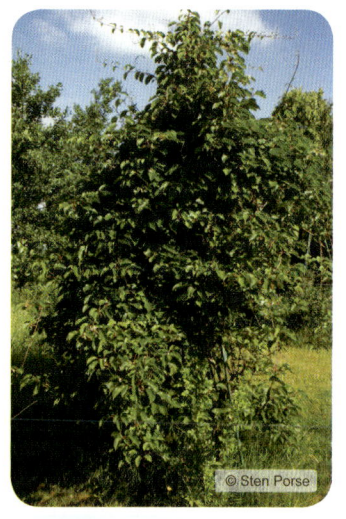
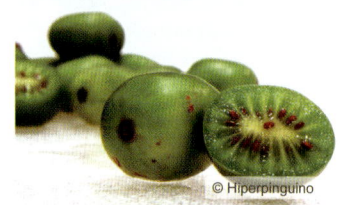

열매 10월에 달걀을 닮은 원형의 장과가 황록색으로 달려 익는다.

제조 방법 뿌리 4~6g 또는 익은 열매 20~25g을 달여서 1일 2~3회 1개월 이상 복용한다.

주의 사항
1. 과다 복용이나 장복을 금한다.
2. 소화 기능이 약한 사람은 설사를 할 수 있으니 소량으로 섭취해야 한다.

기타 효능 주로 소화기·호흡기 질환을 다스리며, 간장을 보해준다.
간경변증, 간염, 강장보호, 건위, 관절통, 구토, 기관지염, 부종, 설사, 소갈증, 소화불량, 습비, 자궁암, 위염, 이뇨, 장출혈, 종

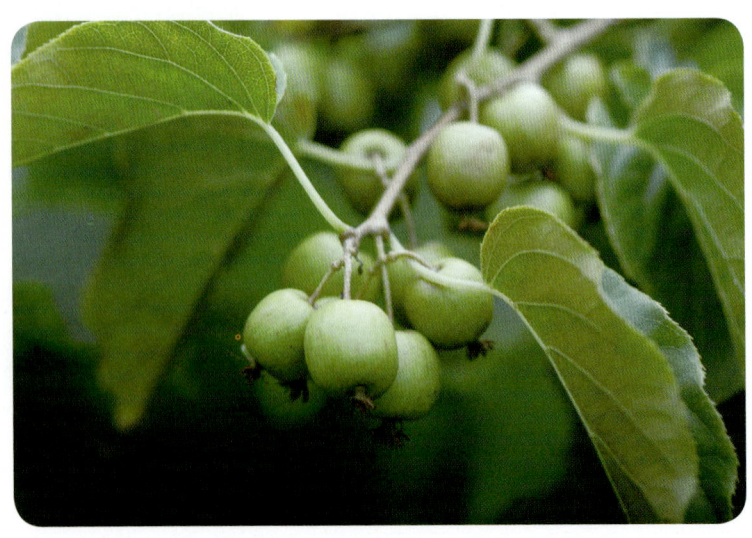

독, 중독, 중풍, 진통, 풍습, 해수, 해열, 황달, [소아 질환] 변비

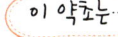

- 간 기능 회복, 피로회복 또는 원활한 신진대사를 도와 변비에 좋고 대장암 예방에 좋다.
- 비타민 C가 많아 기운이 없고 잇몸, 점막, 피부에서 피가 나며 빈혈이 있는 사람에게 효과가 좋다.
- 프로테아제 성분이 들어 있어 육류의 단백질을 분해해 부드럽게 한다.
- 열이 있을 때 먹으면 좋고, 이뇨작용에도 좋다.
- 항염증 효능이 있어 피부염, 아토피 등의 피부 질환에 효과가 있다.

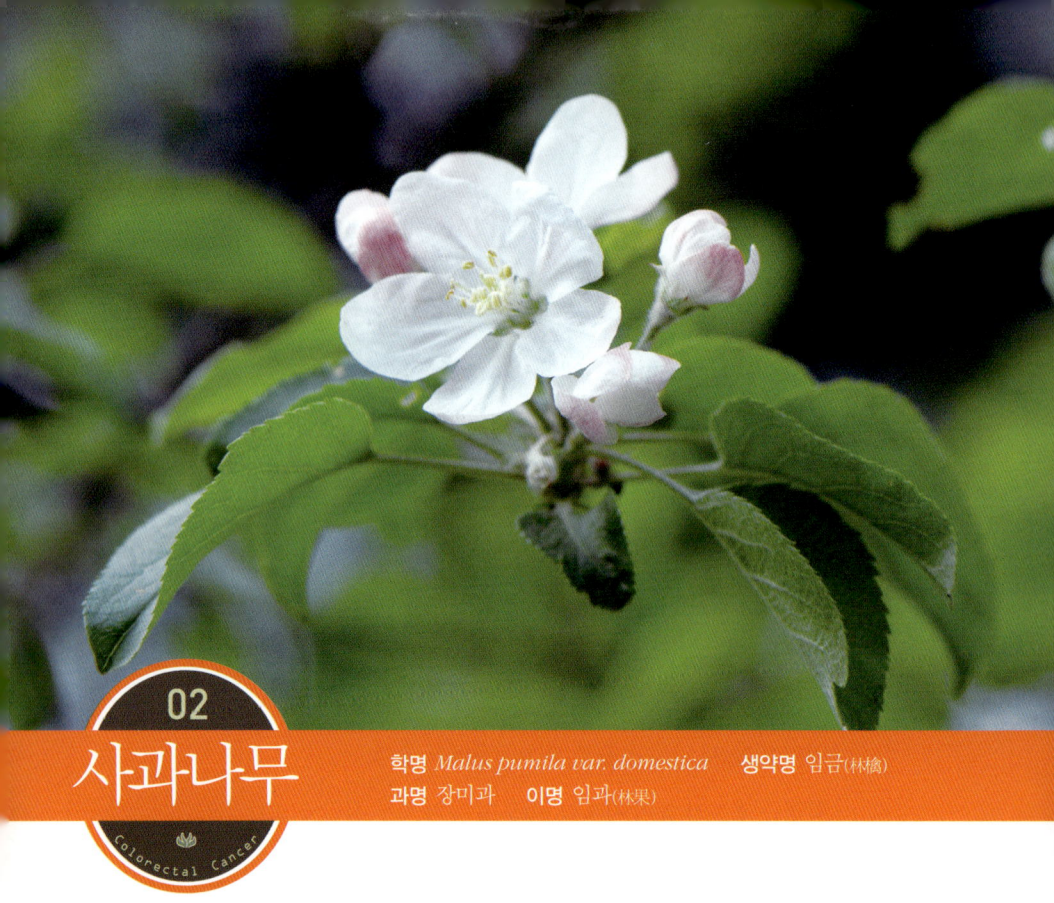

02 사과나무

학명 *Malus pumila var. domestica*　**생약명** 임금(林檎)
과명 장미과　**이명** 임과(林果)

사과나무는 우리나라의 대표적인 과수(果樹)이다. 열매를 사과라 하는데 신맛·단맛이 있어 맛이 좋으며 비타민 C가 많이 들어 있다. 공업용·식용·약용으로 이용된다. 주로 생식용으로 애용되며 각종 음료·양조·잼·건과·분말 등의 원료로 이용된다. 그러나 사과 열매의 씨는 독성이 있어 먹지 않는 것이 좋다. 열매를 약으로 쓸 때는 대개 날것으로 사용한다.

분 포	전국 각지	생 지	과수 농가 재배
키	3~6m	분 류	낙엽 활엽 교목
번 식	꺾꽂이 · 접목 · 씨	약 효	열매(사과)
채취기간	가을(열매 성숙기)	취급요령	날것으로 쓴다.
성 미	평온하며, 달다.	독성여부	없다.

잎 어긋나며 타원형, 넓은 타원형, 달걀꼴 또는 달걀 모양의 타원형으로서 끝이 짧게 꼬리처럼 길어져 뾰족하고 가장자리에 얕고 둔한 톱니가 있다. 앞면은 짙은 녹색이고 뒷면에 흰 가루가 묻어 있으며 털이 있다. 어린잎은 솜털로 덮여 있지만 곧 없어진다.

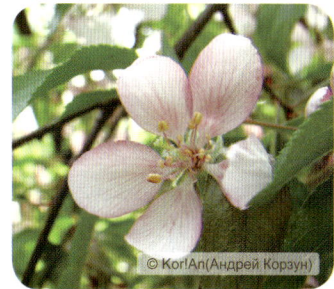

꽃 4~5월에 백색 또는 엷은 홍색의 꽃이 잎과 함께 가지 끝 부분의 잎겨드랑이에서 나와 산형총상 꽃차례로 달려 핀다. 꽃이 벌어지기 전에는 적색이지만 피고 나면 흰색 바탕에 약간 붉은색을 띠는 오판화이다. 5개인 꽃잎은 타원형이며 밑부분이 뾰족하다. 꽃받침 조각은 달걀 모양의 댓잎피침형이고 다소 뒤로 젖혀진다. 암술대에 털이 있다.

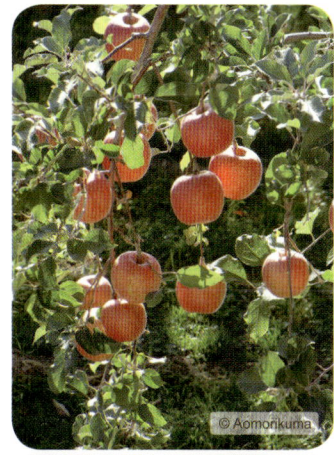

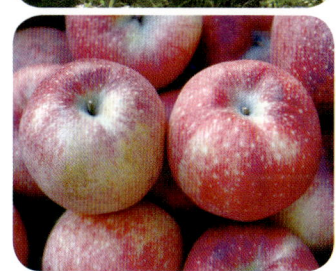

열매 8~9월에 지름 10cm 안팎의 둥근 핵과가 달려 익는데 꽃받침이 비대해져서 열매가 된 것이다. 열매는 공을 위·아래에서 살짝 누른 모양인 편구형(扁球形)인데 열매꼭지가 붙은 부분과 그 반대쪽 한가운데가 옴폭 패어 들어갔다. 열매껍질은 노란색 바탕에 붉은빛이 돌고 황백색의 껍질눈이 퍼져 있다.

제조방법 열매 1개(300g 정도)를 1회분 기준으로 생즙을 내어 벌꿀 1숟가락(10g)을 타서 1일 2~3회 1개월 정도 복용한다.

주의사항
1. 사과 씨에는 독성이 있으므로 제거하고 사용한다.
2. 과다 복용이나 장복을 하지 않는다.
3. 저녁에 먹는 사과는 잠자는 동안 섬유소로 인해 가스가 차게 된다.
4. 양약을 먹기 2시간 전후에 먹어야 약의 효과가 떨어지지 않는다.

기타효능 주로 위경을 다스리며, 췌장성 질환에 효험이 있다.

가래톳, 감기, 강장보호, 곽란(건곽란), 관격, 구충(요충), 구토, 노이로제, 뇌졸중, 당뇨병, 동맥경화, 두통, 번위, 변비, 복수, 불면증, 산후체증, 소화불량, 속쓰림, 식체(고구마), 심장병, 아토피성 피부염, 위궤양, 위산과다증, 위염, 저혈압, 치매증, 탄산, 피로곤비, 해수, [소아 질환] 경풍, 소화불량, 이질

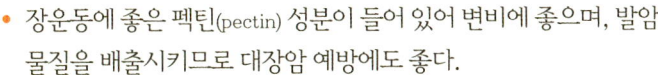

- 장운동에 좋은 펙틴(pectin) 성분이 들어 있어 변비에 좋으며, 발암 물질을 배출시키므로 대장암 예방에도 좋다.

- 과음한 후 사과를 먹으면 숙취 해소가 되며, 적당한 술과 함께 사과를 먹으면 근육통을 풀어주기도 한다.

- 사과 껍질에는 케세르틴 성분이 들어 있어 피부노화를 막아주고, 니코틴을 해독해 주므로 흡연자들에게 좋다.

- 비타민 C, 유기산, 플라보노이드 성분이 들어 있어 고혈압에 좋으며, 면역력을 높여주고, 동맥경화에 좋다.

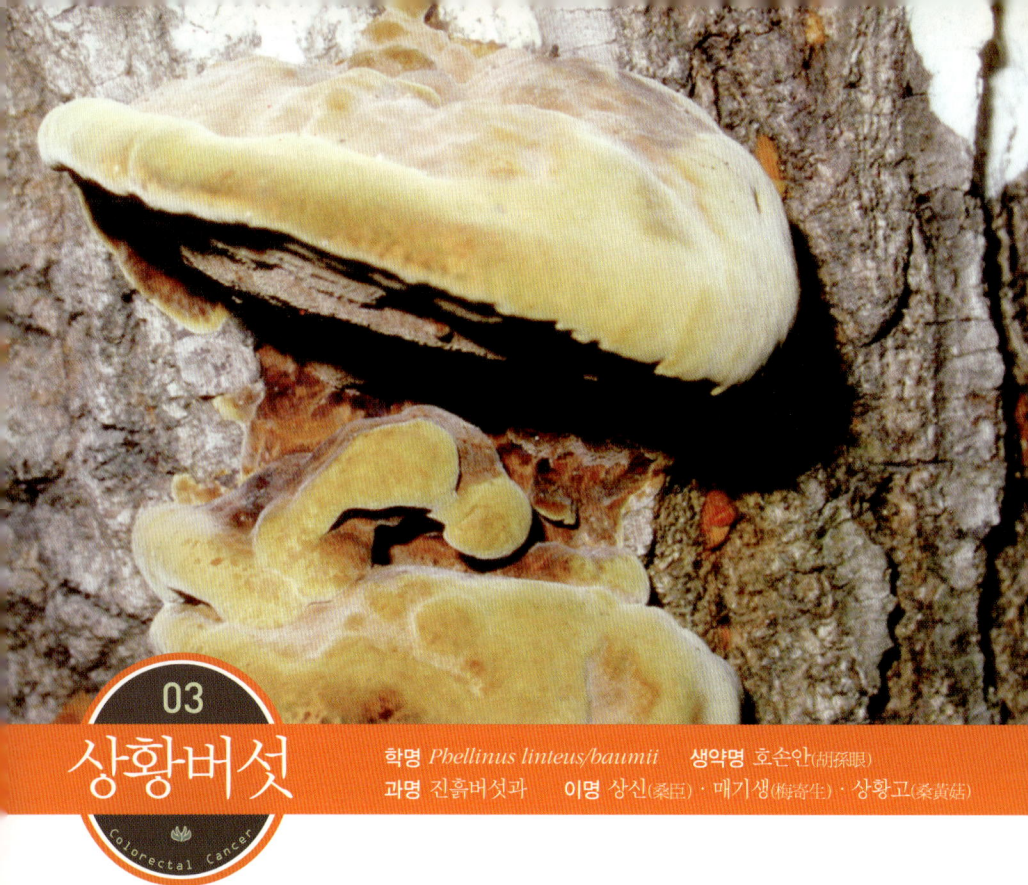

03 상황버섯

학명 *Phellinus linteus/baumii* **생약명** 호손안(胡孫眼)
과명 진흙버섯과 **이명** 상신(桑臣)·매기생(梅寄生)·상황고(桑黃菇)

상황버섯은《동의보감》이나《본초강목》등의 한의학 고서에 상이 (桑耳)·상목이(桑木耳)·상신(桑臣) 등의 이름으로 기록되어 있으며, 그 모양이 초기에는 진흙 덩어리가 뭉쳐진 것처럼 보이다가 다 자란 후에는 나무 그루터기에 혓바닥을 내민 모습이어서 수설 (樹舌)이라고도 한다. 또한 버섯의 모양이 마치 목질같이 생겼다 하여 목질진흙버섯이라고 부른다. 갓의 크기는 지름 6~12cm, 두께 2~10cm이고 생김새는 반원 모양, 편평한 모양, 둥근 산 모양, 말굽 모양 등 다양하다. 표면에는 어두운 갈색의 털이 짧고 촘촘

분 포	전국 각지	생 지	깊은 산 속 뽕나무 그루터기
키	지름 6~12cm	분 류	여러해살이 버섯
번 식	포자	약 효	전체
채취기간	가을~봄	취급요령	날것으로 잘게 썰어 쓴다.
성 미	평온하며, 달고 맵다.	독성여부	없다.

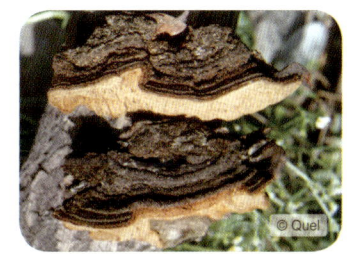

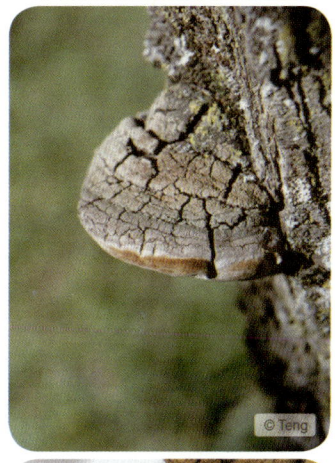

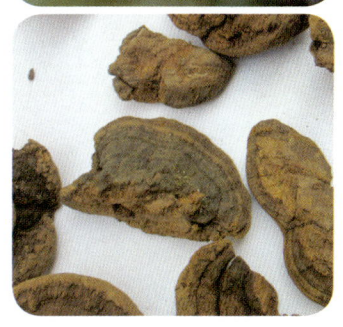

하게 나 있다가 자라면서 없어지고 각피화한다. 검은 갈색의 고리 홈이 나 있으며 가로와 세로로 등이 갈라진다. 가장자리는 선명한 노란색이고 아랫면은 황갈색이며 살도 황갈색이다. 자루는 없다. 포자는 연한 황갈색을 띠는 공 모양이다.

중국의 진나라에서는 상황버섯이 발견되면 나라에서 제를 올렸다고 한다. 백 년 이상 된 뽕나무 뿌리에서 자라기 때문에 일반적으로 사람들의 눈에 띄는 경우가 드물다고 전해진다. 상황버섯은 산뽕나무에서만 자라는 게 아니라 활엽수나 침엽수에도 기생하여 자라는데 산뽕나무 그루터기에 기생하면서 수십년 동안 산뽕나무의 우윳빛 수액을 빨아먹고 자란 것을 으뜸으로 친다. 자연산 상황버섯은 겨울에 성장을 멈추고 진흙색으로 변했다가 이듬해 봄부터 늦가을까지 노란색 진흙덩이 형태로 자란다. 이처럼 해를 거듭하여 덧자라므로 나무의 나이테와 비슷한 경계선이 있어 이를 보고 버섯의 나이를 계산한다.

국내에서는 8종이 자생하는 것으로 확인되었으나 매우 희귀하여 그 모습들을 찾아보기 어려우며 현재는 인공 재배에 성공하여 여러 농가에서 재배하고 있다.

상황버섯을 달이면 황색 또는 엷은 황색으로 맑은 빛을 띠며 맛과 향이 없는 것이 특징이어서 순하고 담백하여 먹기에도 좋다. 약으로 쓸 때는 탕으로 하거나 산제 또는 환제로 하여 사용한다.

 버섯 25~30g을 1회분 기준으로 달이거나 산제 또는 환제로 하여 1일 2~3회 1개월 정도 복용한다.

1. 아랫배가 차가운 사람은 과다 복용하지 않는 것이 좋다.
2. 상황버섯을 달인 물은 플라스틱 용기보다는 유리병에 담아 보관하는 것이 좋다.
3. 호전반응으로 두통과 어지럼증이 올 수도 있다.

주로 혈증을 다스리고, 암증에 효험이 있다.
건위, 대하증, 면역력증강, 보간·청간, 암(암 예방/항암/악성종양예방, 위암, 직장암), 어혈, 옹종(내옹, 외옹), 요혈, 출혈, 폐렴

이 약초는…

- 상황버섯에는 칼륨, 칼슘, 마그네슘, 비타민 B_2, B_3, C, 섬유질, 아미노산, 다당류(polysaccharide) 등을 함유하고 있어 면역력을 높이고 대장암, 자궁경부암, 위암 등에 탁월한 효과가 있다.
- 구아닐산(guanylic acid) 성분이 들어 있어 콜레스테롤 수치를 낮춰주므로 고혈압, 심장병에 좋다.
- 지혈작용이 있어 여성 출혈성 질환에 효과가 있으며, 질염을 치료하는 데도 쓰인다.
- 잠을 자면서 땀을 흘리는 사람이 복용하면 도움을 얻을 수 있다.
- 항산화 작용이 있어 꾸준히 복용하면 노화 예방에 좋으며, 간 기능 강화에도 좋다.

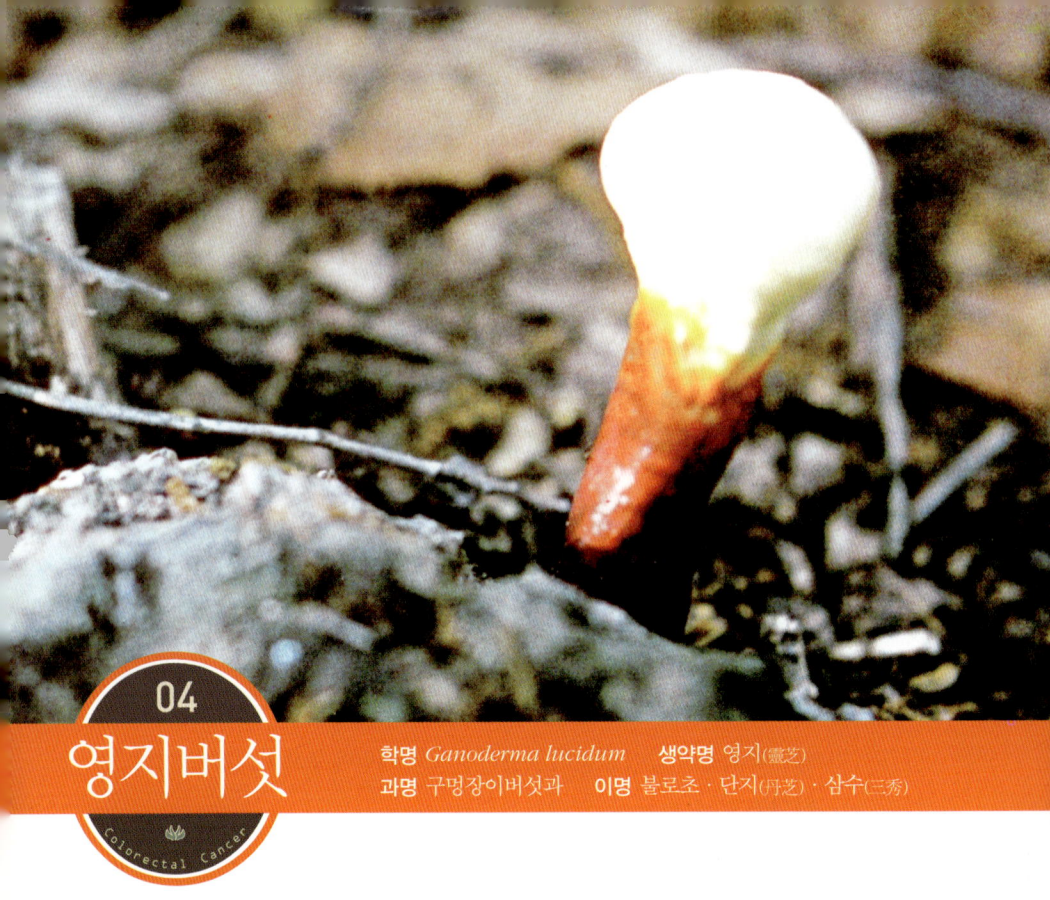

04 영지버섯

학명 *Ganoderma lucidum* **생약명** 영지(靈芝)
과명 구멍장이버섯과 **이명** 불로초 · 단지(丹芝) · 삼수(三秀)

영지버섯은 만년버섯 · 불로초 · 지초(芝草)라고도 한다. 전면이 가죽 같은 각피로 덮여 있으며 조직은 코르크질로 단단하다. 살은 상하 2층으로 분리되어 있는데 상층은 거의 흰색이고 관공 부분인 하층은 연한 주황색이다. 표면에 니스 같은 분비물을 생성하여 옻칠을 한 것처럼 윤기가 있으며 동심형의 고리홈이 뚜렷하고 방사형으로 미세한 주름이 있다. 갓의 표면은 처음에 황백색이다가 점점 짙은 색으로 변한다. 갓의 밑면만이 황백색이고 그 밖의 부분은 다갈색 · 적갈색 · 자갈색 · 흑갈색을 띤다. 갓은 지름 5~20cm, 두께

분 포	전국 각지	생 지	고목이 있는 습한 곳
키	갓 지름 10~20cm	분 류	한해살이 담자균류
번 식	포자	약 효	전체
채취기간	여름~가을	취급요령	완전히 말려 쓴다.
성 미	평온하며, 달고 쓰다.	독성여부	없다.
동속약초	자지(紫芝)·적지(赤芝)·운지(雲芝)		

1~2cm의 부채 모양을 비롯하여 신장형·원형·반원형 등 생김새가 다양하다. 갓의 밑면에 길이 5~10mm에 이르는 많은 관공(管孔)들이 1층으로 늘어서 있다. 자루는 단단한 각피에 싸여 곧게 또는 비스듬히 서는데 높이 3~15cm, 지름 1~2cm이며 때로는 자루가 없기도 하다.

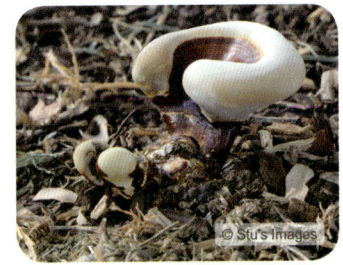

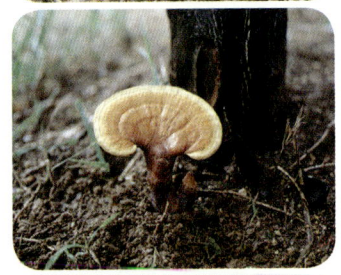

포자는 달걀꼴이고 2중막으로 되어 있는데 내막은 엷은 황갈색으로 섬세한 돌기가 빽빽이 나 있다. 참나무를 비롯하여 활엽수의 그루터기나 죽은 나무의 땅 부위에 잘 자라며, 때로는 살아 있는 나무의 밑동 또는 뿌리 부근에서도 자생한다. 초여름부터 가을에 걸쳐 자라는데 주로 여름 장마철 무더위에 난다. 요즘에는 참나무 톱밥을 이용하여 재배하는 농가

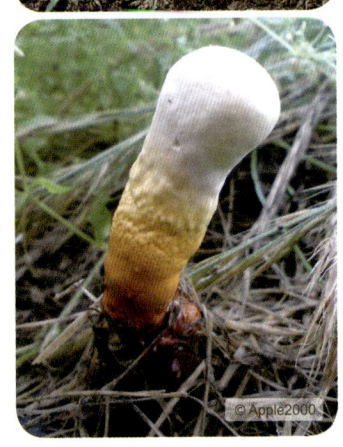

가 늘고 있지만 약효 면에서는 100년 이상 묵은 매실나무의 썩은 등걸에서 자생하는 영지를 으뜸으로 치는데 재배 영지보다 30배 이상의 효능이 있는 것으로 알려져 있다.

일설에 의하면 불로장생의 효능을 가지고 있는 영지는 늙은 매실나무 10만 그루 중 2~3그루 정도에서밖에 채취할 수 없다는 희귀품으로 진시황이 갈구했던 불로초가 바로 이 영지라는 속설도 있다. 또한 영지버섯에 대해서는 다음과 같은 전설이 전해진다. 태초에 중국의 반고왕(盤古王)이 불사약을 관장하는 신녀(神女)인 서왕모(西王母)의 생일 잔치를 벌이자 신선과 선녀들이 선과·선초를 바쳤지만 영지선녀는 늦게 와서 영지를 바쳤다. 서왕모는 크게 노하여 영지선녀를 천봉산으로 쫓아 버렸는 데 그곳에 사는 가난한 청년 강원을 만난 영지선녀는 곧 그와 사랑에 빠져 강원에게 영지를 먹인다. 이를 안 서왕모가 영지선녀를 잡아오게 하자 영지선녀는 잡혀 가기 전에 강원에게 병을 치료하는 데 쓰라며 영지균을 전해 주었다. 이로써 인간이 영지를 맛볼 수 있게 되었다는 전설이다.

약으로 쓸 때는 탕으로 하거나 산제로 하여 사용하며, 술을 담가서도 쓴다. 다만, 영지는 성질이 차기 때문에 오래 쓰면 냉병이 오기 쉬우므로 마를 함께 쓰는 것이 좋다.

버섯 3~4g을 1회분 기준으로 달이거나 산제 또는 환제로 하여 1일 2~3회 1개월 정도 복용한다.

1. 몸이 냉하거나 소화력이 약한 사람은 주의하는 것이 좋다.

2. 과다 복용하면 어지럼증과 가려움증 및 구토증세가 나타날 수 있다.

3. 과다 복용하면 암세포가 증식할 수 있으니 주의해야 한다.

기타 효능 주로 순환계·호흡기 질환을 다스리며, 신경쇠약증에 효험이 있다.
간기능회복, 간염(A형간염), 강심제, 강장보호, 갱년기장애, 고지방혈증, 고혈압, 관상동맥 질환, 구토, 기관지염, 뇌졸중, 당뇨병, 동맥경화, 두통, 면역력증강, 무좀, 변비, 보간·청간, 불면증, 비만증, 스태미나강화, 신경쇠약, 신약, 신장기능강화, 신진대사촉진, 신허, 심신허약, 심장병, 암(식도암, 직장암, 폐암), 어혈, 염증, 요부마비, 요통, 원기부족, 위궤양, 자양강장, 자폐증, 저혈압, 정신피로, 중독, 지음, 진정, 진통, 청혈, 초조감, 출혈, 치질, 편도선비대, 항바이러스제, 해수, 허약체질, 혈전증, 호흡곤란, **[소아 질환]** 불면증

이 약초는…

- 18종의 아미노산이 들어 있어 암세포 증식을 막으며, 대장암 등 각종 암 예방에 효과가 있다.
- 불면증, 홍조, 기침, 소변불리에 효과가 있다.
- 소화 기능을 촉진하는 가노데릭산(ganoderic acid), 루시데닉산(lucidenic acid) 성분이 들어 있어 변비에 좋다.
- 혈액순환을 원활하게 해주므로 각종 현관 질환에 좋다.

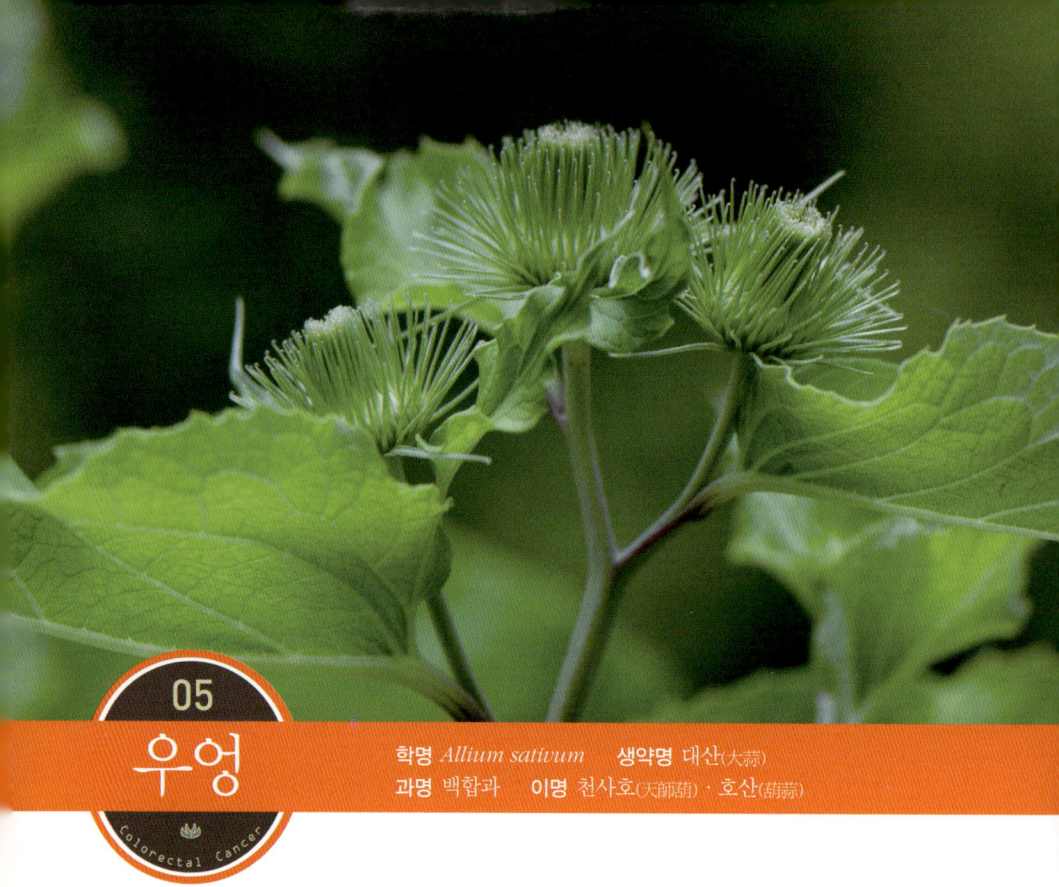

05 우엉

학명 *Allium sativum* **생약명** 대산(大蒜)
과명 백합과 **이명** 천사호(天師葫) · 호산(葫蒜)

우엉은 우방(牛蒡) · 대방자(大方子) · 흑풍자(黑風子)라고도 한다. 곧은 뿌리가 흙 속에서 30~60cm로 깊게 뻗어나가 비대해지는데 원기둥 모양의 육질이며 긴 막대기처럼 생겼다. 뿌리 끝에서 나온 줄기는 자주색을 띠며 곧게 서서 자란다. 관상용 · 식용 · 약용으로 이용된다. 어린잎과 뿌리는 식용한다. 약으로 쓸 때 뿌리와 씨는 탕으로 하여 사용한다. 잎은 약간 볶거나 물에 쪄서 말려 산제로 하거나 생즙을 내어 사용한다. 뿌리는 술을 담가서도 쓴다.

분 포	전국 각지	생 지	밭에 재배
키	50~150cm	분 류	두해살이풀
번 식	씨	약 효	잎·씨·뿌리
채취기간	8~9월	취급요령	햇볕에 말리거나 볶아서 쓴다.
성 미	서늘하며, 맵고 쓰다.	독성여부	없다.

잎 뿌리잎은 무더기로 뭉쳐나며 잎자루가 길고 줄기잎은 어긋난다. 잎몸은 심장형으로서 끝이 뭉뚝하고 밑은 넓거나 심장의 아래쪽 모양이며 가장자리에 이빨 모양의 불규칙한 톱니가 있다. 앞면은 짙은 녹색이지만 뒷면은 흰 털이 촘촘하게 나 있어 흰빛이 돈다.

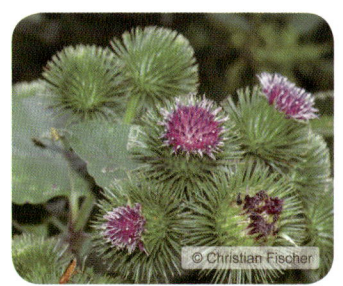

꽃 7~8월에 검은 자줏빛이 도는 두상화가 줄기 맨 위쪽에서 갈라진 작은 가지 끝에 산방 꽃차례를 이루며 달려 핀다. 꽃차례 받침은 둥글고 꽃턱잎 조각은 끝이 갈고리처럼 생긴 바늘 모양이다. 꽃은 통 모양의 대롱꽃이다.

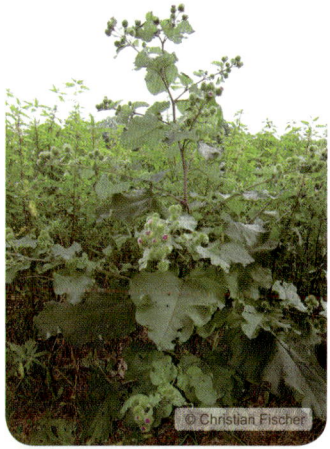

열매 9월에 수과가 달려 회갈색으로 익는데 갈색의 갓털이

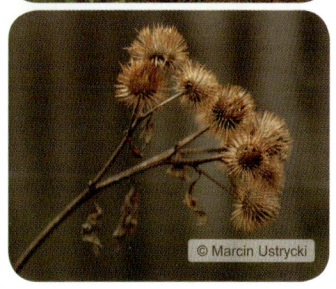

붙어 있고 속에서 검은 씨가 나온다.

 뿌리 10~12g 또는 씨 5~7g을 1회분 기준으로 달여서 1일 2~3회 1개월 정도 복용한다.

 1. 자궁을 수축하기 때문에 임산부는 주의해야 한다.
2. 성질이 차므로 몸이 냉하고 약한 사람은 주의해야 한다.
3. 우엉 씨를 과다 복용하면 혈압이 떨어질 수 있다.

주로 피부과 · 운동계 · 치과 질환을 다스린다.
각기, 감기, 강장보호, 강정제, 개창, 거담, 관절염, 구열, 금창, 나력, 노이로제, 농가진, 뇌졸중, 늑막염, 담, 류머티즘, 마비, 배농, 부인병, 부종, 비만증, 산후풍치, 설창, 소염제, 습진, 아토피성피부염, 암(간암, 식도암, 유방암, 폐암), 연주창, 열광, 옹종, 외이도염,

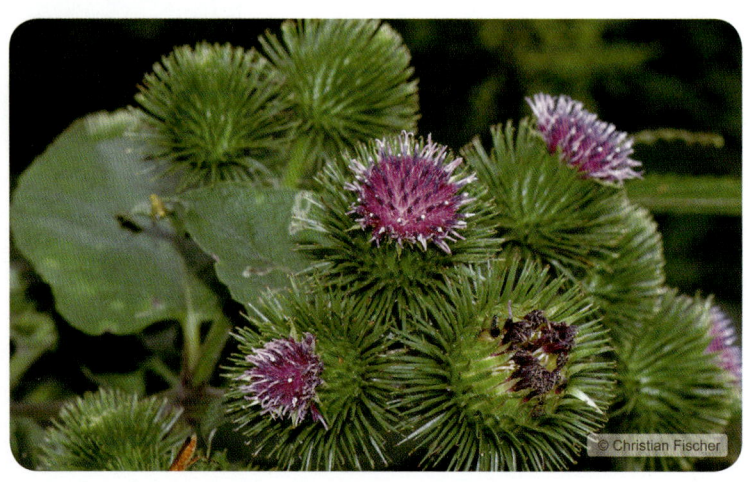
© Christian Fischer

요통, 위경련, 유즙분비부전, 은진, 음낭습, 음창, 이뇨, 인후염 · 인후통, 절양, 종기, 종독, 중독(똥독), 중풍, 창종, 충수염, 충치, 치통, 투진, 편도선염, 풍, 풍비, 풍열, 피부병, 피부소양증, 항강, 해수, 해열, 화농, 후비, **[소아 질환]** 홍역

- 소화 기능에 좋은 리그닌 성분이 들어 있어 변비에 좋으며 대장암 예방에 좋다.
- 염증을 완화해 주는 타닌 성분이 들어 있어 아토피, 여드름 등의 피부 질환에 효과가 있다.
- 소변분리에 좋으며, 열량도 낮아 다이어트에도 좋다.
- 치매 예방, 골다공증, 당뇨병에 좋으며, 콜레스테롤을 낮춰주므로 혈관 질환에도 좋다.

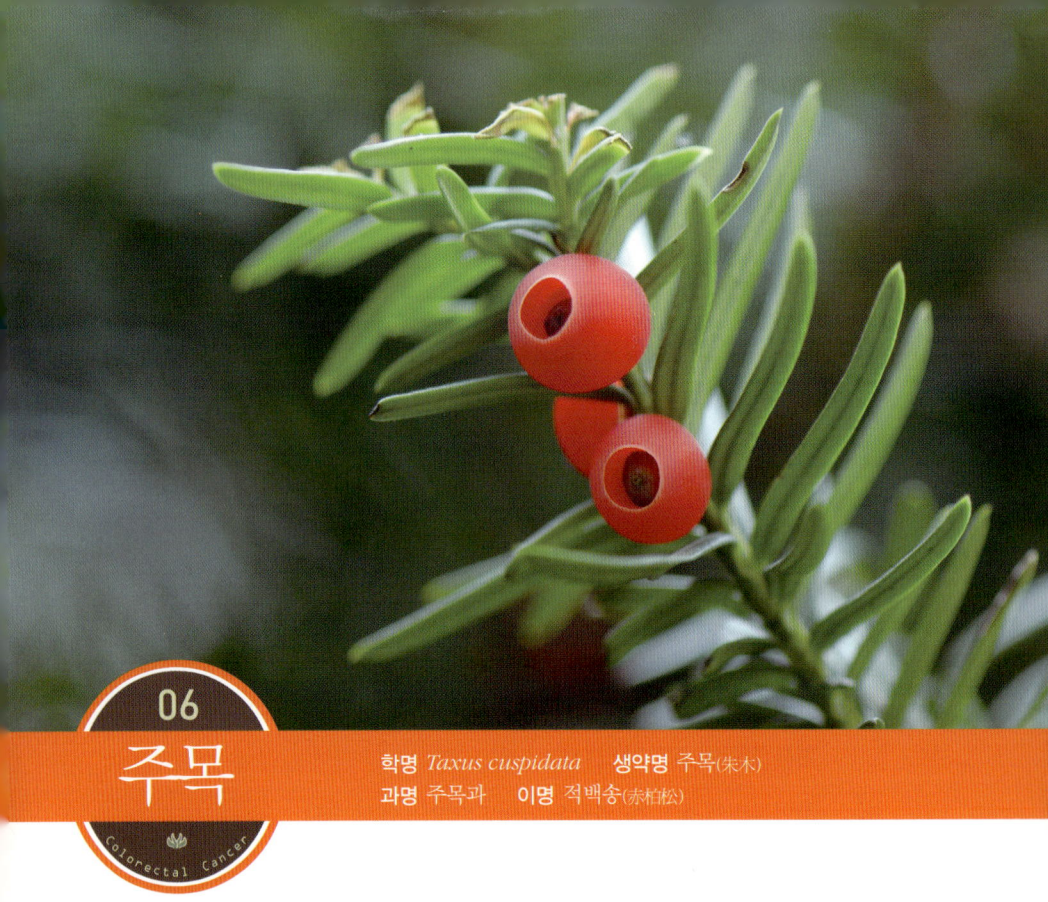

06 주목

학명 *Taxus cuspidata* **생약명** 주목(朱木)
과명 주목과 **이명** 적백송(赤柏松)

주목은 적목 · 경목 · 노가리나무라고도 한다. 가지가 사방으로 퍼지며 자라는데 큰 가지와 원대는 적갈색이며 나무껍질은 얇게 띠 모양으로 벗겨진다. 어린 가지는 녹색을 띠다가 2년 정도 지나면 갈색으로 변한다. 국내에서만 자생하는 한국 특산 식물이다. 공업용 · 식용 · 약용으로 이용된다. 목재는 가구재 · 건축재 및 붉은색 염료로 쓰이고 열매는 식용한다. 씨를 주목실(朱木實)이라 하며 약재로 쓴다. 한국산 주목 씨눈에서 항암물질인 택솔을 대량 증식할 수 있음이 밝혀졌으며 줄기 · 잎 · 씨눈에 기생하는 곰팡이를 증식

분 포	전국 각지	생 지	고산 지대
키	17~22cm	분 류	상록 침엽 교목
번 식	씨	약 효	씨·햇순
채취기간	7~8월	취급요령	날것 또는 그늘에 말려 쓴다.
성 미	서늘하며, 달고 쓰다.	독성여부	없다.

하여 택솔을 대량 생산하는 기술이 이미 개발되었다. 약으로 쓸 때는 탕으로 하거나 술을 담가 사용한다.

잎 바늘 모양의 잎이 나선 모양으로 달리지만 옆으로 뻗은 가지에서는 깃처럼 2줄로 배열한다. 잎몸은 길이 1.5~2.5cm, 너비 2~3mm의 선형으로서 끝이 갑자기 뾰족해지고 밑은 좁아진다. 앞면은 짙은 녹색이고 뒷면에 2개의 엷은 황록색 줄이 있다. 잎맥은 양면으로 도드라지고 뒷면에는 가장자리와 주맥 사이에 연한 황색의 기공조선(氣孔條線 : 잎의 숨구멍이 늘어선 흰 선)이 있다. 잎은 2~3년 만에 떨어진다.

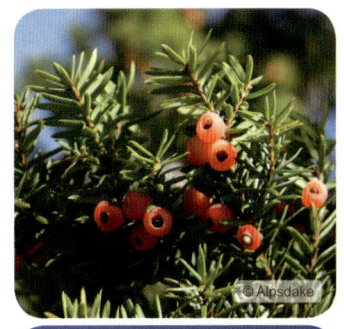
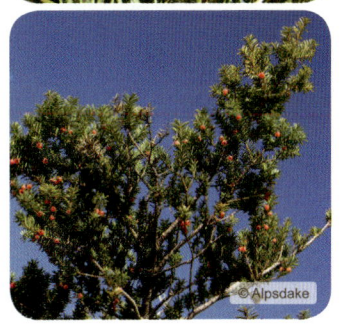

꽃 4월에 잎겨드랑이에 달려 피는데 암수딴그루 또는 암수한그루의 단성화이다. 수꽃은 황색의 잔꽃이삭이 달리며 6개의 비늘 조각으로 싸여 있고 8~10개의 수술과 8개의 꽃밥이

있다. 암꽃은 녹색의 달걀꼴로 1~2개씩 달리며 10개의 비늘 조각으로 싸여 있다.

열매 9월에 달걀 모양으로 둥근 핵과가 달려 붉게 익는데 다육 질이고 맛이 달며 안에 씨가 들어 있다. 열매는 컵같이 생겨 과육의 한쪽 가운데가 비어 있어 밖에서 씨가 들여다보인다.

제조 방법 잔가지 5g, 인삼(재배삼) 뿌리 3g, 알로에 온포기 2g을 1회 분 기준으로 함께 달이거나 산제 또는 환제로 하여 1일 2~3회 1개월 정도 복용한다.

주의 사항 1. 복용 중에 고삼, 복령을 금한다.
2. 약재를 다룰 때 쇠붙이 도구(철)를 쓰지 않는다.
3. 과다 복용하면 위염을 일으킬 수도 있다.

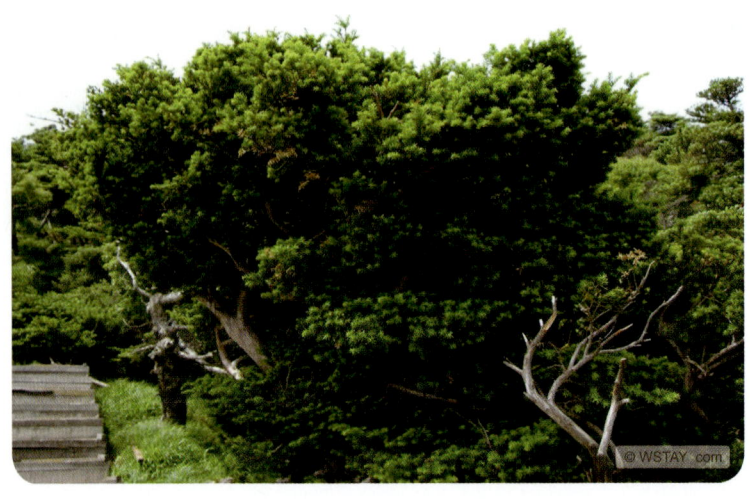

기타 효능 주로 비뇨기 질환을 다스리며, 항암제로 효험이 있다.

당뇨병, 소갈증, 소변불통, 신장병, 암(방광암, 식도암, 위암, 유방암, 자궁암, 전립선암, 폐암, 피부암), 유종, 이뇨, 통경

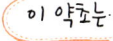

- 택신(taxine) 성분이 들어 있어 혈당을 낮춰준다. 기침과 통증에 효과가 있다.
- 암세포 증식을 억제하는 택솔(taxol) 성분이 들어 있어 대장암 예방에 탁월한 효과가 있다.
- 이뇨작용이 있어 신장병에 효과가 있다.
- 나무의 추출액으로 옷에 염색하기도 한다.
- 감기몸살이나 비염에 큰 효과가 있다.

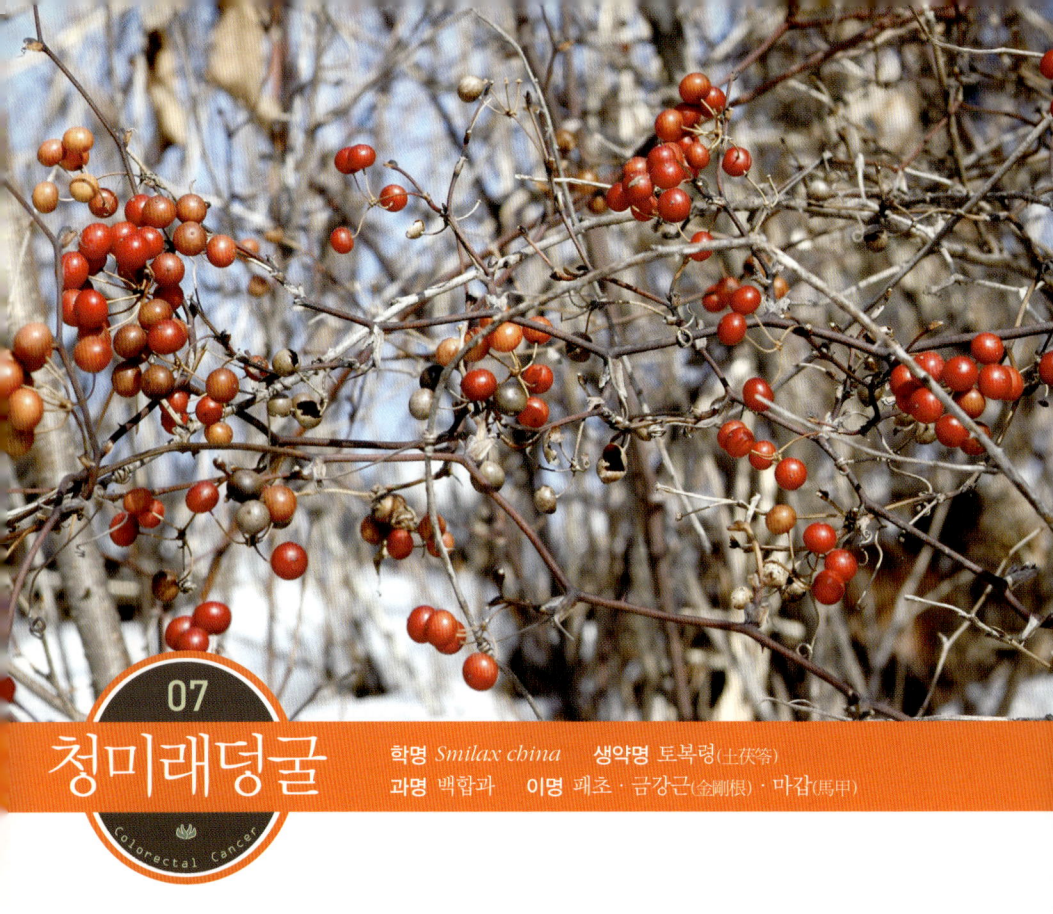

07 청미래덩굴

학명 *Smilax china*   **생약명** 토복령(土茯苓)
과명 백합과   **이명** 패초 · 금강근(金剛根) · 마갑(馬甲)

청미래덩굴은 명감나무 · 망개나무 · 종가시나무 · 청열매덩굴 · 매발톱가시라고도 한다. 굵은 뿌리줄기는 딱딱하고 회갈색이며 꾸불꾸불 옆으로 길게 뻗는다. 줄기는 마디마다 굽으며 갈고리 같은 가시가 있다. 잎을 금강엽(金剛葉), 열매를 금강과(金剛果)라 한다. 식용 · 약용으로 이용된다. 열매는 명감 또는 망개라고 하며 먹을 수 있고 약재로도 사용한다. 어린순은 나물로 무치고 잎은 쌈으로 먹는다. 잔뿌리는 한줌씩 동여 솔을 만든다. 약으로 쓸 때는 탕으로 하거나 산제 또는 환제로 하여 사용하며, 술을 담가서도 쓴

분 포	전국 각지	생 지	산지의 숲 가장자리
키	2~3m	분 류	낙엽 활엽 덩굴나무
번 식	씨	약 효	열매·뿌리
채취기간	가을~이듬해 봄(뿌리)	취급요령	햇볕에 말려 쓴다.
성 미	평온하며, 달다.	독성여부	없다.

다. 외상에는 달인 물로 김을 쐬거나 닦아낸다.

잎 어긋나는데 길이 3~12cm, 너비 2~10cm의 원형 또는 긴 타원형으로서 끝이 뾰족하며 가장자리가 밋밋하다. 표면에 5~7개의 맥이 있고 질이 두꺼우며 윤기가 난다. 잎자루는 길이 7~20mm로 짧다. 잎 밑동에 나는 턱잎은 칼집 모양으로 유착하며 끝이 덩굴손으로 된다.

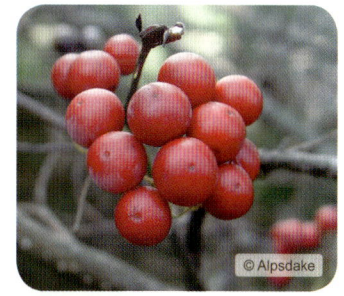

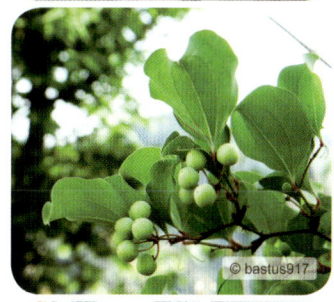

꽃 5월에 황록색으로 피는데 잎겨드랑이에서 산형 꽃차례를 이루며 달린다. 암수딴그루의 단성화이다. 꽃덮이 조각은 6개이고 긴 타원형이며 뒤로 젖혀져서 말린다. 6개의 수술과 1개의 암술이 있으며 씨방은 3실이고 끝이 3개로 갈라진다.

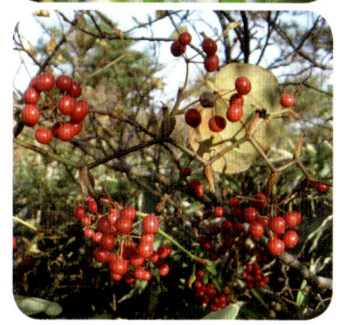

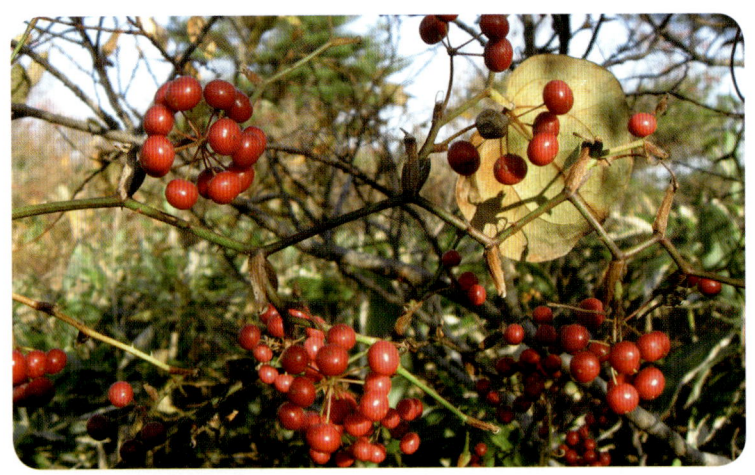

 9~10월에 지름 1cm 정도의 둥근 장과가 달려 빨갛게 익는다.

 뿌리줄기(토복령) 10~12g을 1회분 기준으로 달이거나 산제로 하여 1일 2~3회 1개월 정도 복용한다.

 1. 간장, 신장이 약하거나 정력이 부족한 사람은 복용을 금한다.
2. 녹차와 함께 마시면 탈모 등 부작용이 올 수 있다.
3. 몸이 냉한 사람은 과다 복용하지 말아야 한다.

주로 염증을 다스리며, 부종에 효험이 있다.
건치, 관절염, 관절통, 근골무력증(근골을 못 펼 때), 대하증, 동상, 매독, 발 부르튼 데, 백탁, 부종, 비치, 설사, 소변간삽, 소변불금, 소변불리, 소변불통, 수족마목, 수종, 아감창, 암(암 예방/항암/악성종양 예방, 뇌암, 비암, 식도암, 신장암, 위암, 유방암, 자궁암, 전립선암, 직장암, 치암), 야뇨증, 요독증, 위염, 유실, 이뇨, 이질, 임파선염, 자궁전굴·후굴, 장염, 전립선비대증, 전립선염, 종독, 종창, 중독(수은중독, 약물중독, 양잿물중독), 청열, 출혈, 충수염, 치은궤양, 치창, 치뉵, 치통, 치풍, 치한, 타박상, 태양증, 통풍, 풍, 피부염, 해열

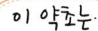

- 뿌리에는 해독·해열작용 하는 사포닌, 타닌, 루틴, 수지 성분이 들어 있어 대장암에 효과가 있다.
- 알칼로이드, 리놀렌산, 올레산 성분이 들어 있어 세균성 이질과 결핵 치료에 쓰인다.
- 매독 치유율이 50%나 될 정도로 매독 환자에게 탁월한 효과가 있다.
- 수은중독을 풀어주는 데 쓰이며, 각종 피부병과 관절통, 남성 여성의 생식기 염증성 질환에 효과가 있다.

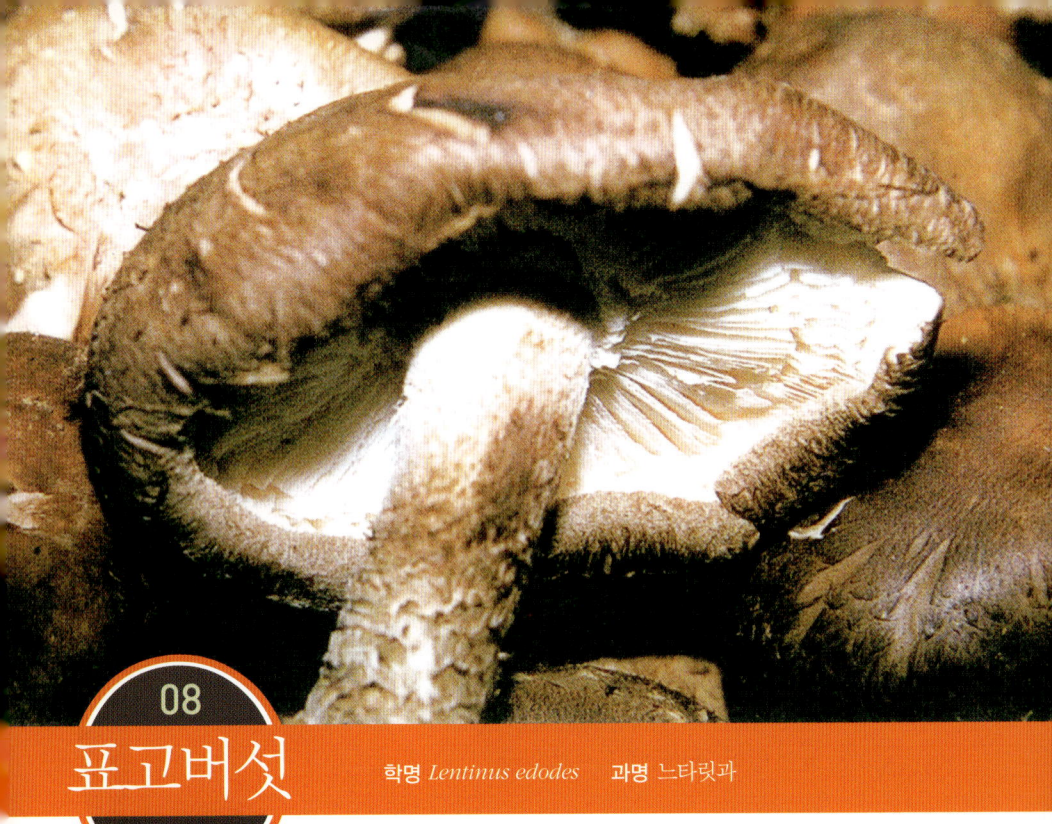

08 표고버섯

학명 Lentinus edodes 과명 느타릿과

표고버섯은 마고·추이(椎栮)·표고버섯·향심(香蕈)이라고도 한다. 봄에서 가을까지 산지의 졸참나무·상수리나무·떡갈나무·밤나무·서어나무 등의 활엽수 고목이나 마른 줄기, 나무등걸에서 기생 또는 자생한다. 한국의 식용 재배 버섯 중 대표적인 품종이다.

갓은 지름 4~10cm의 원형 또는 심장형이고 드물게 20cm에 이르는 것도 있다. 처음에는 공을 반으로 자른 반구형이지만 자라면서 점차 퍼져 편평해진다. 표면은 다갈색에다 가는 솜털처

분 포	전국 각지	생 지	활엽수 고목에서 자생 또는 재배
키	3~10cm	분 류	상록 활엽 소교목
번 식	포자	약 효	전체
채취기간	여름·가을	취급요령	날것 또는 햇볕에 말려 쓴다.
성 미	평온하며, 달다.	독성여부	있다.

럼 생긴 흑갈색의 비늘 조각으로 덮여 있으며 때로는 터져서 흰 살이 보이기도 한다. 갓의 가장자리는 어릴 때 안쪽으로 감기고 백색 내지 엷은 갈색의 솜털 비슷한 피막으로 덮여 있다가 이것이 터지면서 떨어져 갓 가장자리와 버섯 자루에 붙는다. 자루에 붙은 가루는 불완전한 자루 고리가 되고 주름살은 흰색이며 촘촘하다. 살은 흰색의 육질로 두꺼우며 마르면 향기가 난다. 자루는 길이 3~6cm, 지름 1cm 정도이고 갓의 중심에 붙거나 중심에서 약간 벗어나 붙는데 나무에 붙어 있는 상태에 따라 한쪽으로 기울면서 굽어진다. 자루의 표면은 위쪽은 희고 아래쪽은 갈색을 띠는데 섬유처럼 질긴 편이다. 포자는 한쪽이 뾰족한 타원형이며 색이 없고 무늬는 백색이다.

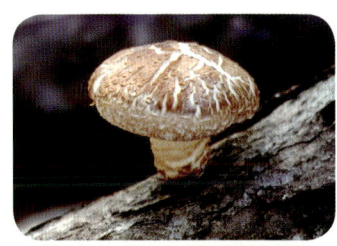

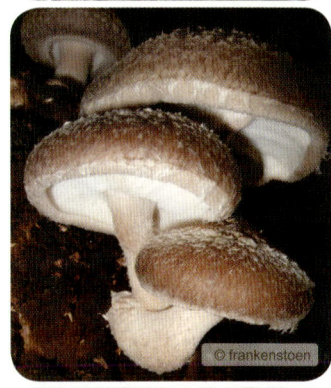

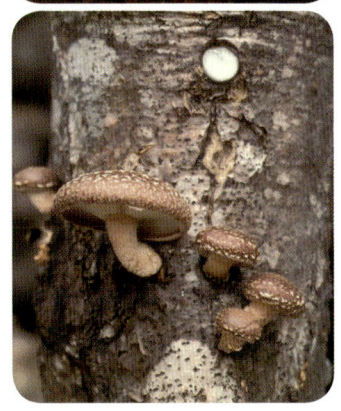

한국·일본·중국에서는 생표고와 건표고를 버섯 중에서 으뜸가는 식품으로 애용한다. 표고버섯에는 핵산계 조미료 성분인 구아닐산이 들어 있어 감칠맛을 낸다. 또 식물체에는 존재하지 않는다고 알려진 비타민 B_1, B_2가 표고 속에 많다는 사실도 밝혀졌다. 아울러 표고버섯에는 비타민 D의 효과를 가지는 성분이 많이 들어 있어 체내에서 자외선을 받으면 비타민 D로 변한다. 식용·약용으로 이용된다. 약으로 쓸 때는 탕으로 하여 사용하며, 술을 담가서도 쓴다.

버섯 10~15g을 1회분 기준으로 달여서 1일 2~3회 1개월 정도 복용한다.

1. 몸이 약하거나 기가 약한 사람은 소량으로 섭취하는 것이 좋다.
2. 알레르기 질환이 있는 사람은 익혀서 먹는 것이 좋다.
3. 요산 성분이 들어 있어 통풍 질환이 있는 사람은 주의해야 한다.

주로 이비인후과·소화기·순환계 질환을 다스린다.
가슴답답증, 간경변증, 간염(만성간염), 감기, 강장보호, 건위, 고혈압, 구토, 기미·주근깨(주근깨), 농가진, 당뇨병, 동맥경화, 동상, 두진, 배농, 비만증, 서증, 설사, 소화불량, 식욕부진, 심장병, 암(암 예방/항암/악성종양 예방, 폐암), 오로, 옹종, 위경련, 위장염, 종독, 중독, 중풍, 콜레스테롤 억제, 편도선비대, 편도선염, 피부미용(거칠어진 피부·고운 살결을 원할 때), 피부윤택, 해수, 행혈, 허약체질, 협심

증, 흉통, 흑발발모, [소아 질환] 허약체질

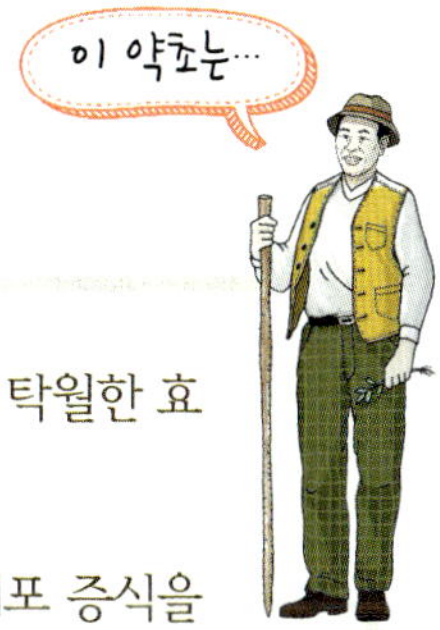

이 약초는…

- 자궁경부암을 일으키는 바이러스 증식을 억제하는 데 탁월한 효과가 있다.
- 항암작용 하는 렌티난(lentinan) 성분이 들어 있어 암세포 증식을 억제하므로 대장암에 좋다.
- 노폐물 배출 및 고혈압, 당뇨 예방 등에 좋다.
- 단백질, 칼슘, 인, 철분, 비타민 B_1, B_2, B_3, C 등 다양한 영양 성분이 들어 있어 피로회복과 머리를 많이 쓰는 사람과 성장기 아이들에게 큰 도움을 준다.

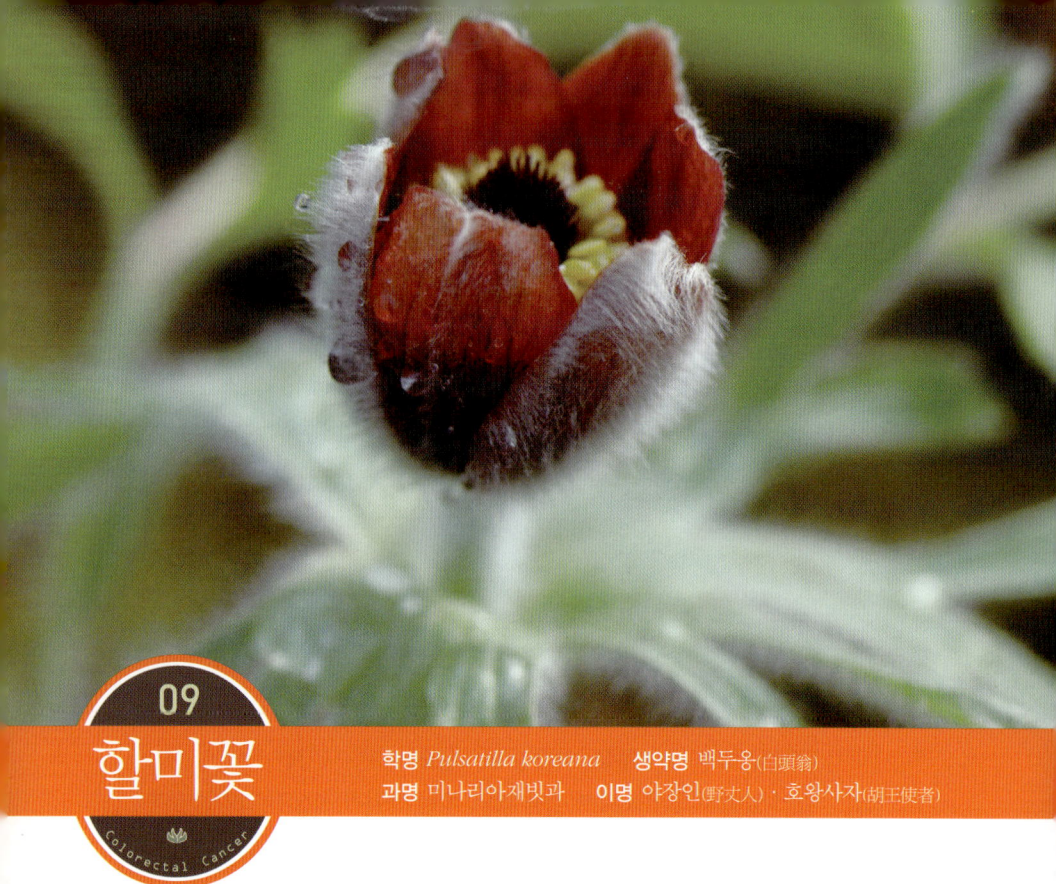

09 할미꽃

학명 *Pulsatilla koreana*　**생약명** 백두옹(白頭翁)
과명 미나리아재빗과　**이명** 야장인(野丈人)·호왕사자(胡王使者)

할미꽃은 노고초(老姑草)·백두옹이라고도 한다. 뿌리는 굵고 진한 갈색이다. 전체에 흰 털이 빽빽이 나 있다. 흰 털로 덮인 열매 덩어리가 하얀 머리카락처럼 보이는데다 밑으로 구부러진 꽃대의 모습이 허리가 잔뜩 굽은 할머니를 연상시켜 할미꽃이라는 이름이 생겼다. 또한 흰 털이 난 모습이 마치 백발이 성성한 할아버지 같다고 해서 백두옹이라는 별칭이 붙었다. 할미꽃의 싹은 바람이 있으면 조용하고 바람이 없으면 흔들리는데 이는 사시나무·독활·천마와 같다. 화분에 옮겨 심으면 죽는다. 뿌리를 백두옹(白頭

분 포	전국 각지	생 지	산기슭과 들의 양지
키	30~40cm	분 류	여러해살이풀
번 식	씨	약 효	뿌리
채취기간	가을~이듬해 봄	취급요령	날것 또는 햇볕에 말려 쓴다.
성 미	차며, 쓰다.	독성여부	약간 있다.
동속약초	가는잎할미꽃·산할미꽃		

翁)이라 하며 약재로 사용한다. 약으로 쓸 때는 탕으로 하거나 환제 또는 산제로 하여 사용하며, 술을 담가서도 쓴다.

잎 뿌리에서 많은 잎이 무더기로 모여나와 비스듬히 퍼지는데 잎자루가 길고 5개의 작은 잎으로 구성된 깃꼴겹잎이다. 작은 잎은 길이 3~4cm이며 3개로 깊게 갈라지는데 꼭대기에 달린 조각은 너비 6~8mm이며 끝이 둔하다. 앞면은 짙은 녹색이고 털이 없지만 뒷면에 흰 털이 많이 나 있다.

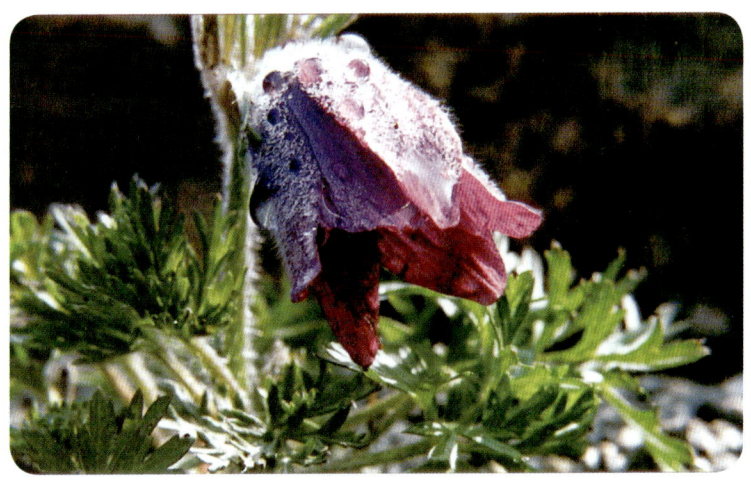

꽃   4~5월에 잎 사이에서 길이 30~40cm인 꽃줄기가 여러 대 나오고 그 끝에서 한 송이씩 밑을 향해 달려 핀다. 꽃의 색깔은 붉은빛을 띤 자주색이다. 꽃대 위쪽에 달린 작은 꽃턱잎은 3~4개로 갈라지고 꽃자루와 더불어 흰 털이 촘촘히 난다. 6개인 꽃받침 조각은 긴 타원형이며 길이 35mm, 너비 12mm 정도이고 겉에 명주실 같은 흰 털이 빽빽이 나 있으나 안쪽에는 없다. 꽃받침이 꽃잎처럼 보이며 꽃잎은 없다. 수술과 암술은 모두 많으며 꽃밥은 노란색이다.

열매   5~6월에 길이 5mm인 긴 달걀꼴의 수과를 맺는데 공처럼 둥글게 모여 달린다. 열매 끝에 암술대가 남아 있다. 암술대에는 길이 4cm 정도의 흰 털이 깃 모양으로 퍼져 빽빽이 달려 있다. 열매 아래쪽에 검은 씨가 붙어 있다.

제조방법   뿌리 3~4g을 1회분 기준으로 달이거나 산제 또는 환제로 하여 1일 2~3회 1개월 정도 복용한다.

주의사항   1. 독성이 약간 있으므로 기준량을 지킨다.
  2. 몸이 냉하고 설사를 자주하는 사람은 주의해야 한다.
3. 열이 많은 사람은 소량으로 복용하는 것이 좋다.

기타효능   **주로 신경계 · 이비인후과 · 순환계 · 피부과 질환을 다스린다.**
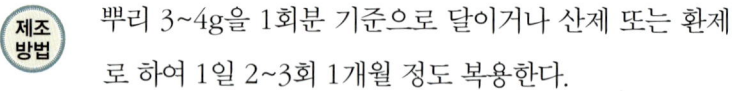
건위, 과민성대장증후군, 냉병, 대장염, 대하증, 두통, 발열, 변혈증, 보혈, 부인병, 부종, 비뇨혈, 사마귀, 설사, 소염제, 수

렴제, 습진, 신경통, 암(암 예방/항암/악성종양 예방, 뇌암, 비암, 자궁암, 치암, 폐암, 피부암), 어혈, 영류, 외상소독, 월경불순, 위염, 위장염(만성), 음부소양증, 음종(남성외음부부종), 이질, 임파선염, 장염, 장출혈, 적백리, 적취, 청혈, 출혈, 취한, 치뉵, 타박상, 한열왕래, 해열, 행혈, 혈림, 혈전증

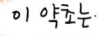

- 암세포 증식을 억제는 풀사틸라 사포닌 D(pulsatilla saponin D) 성분이 들어 있어 대장암 등 암 예방에 효과가 있다.
- 해독작용과 항균작용을 하므로 포도상구균과 녹농균, 세균성 이질 등에 효과가 있다.
- 혈압을 낮추며, 코피, 관절의 통증 등을 다스리는 데 쓰인다.
- 무좀, 가려움증 등의 피부 질환에도 효과가 있다.

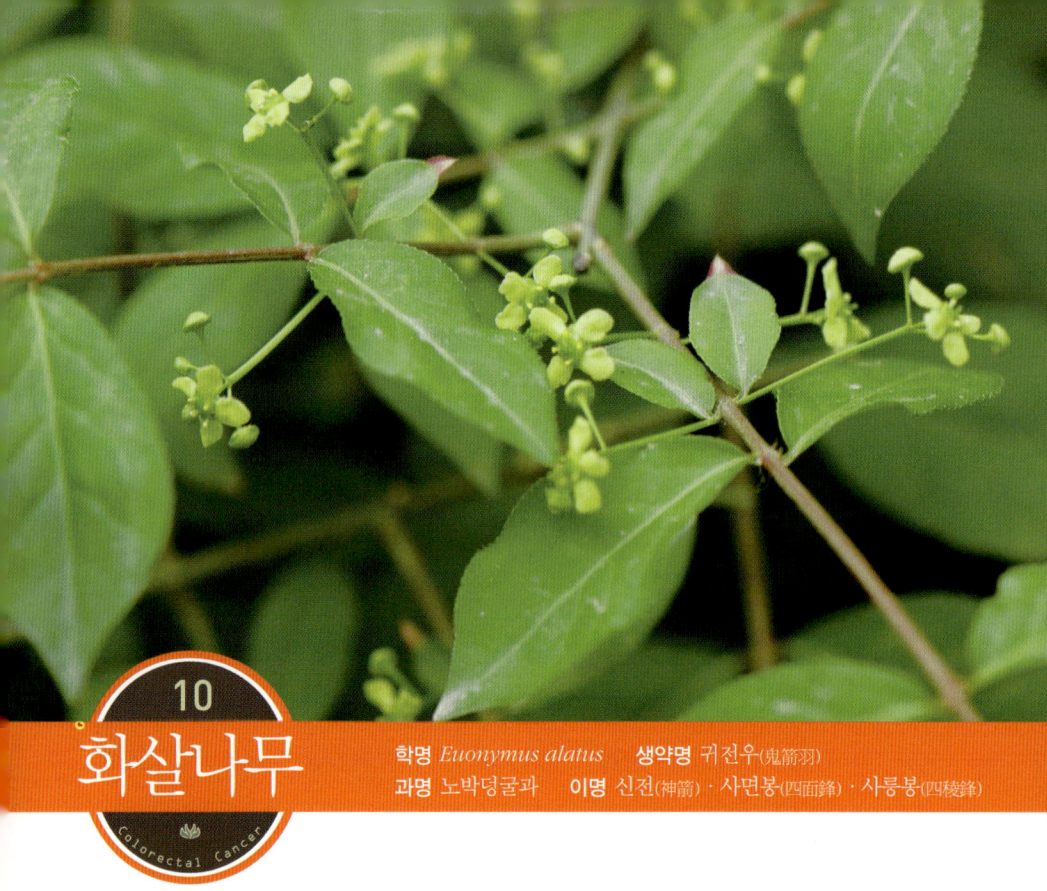

10 화살나무

학명 *Euonymus alatus* **생약명** 귀전우(鬼箭羽)
과명 노박덩굴과 **이명** 신전(神箭)·사면봉(四面鋒)·사릉봉(四稜鋒)

화살나무는 혼전우(魂箭羽)·귀전우·위모(衛矛)·홑잎나무·참빗나무·가시나무·해님나무라고도 한다. 귀신이 쓰는 화살의 날개란 뜻의 귀전우, 창을 막는다는 뜻의 위모라 한다. 가지에 2~4줄의 날개가 달려 있어 화살나무라는 이름이 붙었다. 가지의 날개를 태운 재를 가시 박힌 곳에 바르면 가시가 쉽게 빠져 가시나무라고 한다. 밑에서 많은 줄기가 나와 가지가 많이 갈라진다. 나무껍질은 회색 또는 회갈색이다. 어린 가지는 녹색이며 2~4개의 코르크질 날개가 달려 있는 것이 특징인데 초식 동물로부터 새순을 보호하

분 포	전국 각지	생 지	산기슭, 산허리의 암석지
키	3m 정도	분 류	낙엽 활엽 관목
번 식	꺾꽂이 · 씨	약 효	잔가지 · 줄기 · 열매
채취기간	연중	취급요령	날것을 썰어서 쓴다.
성 미	차며, 달다.	독성여부	없다.
동속약초	사철나무 · 좀화살나무의 줄기		

기 위한 방어용이라고 생각된다. 가지의 날개를 귀전우라 한다. 유사종으로 잔가지에 날개가 없는 것을 회잎나무, 잎의 뒷면에 털이 있는 것을 털화살나무, 잎이 둥근 것을 둥근잎화살나무라 한다. 우리나라가 원산지이다. 관상용 · 식용 · 약용으로 이용된다. 어린잎은 식용하는데 봄에 홑잎 나물을 세 번 뜯어 먹으면 부지런한 며느리로 칭찬받던 바로 그 나물이다. 줄기는 단단하여 지팡이를 만든다. 약으로 쓸 때는 탕으로 하거나 산제 또는 환제로 하여 사용하며, 술을 담가서도 쓴다.

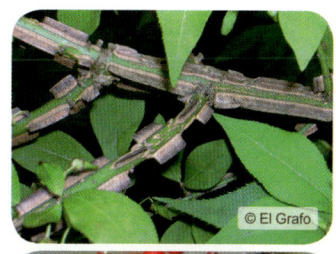

 마주나며 길이 3~5cm, 너비 1~3cm의 타원형 또는 거꿀달걀꼴로서 가장자리에 잔톱니가 있고 끝이 뾰족하다. 앞면은 녹색이고 뒷면은 회록색이며 양면에 털이 거의 없다. 잎자루는 길이 1~3cm로 짧다.

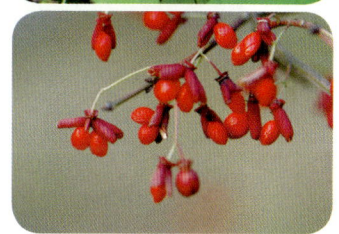

5~6월에 지름 1cm 정도의 황록색 꽃이 잎겨드랑이에

서 나온 꽃이삭에 취산 꽃차례를 이루며 3송이씩 달려 핀다. 꽃받침 조각과 꽃잎·수술은 각각 4개씩이다. 씨방은 1~2실이다.

 10월에 길이 약 8mm인 타원형의 삭과를 맺는데 붉은색으로 익으면서 세로로 갈라진다. 씨는 황적색의 종의(種衣)에 싸여 있으며 백색이다.

 잔가지 또는 열매 4~6g을 1회분 기준으로 달이거나 산제 또는 환제로 하여 1일 2~3회 1개월 정도 복용한다.

1. 20일 이상 장복을 금한다.
2. 성질이 차므로 설사를 자주하는 사람은 주의하는 것이 좋다.
3. 임산부는 아이를 유산할 수 있으니 금한다.

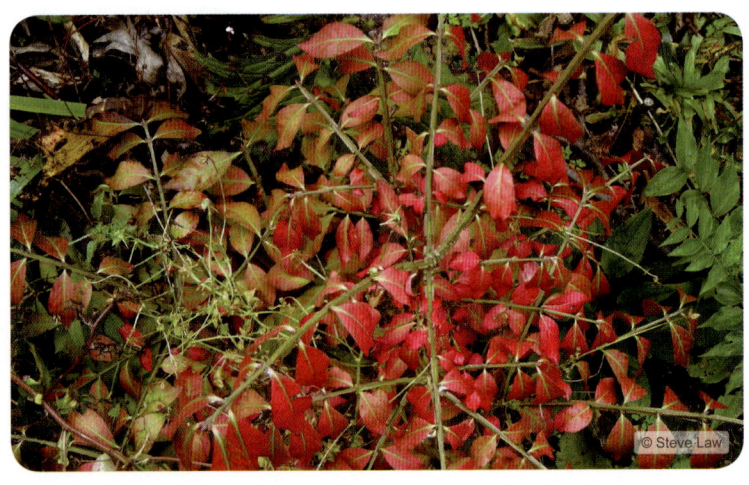

기타 효능 주로 통증을 다스리며, 항암에도 쓰인다.

구충, 대하증, 동맥경화, 복통, 부인병, 산후복통, 암(암 예방/항암/악성종양 예방, 신장암, 유방암), 월경불순, 월경불통, 통경, 풍습

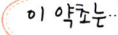
이 약초는…

- 항암 성분인 독소루비신(doxorubicin)이 들어 있어 종양 발생 및 증식을 억제하므로 대장암, 식도암, 위암에 뛰어난 효과가 있다.
- 세포 손상을 막아주는 케르세틴 성분이 들어 있어 뇌 질환을 예방하는 데 도움을 준다.
- 혈당을 낮춰주는 싱아초산나트륨 성분이 들어 있어 당뇨 예방에 좋다.
- 《동의보감》에서는 "혈액순환을 원활하게 하고 어혈을 풀어주고 생리를 잘 통하게 하며 뱃속의 벌레를 죽인다"고 했다.

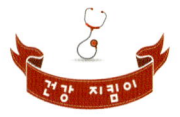

대장암 똑똑한 대처법

세계보건기구의 국제암연구소 자료에 따르면, 세계에서 우리나라 사람이 대장암 발병률이 남성은 3위, 여성은 5위로 높았다. 국립암센터 자료에 따르면, 해마다 대장암은 5퍼센트 이상 늘어나고 있는 실정이다. 이렇게 대장암이 증가하고 있는 이유는 식습관이 서양인처럼 변해가기 때문이다. 채소와 과일은 멀리하고 육류를 많이 섭취하기 때문이다.

대장암의 초기는 대체로 아무런 증상을 느끼지 못한다. 빈혈이나 입맛이 떨어지고, 몸무게가 줄어드는 등이 있을 수도 있겠지만, 쉽게 단정 지을 수는 없다. 그러나 대변 속에 피가 묻어 나오는 경우에는 검진을 받아봐야 한다.

모든 질병이 그렇듯 생활 속에서의 식습관이 매우 중요하다.

1. 자신의 식습관을 점검하라.

대장암, 유방암, 전립선암 등은 서구형 암이다. 이 암이 우리나라 사람에게 계속 증가율이 높게 나타나고 있다. 경제가 성장하면서 많은 변화가 있었다. 따라서 식습관에도 채소 중심에서 서양인들처럼 동물성을 즐기고 있다. 과식하는 것도 암의 인자를 만드는 원이 되기도 한다.

또한 점검해 보아야 할 것은 대변의 양이다. 서울아산병원 유창식 교수에 의하면 "대장암 발병은 대체로 기름진 식사와 비례하고, 배변 양과 반비례한다. 대변 량이 많으면 암 유발물질의 농도가 희석되고, 발암물질이 대장 내에 오래 머무르지 않고 빨리 배출되기 때문이다" 라고 했다. 그러므로 무엇보다 장운동을 원활하게 하려면 식이섬유가 풍부한 채소와 과일을 충분히 섭취해 주는 것이 좋다.

2. 금연, 금주 그리고 꾸준한 운동이 필요하다.

담배에는 많은 양의 청산가스, 니코틴, 나프탈렌, 디디티와 같은 발암물질과 화학물질이 들어 있다. 이런 유해물질은 피부노화, 백내장 촉진, 발기부전, 각종 암을 발생하게 한다. 술을 마시면 대장에 있는 박테리아가 알코올을 많은 양의 아세트알데하이드로 전환시키는데 이 화학물질은 암을 발생하게 한다. 그만큼 술과 담배는 우리 몸을 병들게 한다.

국립암센터 자료에 따르면, 대장암 발병률을 낮게 하려면 술과 담배를 피하며 비만하지 않아야 한다고 했다. 빠르게 걷기나 수영 같은 유산소운동은 대장의 기능을 돕는다. 즉, 운동은 장운동을 활발하게 해주며, 대변 속의 발암물질 움직임을 줄여 주며 비만 예방에도 좋다. 곧 건강한 생활은 성실한 자기관리에 있다.

3. 초기 검진으로 대장암을 정복할 수 있다.

대장암 초기 증상에는 혈변, 변비, 설사 등으로 나타난다. 자신의 신체를 잘 점검하고 진단을 받으면 초기의 암은 대부분 완치될 수 있다. 50세 이상이면 꼭 검진을 받아 보는 것이 좋다. 평소 육류를 좋아하고, 많은 열량을 섭취하는 사람들, 대장암에 걸린 가족이 있거나, 염증성 질환이 있는 사람은 검진을 받아 보는 것이 좋다.

천혜의 명약 암을 이기는 약초

Part 7

자궁경부암

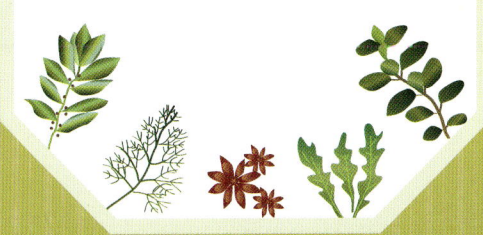

Part 7 자궁경부암 Cervical cancer

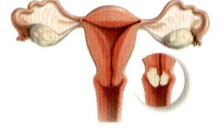
자궁 구조

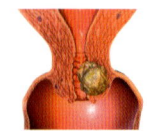
자궁경부암

자궁에 생기는 악성종양의 하나이다. 부위에 따라 자궁 경부에 생기는 자궁경부암(子宮頸部癌)과 자궁체부에 생기는 자궁체암(子宮體癌)으로 구별된다. 자궁 경부는 자궁의 목 부위로 잘록하게 질 속으로 돌출되어 있는 출구이며, 이곳에 발생하는 악성종양이 자궁경부암으로, 치유율이 자궁체암보다 낮다. 자궁암은 여성의 암 중에서 위암 다음으로 많으며 대부분 자궁경부암이기도 하다. 치료를 하지 않고 방치할 경우 자궁체부로 암이 전이되어 골반 내의 림프샘을 따라 퍼져나가 간·폐 등 다른 장기에까지 미치게 된다. 자궁암의 증상으로는 초기에 약간의 출혈이 있고, 암이 진행될수록 출혈이 잦고 많아져 배변이나 배뇨를 할 때도

출혈이 있다. 또한 물 같은 대하가 흐르다가 말기에는 냄새가 나는 누렇고 탁한 대하가 나온다. 생리가 있는 사람은 복통이 따르는 수도 있다. 이후에는 소변이 아예 나오지 않고 몸이 몹시 쇠약해진다. 자궁경부암은 말기 단계인 3기가 되면 암이 골반 벽에 미쳐 신경을 압박하여 신경통이 생기고 아랫도리에 부종이 생긴다. 40대와 50대에 많지만 30세가 지나면 정기 검진을 받는 것이 좋다.

위험인자
- 자궁경부암 : 임신 횟수가 많은 여성, 30대 이상의 여성, 첫 성교가 빠른 여성.
- 자궁체암 : 미혼 여성, 폐경 후의 여성, 40대 이상의 여성, 임신 출산의 경험이 없거나 횟수가 적은 여성.

염려 증상
- 자궁경부암 : 대하의 양이 늘어난다. 피가 섞인 핑크색 대하가 나온다. 성교 후에 출혈이 있다. 하복부·허리·하지 등에 강한 통증이 온다.
- 자궁체암 : 월경의 양이 많아진다. 대하의 양이 늘어난다. 부정 출혈이 생긴다. 오한·발열·하복부통이 생긴다.

다음의 약초와 처방으로 효험을 볼 수 있다.

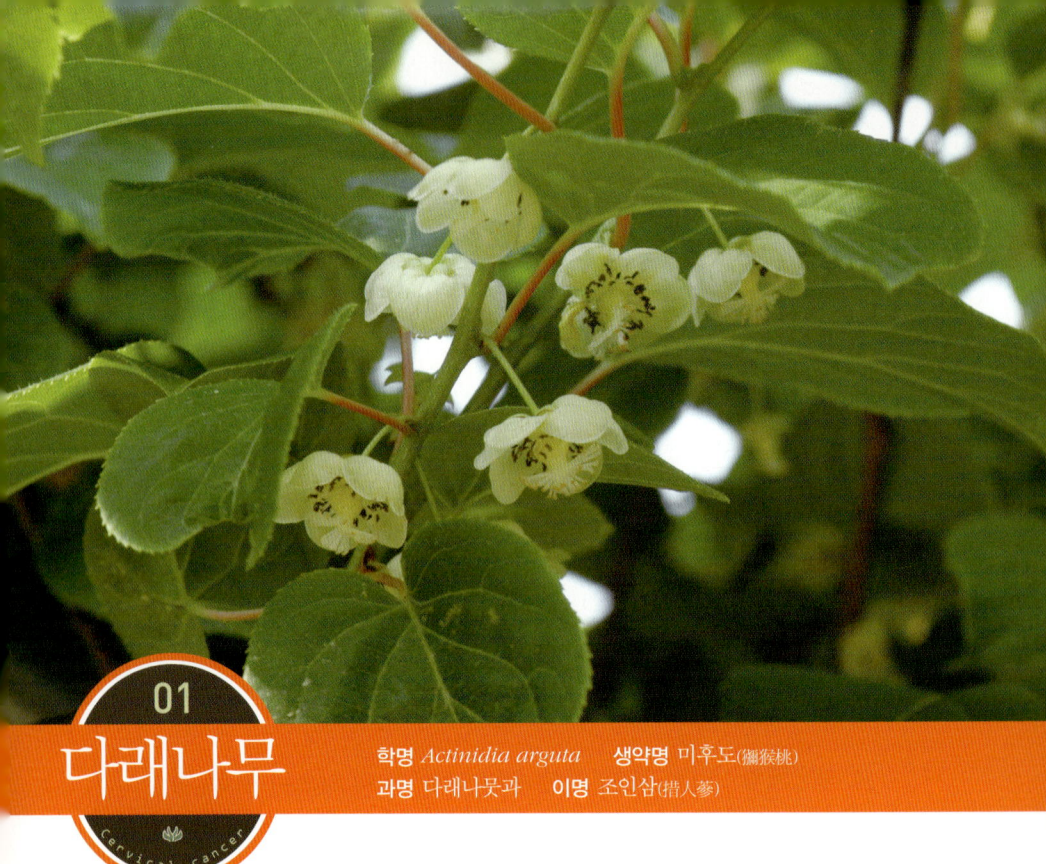

01 다래나무

학명 *Actinidia arguta* **생약명** 미후도(獼猴桃)
과명 다래나뭇과 **이명** 조인삼(搶人蔘)

다래나무는 등리(藤梨)·등천료(藤天蓼)라고도 한다. 줄기는 길게 뻗는데 그 골속은 갈색이며 계단 모양을 하고 있다. 껍질눈이 뚜렷하고 어린 가지에 잔털이 있다. 유사종으로 잎 뒷면 맥 위에 돌기가 있고 흰 털이 있는 것을 털다래라 한다. 관상용(꽃꽂이)·식용·약용으로 이용된다. 열매를 다래라 하며 맛이 달아 생식하거나 과실주·과즙·잼 등을 만든다. 다래는 우리 민족이 즐겨 먹던 산과실[山果]로서 머루와 함께 쌍벽을 이룬다. 어린잎은 나물로 먹는다. 열매 말린 것을 미후도라고 한다. 약으로 쓸 때는 탕

분 포	전국 각지	생 지	깊은 산 숲 속, 골짜기
키	7m 정도	분 류	낙엽 활엽 덩굴나무
번 식	씨	약 효	익은 열매·잎·뿌리·줄기·나무껍질
채취기간	봄~가을	취급요령	날것 또는 햇볕에 말려 쓴다.
성 미	평온하며, 약간 떫다.	독성여부	없다.
동속약초	개다래덩굴·녹다래덩굴·섬다래덩굴		

으로 하여 사용한다.

잎 어긋나며 길이 6~12cm, 너비 3.5~7cm의 넓은 달걀꼴 또는 넓은 타원형이다. 끝이 급하게 뾰족하고 밑은 둥글며 가장자리에 잔톱니가 있다. 앞면에는 털이 없고 뒷면 맥 위에 갈색 털이 나지만 곧 없어진다. 잎자루의 길이는 3~8cm 쯤이고 털이 있다.

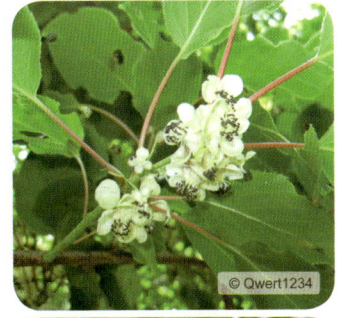

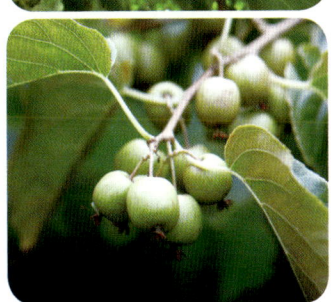

꽃 5월에 꽃잎이 5개인 흰색의 오판화가 잎겨드랑이에서 3~10개씩 나와 취산 꽃차례로 달려 핀다. 암수딴그루의 단성화이다. 수꽃에는 많은 수술이 있다. 암꽃에는 1개의 암술만이 있으며 암술 끝은 여러 갈래로 갈라진다.

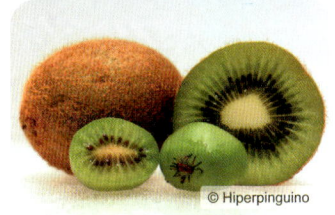

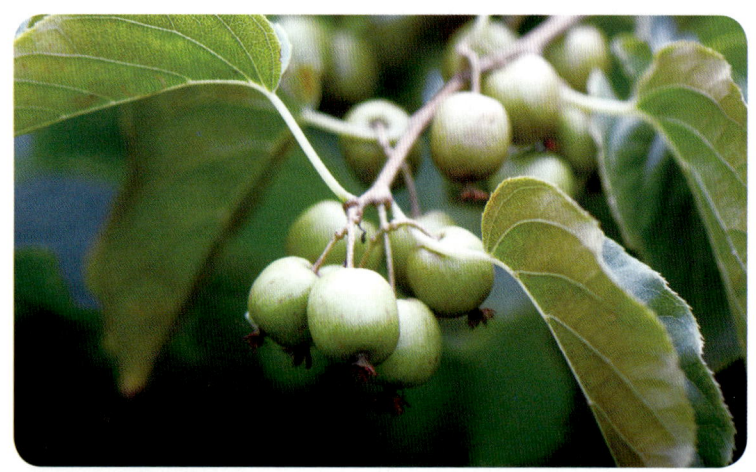

 10월에 달걀을 닮은 원형의 장과가 황록색으로 달려 익는다.

 익은 열매 25~30g 또는 뿌리 4~6g을 1회분 기준으로 열매를 달이거나 뿌리를 산제 또는 환제로 하여 1일 2~3회 1개월 이상 복용한다.

1. 과다 복용이나 장복을 금한다.
2. 소화 기능이 약하고 비위가 약한 사람은 주의하는 것이 좋다.
3. 가려움증이나 설사가 있을 때는 복용을 중지한 후 소량으로 복용하는 것이 좋다.

기타 효능 주로 소화기·호흡기 질환을 다스리며, 간장을 보해준다.

간경변증, 간염, 강장보호, 건위, 관절통, 구토, 기관지염, 부종, 설사, 소갈증, 소화불량, 습비, 암(대장암), 위염, 이뇨, 장출혈, 종독, 중독, 중풍, 진통, 풍습, 해수, 해열, 황달, [소아 질환] 변비

이 약초는…

- 암세포 증식을 억제하는 성분과 항염증을 잡아주는 성분이 들어 있어 자궁경부암과 간암에 효과가 있다.
- 《동의보감》에서는 "갈증과 가슴이 답답하고 열이 나는 것을 멎게 하고 결석치료와 장을 튼튼하게 한다"라고 했다.
- 비타민 C, B_5, 무기질, 식이섬유 등의 함유량이 많아 피로회복에 좋으며, 피부노화 예방에 좋다.

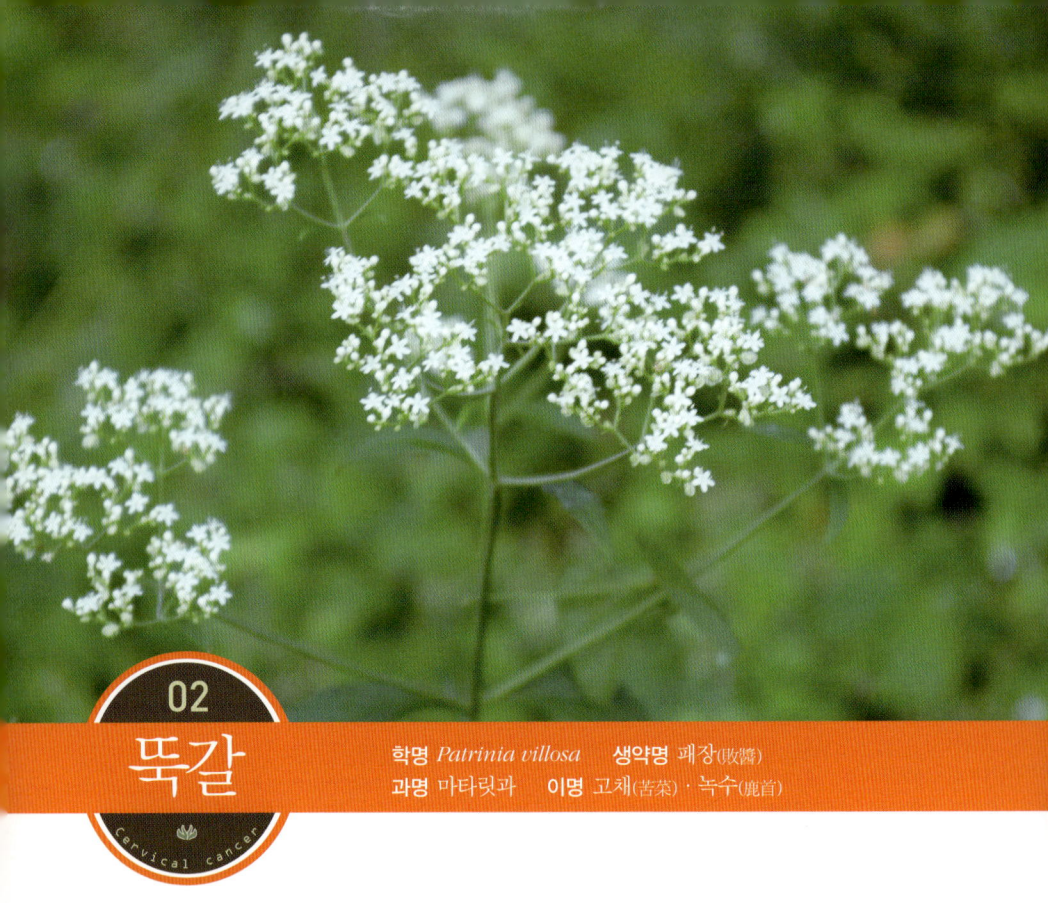

02 뚝갈

학명 *Patrinia villosa* **생약명** 패장(敗醬)
과명 마타릿과 **이명** 고채(苦菜)·녹수(鹿首)

뚝갈은 패장·흰미역취·뚜깔이라고도 한다. 전체에 흰 털이 많다. 줄기는 곧게 서지만 기는가지가 옆으로 뻗으면서 자란다. 뿌리줄기는 옆으로 뻗는데 취기(臭氣 : 비위를 상하게 하는 좋지 않은 냄새)가 있다. 마타리와의 사이에 잡종이 생기기도 한다. 식용·약용으로 이용된다. 어린순은 나물로 먹는다. 약으로 쓸 때는 탕으로 하거나 환제로 하여 사용한다.

분 포	전국 각지	생 지	산과 들의 풀밭
키	1m 정도	분 류	여러해살이풀
번 식	씨	약 효	온포기 · 뿌리
채취기간	여름~가을	취급요령	햇볕에 말려 쓴다.
성 미	평온하며, 쓰다.	독성여부	없다.
동속약초	개금취		

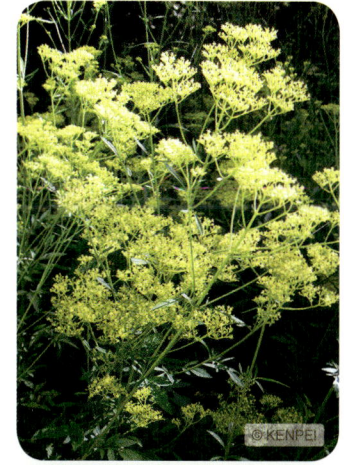

잎 마주나며 단순하거나 깃 모양으로 깊게 갈라지는데 길이 3~15cm의 달걀꼴 또는 타원형으로서 가장자리에 톱니가 있고 끝이 뾰족하다. 양면에 흰 털이 드문드문 있고 앞면은 짙은 녹색이지만 뒷면은 흰빛이 돈다. 밑부분의 잎은 잎자루가 있으나 위로 올라가면서 없어진다.

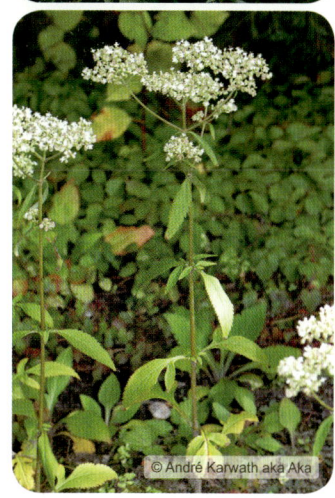

꽃 7~8월에 흰색으로 피는데 줄기 끝과 가지 끝에 산방꽃차례를 이루며 달린다. 꽃차례 가지와 줄기의 밑부분에는 밑을 향한 흰 털이 있다. 꽃부리는 종 모양이고 끝이 5개로 갈라졌으며, 4개의 수술과 1개의 암술이 있다. 하위인 씨방은 3실이며 그중 1실만이 열매를 맺는다.

열매 10~11월에 건조과가 달려 익는데 길이 2~3mm의 거꿀달걀꼴이고 둘레에 날개가 있다.

 제조 방법 뿌리 3~4g을 1회분 기준으로 달이거나 산제 또는 환제로 하여 1일 2~3회 1개월 이상 복용한다.

 주의 사항 1. 몸이 약하고 비위가 약하며 설사를 자주하는 사람은 주의하는 것이 좋다.
2. 출산 후 과다 출혈과 빈혈이 있을 때는 주의해야 한다.

 기타 효능 주로 순환계·부인과 질환을 다스린다.
간열, 간염, 개창, 누낭염, 누안, 단독, 대하증, 동맥경화,

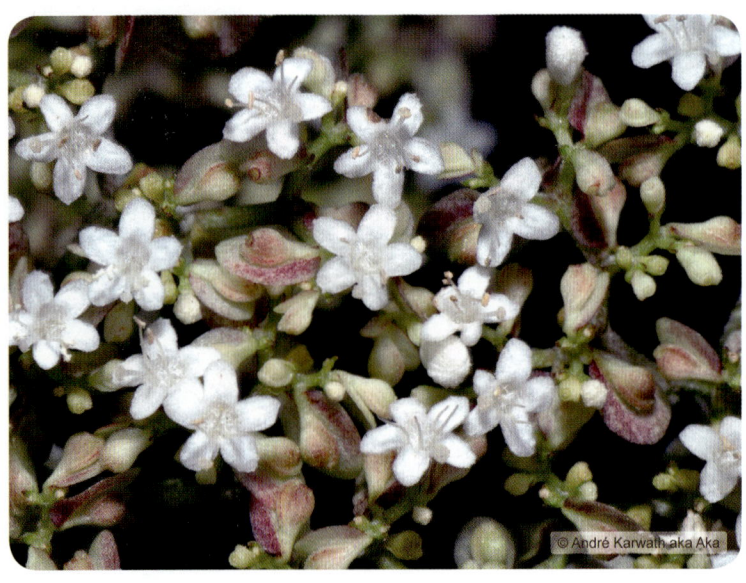

배농, 보간·청간, 복통, 부종, 비뉵혈, 산후복통, 산후부종, 산후회복, 소염제, 안질, 암(후두암), 어혈, 열독증, 열병, 옹종, 위궤양, 위염, 이하선염, 자궁내막염, 종창, 중독, 진통, 청혈, 충수염, 치질, 탕화창(화상), 풍독, 풍비, 해열

이 약초는…

- 항암 성분이 들어 있어 자궁암, 식도암, 위암, 장암, 폐암 등에 효과가 있다.
- 해열작용과 항균작용을 하므로 맹장염, 유선염, 종기 등을 다스리는 데 쓰인다.
- 복통과 설사, 안구출혈, 출산 후 아랫배 통증 등에 효과가 있다.
- 아토피와 피부 염증 등의 피부 질환에 쓰이기도 한다.

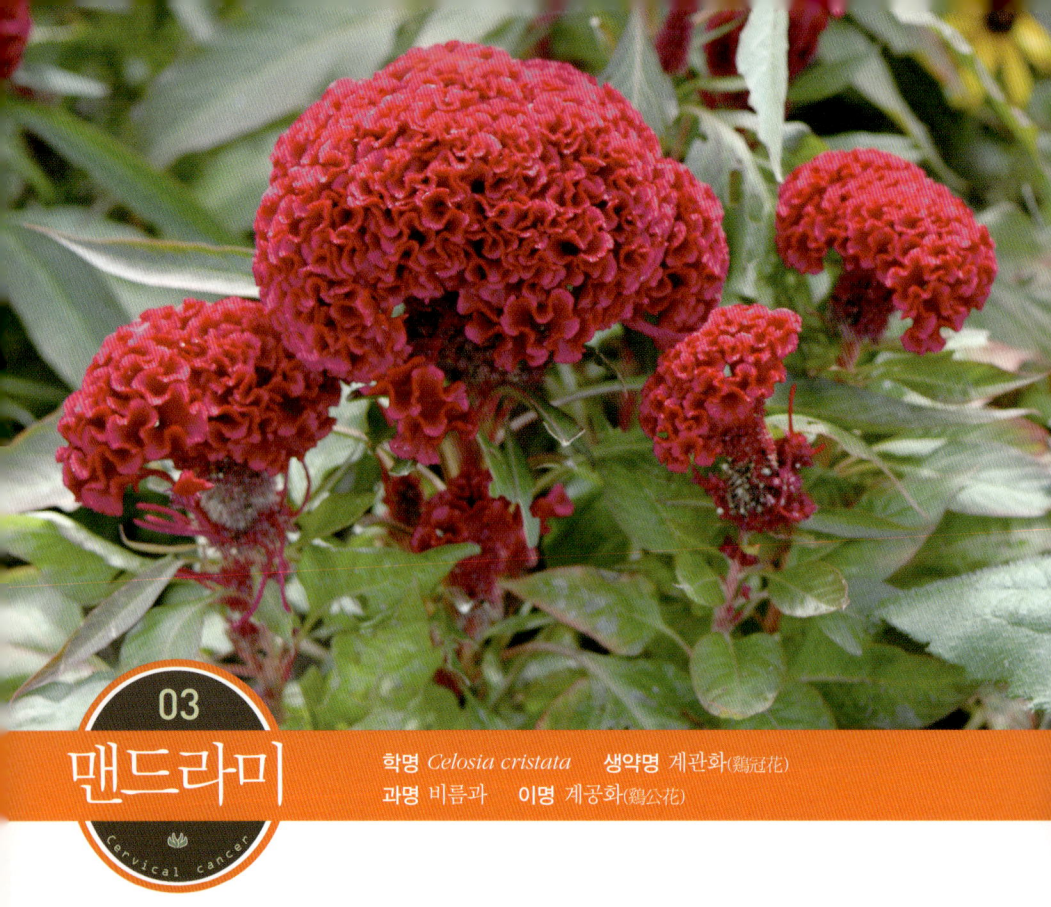

03 맨드라미

학명 *Celosia cristata*　　**생약명** 계관화(鷄冠花)
과명 비름과　　**이명** 계공화(鷄公花)

맨드라미는 계관초(鷄冠草)·계관·계두(鷄頭)라고도 한다. 줄기는 곧게 서고 흔히 붉은빛이 돌며 털이 없다. 꽃이 수탉의 벼슬과 같다 하여 계관화, 씨를 청상자(靑箱子) 혹은 유관실(類冠實)이라고 한다. 관상용·약용으로 이용되며 염료로도 쓰인다. 약으로 쓸 때는 탕으로 하거나 환제 또는 산제로 하여 사용한다.

분 포	전국 각지	생 지	마당가·원에 식재
키	90cm 정도	분 류	한해살이풀
번 식	씨	약 효	온포기·씨
채취기간	9월	취급요령	햇볕에 말려 쓴다.
성 미	차며, 짜다.	독성여부	없다.

잎 어긋나며 길이 5~10cm, 너비 1~3cm의 달걀꼴 또는 달걀 모양의 댓잎피침형으로서 잎자루가 길다. 가장자리에 톱니는 없으며 끝이 뾰족하고 밑이 좁아진다.

꽃 7~8월에 붉은색·노란색·흰색 등의 산꽃들이 편평한 꽃줄기 끝에 빽빽이 달려 피는데 중간 아래쪽에 많은 잔꽃이 달린다. 꽃덮이 조각은 5개이고 댓잎피침형이다. 편평한 꽃줄기의 위쪽이 보다 넓어져서 주름진 모양이 수탉의 볏과 같아 보인다.

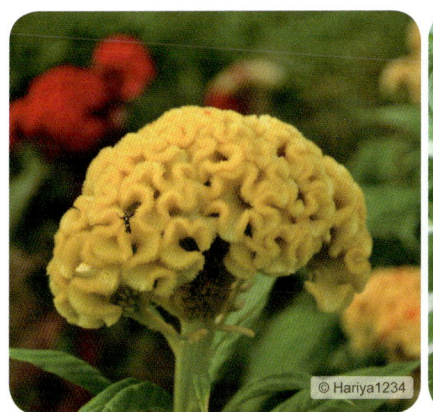
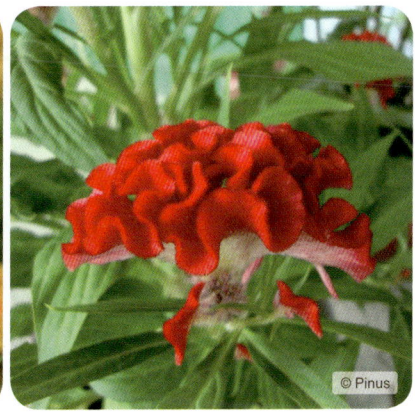

열매 9월에 꽃받침에 싸인 달걀꼴의 개과를 맺는데 익으면 가로로 벌어져 뚜껑처럼 열리면서 3~5개의 검은 씨가 나온다.

제조방법 꽃 3~4g을 1회분 기준으로 달이거나 산제 또는 환제로 하여 1일 2~3회 1개월 이상 복용한다.

주의사항
1. 복용 중에 고본을 금한다.
2. 가물치, 돼지고기를 같이 먹지 않는 것이 좋다.
3. 임산부는 과다 복용하지 않는 것이 좋다.

기타효능 주로 피부과 · 비뇨기 질환을 다스린다.
　각혈, 개창, 구토, 녹내장, 누낭염, 누안, 담, 대하증, 명목, 변비(조시), 변혈증, 붕루, 산후변혈, 산후회복, 선창, 설사, 예막, 요

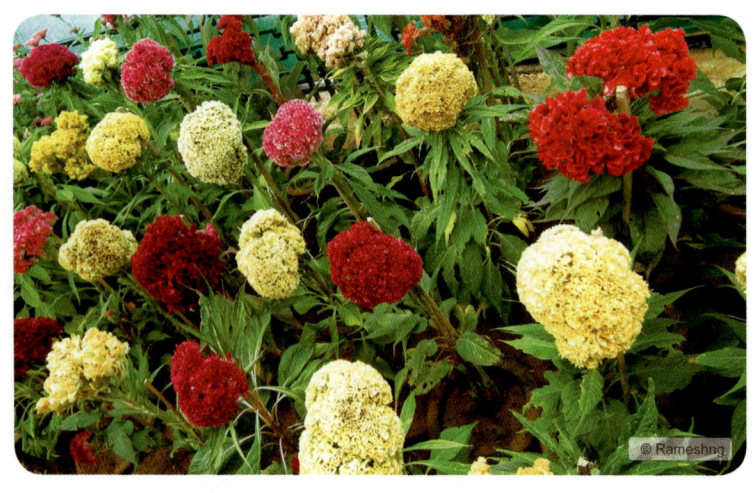

로결석, 요혈, 월경불순, 이완출혈, 임신중독증, 임질, 자궁내막염, 적백리, 출혈, 치루, 치질, 치통, 치풍, 타박상, 토혈, 풍, 피부병, 피부소양증, 해수, 해열

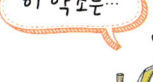

- 치질로 인한 출현, 이뇨출혈, 월경 과다 출혈 및 자궁출혈 등에 효과가 있다.
- 습진, 비염, 축농증 등에 효과가 있다.
- 안과 질환의 결막염, 포도막염, 야맹증 등에 효과가 있다.
- 자궁근종에 탁월한 효과가 있다.

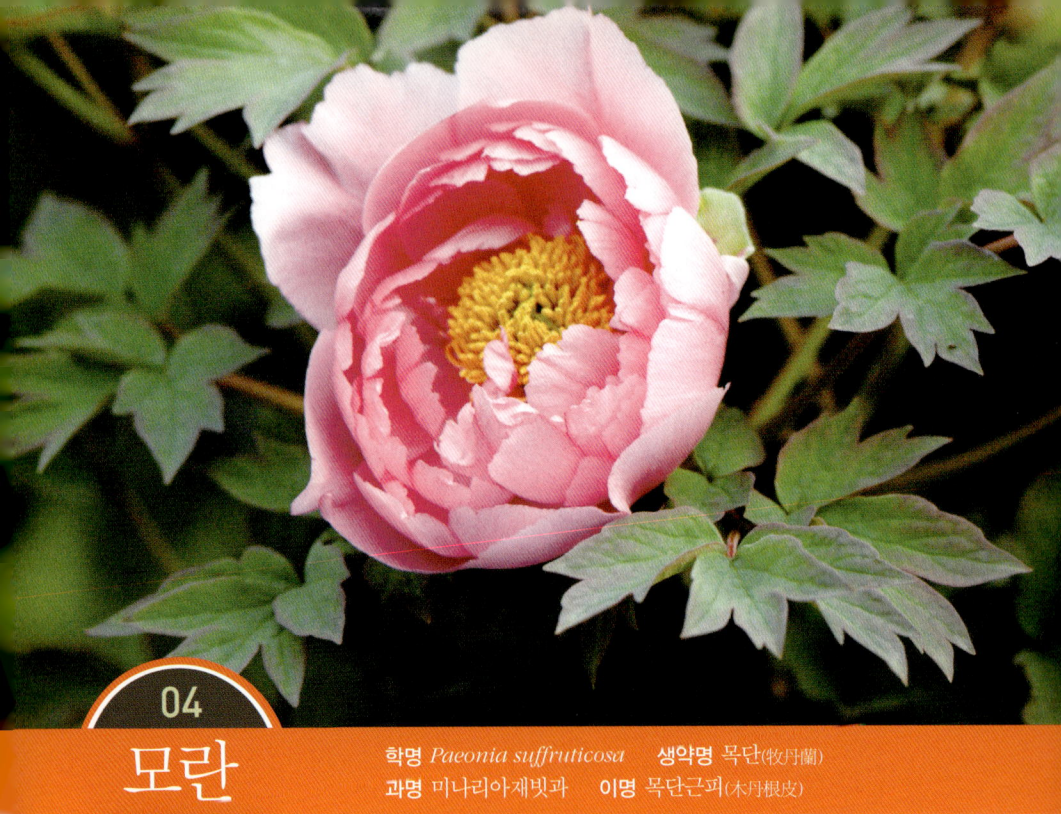

04 모란

학명 *Paeonia suffruticosa*　**생약명** 목단(牧丹蘭)
과명 미나리아재빗과　**이명** 목단근피(木丹根皮)

　모란은 목단(牧丹)·목작약(木芍藥)·부귀화(富貴花)라고도 하는데, 모란이라는 이름은 꽃의 빛깔이 붉기 때문에 란[丹]이라 하였고, 씨를 생산하지만 굵은 뿌리 위에서 새싹이 돋아나오는 모습이 수컷의 형상을 닮았다 하여 모[牡]자를 붙였다. 가지는 굵고 털이 없다. 꽃이 피는 기간은 2~3일이지만 꽃잎이 많은 종류는 7~10일간 피기도 한다. 꽃은 아침부터 피기 시작하여 정오에 절정에 달한다. 뿌리는 목단피(牧丹皮), 꽃은 목단화(牧丹花)라고 한다. 관상용·약용으로 이용된다. 4~5년 된 뿌리를 약재로 쓴다. 약으로 쓸

분 포	전국 각지	생 지	정원에 식재
키	2m 정도	분 류	낙엽 활엽 관목
번 식	접목·씨	약 효	뿌리껍질·꽃
채취기간	가을~이듬해 봄	취급요령	서늘하며, 맵고 쓰다.
성 미	서늘하며, 맵고 쓰다.	독성여부	있다.

때는 탕으로 하거나 환제 또는 산제로 하여 사용한다.

잎 어긋나며 잎자루가 길고 2회 깃꼴겹잎인데 작은 잎이 다시 2~5갈래로 갈라지기도 한다. 작은 잎은 달걀꼴 또는 댓잎피침형이며 앞면에는 털이 없으나 뒷면에는 잔털이 있고 흔히 흰빛이 돈다.

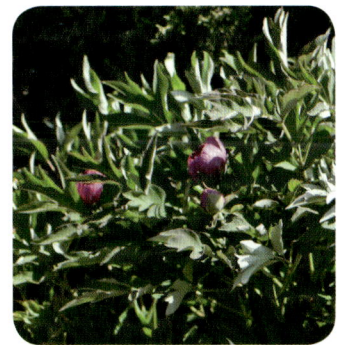

꽃 5월에 여러 겹의 홍자색 꽃이 새 가지 끝에 1개씩 달려 피는데 빛깔은 품종에 따라 백색·황색·홍색·담홍색·주홍색·녹홍색·자색 등이 있으며 지름은 15cm 이상이다. 양성화이다. 꽃턱이 주머니처럼 되어 씨방을 둘러싼다. 꽃받침 조각은 5개이다. 꽃잎은 5~7개이지만 8개 이상인 품종도 있는데 크기와 형태가 같지 않으나 기본적으로

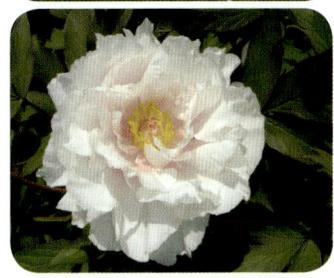

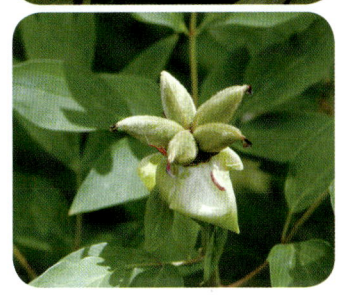

거꿀달걀꼴이고 가장자리가 불규칙하게 패어 들어갔다. 수술은 많고 수술대는 노란색이다. 암술은 2~6개이고 털이 있다.

열매 9월에 가죽질의 둥근 분과가 달려 익는데 짧은 털이 많이 있다. 열매가 익으면 터지고 그 속에서 둥글고 검은 씨가 나온다.

제조방법 뿌리껍질 5~6g을 1회분 기준으로 달이거나 산제 또는 환제로 하여 1일 2~3회 1개월 이상 복용한다.

주의사항 1. 복용 중에 대황, 새삼, 패모, 하눌타리, 황금을 금한다.
2. 약재를 다룰 때 쇠붙이 도구(철)를 쓰지 않는다.
3. 임산부나 생리의 양이 많은 여성은 주의하는 것이 좋다.

기타효능 **주로 신진대사 및 부인과 질환을 다스린다.**
각혈, 간질, 개창, 경련, 고혈압, 골증열, 관상동맥 질환, 관절염, 금창, 낙태, 담, 대하증, 동통, 두통, 배농, 번열, 보혈, 복통, 부인병, 분자, 설사, 소염제, 야뇨증, 어혈, 열병, 오장보익, 옹종, 요통, 월경불순, 월경불통, 이뇨, 자궁내막염, 적취, 종기, 진정, 진통, 창종, 청혈, 출혈, 치질, 타박상, 통경, 편두통, 해열, 행혈, 혈림, [소아 질환] 경축

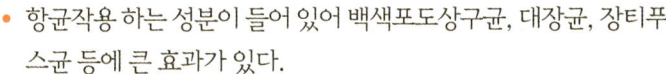

- 항균작용 하는 성분이 들어 있어 백색포도상구균, 대장균, 장티푸스균 등에 큰 효과가 있다.
- 혈액순환을 도우며, 해열작용을 하며, 소화 기능을 촉진시키며, 알레르기성 비염에도 효과가 있다.
- 여성 생리불순, 대변출혈, 자궁근종, 하복부 통증 등에 효과가 있다.
- 암세포 증식을 억제하므로 자궁경부암에 좋다.

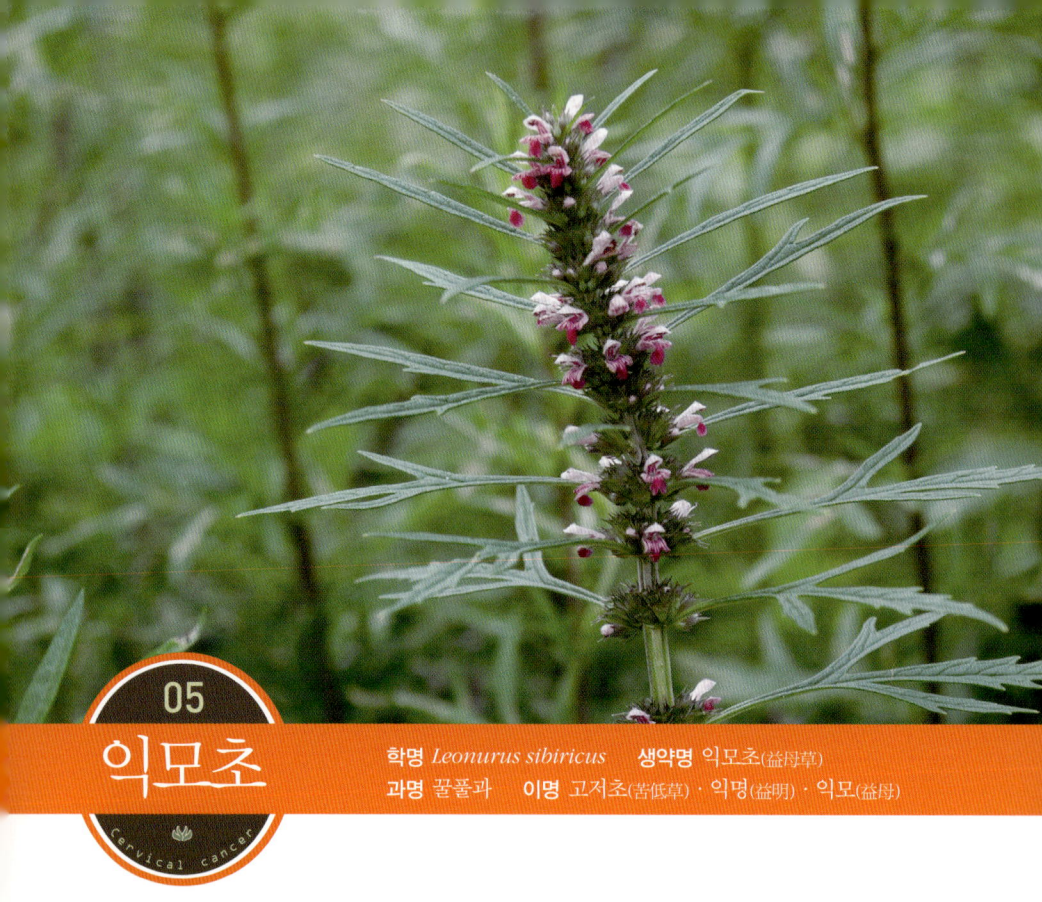

05 익모초

학명 *Leonurus sibiricus*　**생약명** 익모초(益母草)
과명 꿀풀과　**이명** 고저초(苦低草) · 익명(益明) · 익모(益母)

익모초는 육모초 · 임모초 · 익명초 · 암눈비앗 · 야천마(野天麻) · 저마 · 하고 · 토질한 · 충울 · 개방아라고도 한다. 줄기는 둔하게 네모지고 가지를 치며 흰색의 잔털이 나 있어 전체에 백록색이 돈다. 주로 약용으로 이용된다. 온포기를 익모초, 씨를 충울자(茺蔚子)라 하며 약재로 사용한다. 익모초는 온포기와 씨앗이 모두 알차고 꽉 차 있어 충울(茺蔚)이라 하며, 여성 질환에 좋고 눈을 밝게 한다 하여 익모(益母) 또는 익명(益明)이라는 이름이 생겼다. 또 줄기가 마처럼 각이 져 있어 야천마라는 별명이 붙었다. 이 풀을 돼

분 포	전국 각지	생 지	들, 빈터, 밭둑, 길가
키	50~150cm	분 류	두해살이풀
번 식	씨	약 효	온포기·씨
채취기간	6~10월	취급요령	날것 또는 그늘에 말려 쓴다.
성 미	약간 차며, 맵고 쓰다.	독성여부	없다.

지가 잘 먹어 저마(猪麻)라고도 한다. 하지 이후에는 말라 죽기 때문에 하고(夏枯)라는 이름도 있다. 또한 질한(質汗)이라는 약재처럼 베이고 잘린 상처를 치료하는 데 효험이 있다 하여 흙에서 나는 질한이라는 뜻에서 토질한(土質汗)이라는 이명도 있다. 약으로 쓸 때는 탕으로 하거나 생즙을 내어 사용하며, 술을 담가서도 쓴다.

잎 마주나는데 뿌리잎은 잎자루가 길고 달걀 모양의 원형으로서 가장자리에 둔한 톱니가 있거나 깊게 패였으며 꽃이 필 때쯤 떨어진다. 줄기잎은 길이 5~10cm이고 3개로 갈라지는데 갈라진 조각들은 다시 2~3개로 갈라지고 가장자리에 톱니가 있다. 앞면은 녹색이고 뒷면은 흰색의 짧은 털이 모여 나 있어 분백색이 돈다.

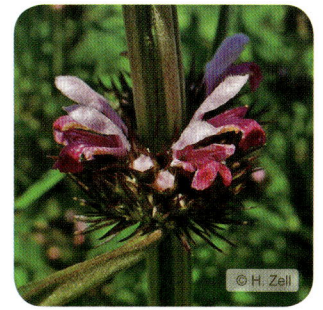

꽃 7~8월에 길이 6~7mm의 엷은 홍자색 또는 분홍색 꽃이 줄기 위쪽의 잎겨드랑이에서 몇 송이

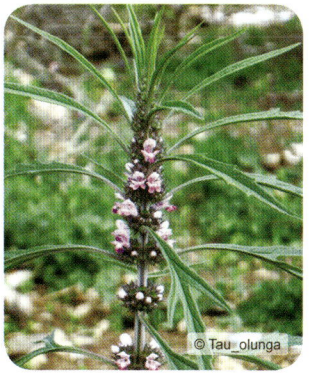

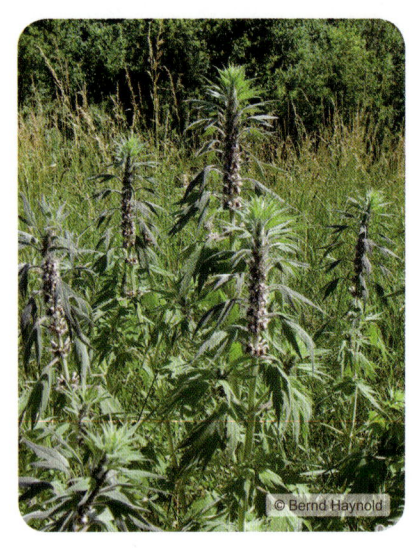

씩 층층이 윤산 꽃차례를 이루며 달려 핀다. 꽃받침은 통 모양이고 5개로 갈라지며 끝이 바늘처럼 뾰족하다. 꽃부리는 입술 모양이고 2개로 갈라진다. 아랫입술꽃잎은 다시 3개로 갈라지는데 가운데 것이 가장 크고 붉은 줄이 있다. 수술은 4개 중 2개가 길고 암술은 1개이다.

열매 9~10월에 넓은 달걀꼴의 분과를 맺는데 꽃받침 속에 들어 있고 익으면 넷으로 갈라져 씨가 여러 개 나온다. 씨는 길이 2~2.5mm이며 겉에 능선이 3개 있다.

제조방법 온포기 5~6g을 1회분 기준으로 달이거나 산제 또는 환제로 하여 1일 2~3회 1개월 이상 복용한다.

주의사항
1. 복용 중에 고삼, 복령을 금한다.
2. 약재를 다룰 때 쇠붙이 도구(구리, 철)를 쓰지 않는다.
3. 임산부는 체질과 상태를 잘 점검하고 복용하는 것이 좋다.
4. 폐에 열이 있거나 혈압약을 복용하는 사람은 복용을 금한다.

기타 효능 주로 소화기·순환계 질환을 다스린다.

가성근시, 갑상샘 질환(갑상샘염), 강장보호, 건위, 결핵, 관절냉기, 구고, 구토, 기미·주근깨(주근깨), 냉병, 녹내장, 누낭염, 누안, 단독, 담궐, 대하증, 명목, 목적동통, 방광허랭, 배한, 백내장, 보중익기, 보혈, 복냉, 복통, 부인병, 부종, 불임증, 붕루, 산증, 산후발열, 산후복통, 산후부종, 산후증, 산후풍, 삼눈, 색맹, 서리, 서증, 설사, 소갈증, 소변불통, 소화불량, 시력감퇴, 식욕부진, 식체(메밀 음식, 수수 음식), 신장병, 안질, 액취증, 야맹증, 양궐, 완선, 외이도염, 요혈, 위무력증, 위장염, 위한, 유종, 음극사양, 음랭, 이뇨, 이완출혈, 익상편, 일사병·열사병, 임신중독증, 자궁내막염, 자궁수축제, 자궁허랭, 장결핵, 적면공포증, 적안, 종기, 중독, 창종, 최토, 출혈, 충수염, 타박상, 태양증, 토혈, 통풍, 피부윤택, 학질, 한습, 한증, 행혈, 허랭, 현훈증, 혈압조절, 홍채세척, **[소아 질환]** 냉복통

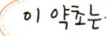

- 항암작용으로 암세포 증식을 억제하며 자궁경부암, 유선암, 종양 등에 효과가 있다.
- 혈액순환을 원활하게 하고 월경을 정상적으로 조절해 주고, 산후 지혈과 복통에 큰 도움을 준다.
- 알레르기나 두드러기는 줄기를 달인 물로 씻으면 효과가 있다.
- 머리를 맑게 하며 시력 개선에도 효과가 있다.

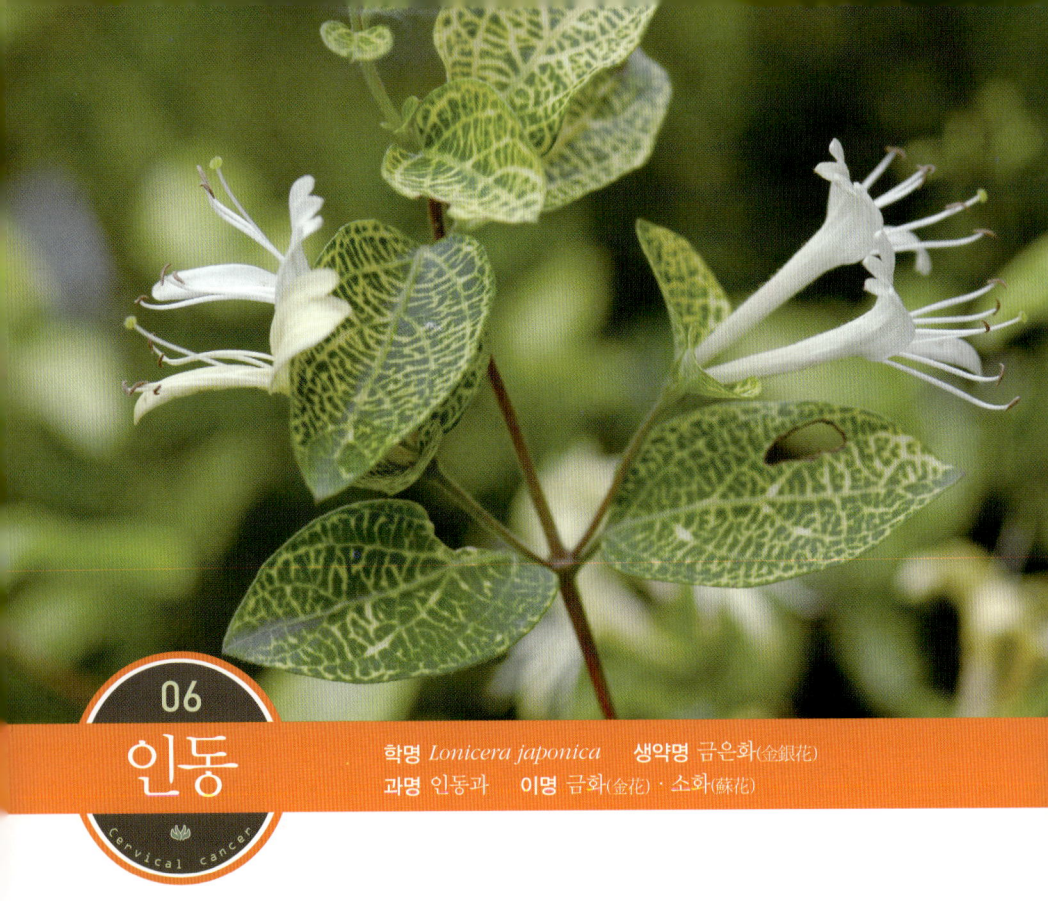

06 인동

학명 *Lonicera japonica*　**생약명** 금은화(金銀花)
과명 인동과　**이명** 금화(金花) · 소화(蘇花)

인동은 인동초 · 인동덩굴 · 겨우살이덩굴 · 눙박나무 · 인한초(忍寒草) · 천금등 · 첨등(䣴藤) · 금은화등 · 금은등(金銀藤) · 금은목 · 금차고 · 노사등 · 노옹수 · 밀보등 · 밀통등 · 수양등(水楊藤) · 원앙등(鴛鴦藤) · 좌전등(左纏藤) · 통영초(通靈草) 등의 많은 별칭이 있다. 꽃의 색이 흰색에서 노란색으로 변하기 때문에 금은화라고 한다. 전체에 갈색의 잔털이 붙어 있다. 적갈색의 줄기가 오른쪽으로 길게 뻗어 다른 물체를 감아 오른다. 줄기에는 세로무늬가 있고 마디에는 잎이 붙었던 자국이 있다. 어린 가지는 황갈색의 털이 많고

분 포	전국 각지	생 지	산과 들의 양지바른 곳
키	길이 5m 정도	분 류	반상록 덩굴성 활엽 관목
번 식	씨	약 효	잎·줄기·꽃
채취기간	여름(잎), 가을~이듬해 봄(줄기)	취급요령	그늘에 말려 쓴다.
성 미	차며, 달다.	독성여부	없다.

속이 비어 있다. 중부 지방에서는 잎이 떨어지지만 남부 지방에서는 잎이 떨어지지 않고 그대로 겨울을 나므로 인동이라고 한다. 밀원·약용으로 이용된다. 말린 꽃을 금은화(金銀花), 말린 잎과 줄기와 잎을 인동이라 하며 약재로 사용한다. 잎을 따서 차로 달여 마신다. 약으로 쓸 때는 탕으로 하며, 술을 담가서도 쓴다.

잎 마주나는데 길이 3~8cm, 너비 1~3cm의 넓은 댓잎피침형 또는 긴 타원형으로서 끝이 예리하고 밑은 둥글며 가장자리가 밋밋하지만 뿌리 쪽의 잎은 패여 들어간 자리가 나타나기도 한다. 또한 어린 줄기에 달린 잎은 깃처럼 갈라진다. 잎자루는 길이 약 5mm이고 털이 나 있다. 잎몸의 표면에 털이 없어지거나 뒷면 일부에만 남는다. 일부는 월동도 한다.

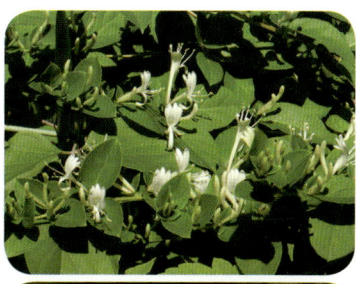

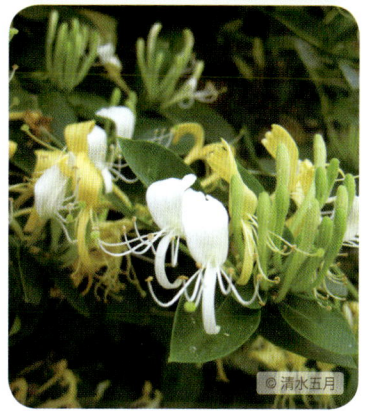

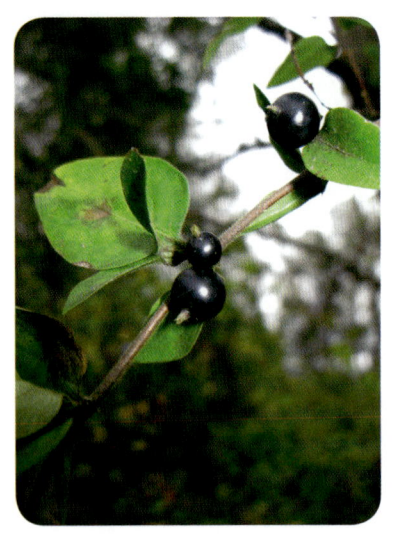

 5~7월에 잎겨드랑이에서 쌍생화(雙生花)로 2개씩 달려 피는데 향기가 난다. 빛깔은 연한 홍색을 띤 흰색이지만 나중에 노랗게 변한다. 꽃 밑에는 잎처럼 생긴 꽃턱잎이 마주난다. 꽃턱잎은 길이 1~2cm의 타원형 또는 달걀꼴이다. 꽃부리는 길이 3~4cm이며 입술 모양을 하고 있는데 끝이 5개로 갈라지고 그 중 1개가 길게 늘어져 뒤로 말린다. 5개의 수술과 1개의 암술이 있다.

 9~10월에 둥근 장과가 달려 검은색으로 익는다.

 줄기 또는 잎 12~15g을 1회분 기준으로 달이거나 산제 또는 환제로 하여 1일 2~3회 1개월 이상 복용한다.

 1. 몸이 냉한 체질과 소화력이 약한 사람은 주의해야 한다. 2. 악성 종기에 사용할 시에는 의사와 상담하는 게 좋다. 3. 종기에서 고름이 계속 나오면 중지해야 한다.

주로 비뇨기·운동계·소화기 질환에 효험이 있다.
각기, 간염, 감기, 개창, 결막염, 관절염, 관절통, 괴저, 구토, 근골동통, 농혈리, 당뇨병, 대상포진, 대장염, 매독, 발열, 방광습열, 방광염, 배뇨통, 변혈증, 부종, 비열, 산욕열, 살갗이 튼 데, 설사, 소변불통, 소염제, 숙취, 습진, 신부전, 실음, 심번, 아구창, 악창, 연주창, 열광, 열독증, 열성하리, 열병, 외상소독, 요독증, 요통, 위궤양, 위열, 음부소양증, 음창, 이뇨, 이하선염, 인두염, 임질, 자궁내막염, 장염, 장풍, 젖몸살, 종기, 종독, 중독, 지방간, 진통, 창종, 청혈, 초조감, 출혈, 충수염, 치은염, 치조농루, 치질, 타박상, 탈항, 탕화창(화상), 통경, 통풍, 편도선염, 풍, 피부미용(거칠어진 피부-고운 살결을 원할 때), 피부염, 한열왕래, 항바이러스제, 해열, 혈리, 화농, 황달, **[소아 질환]** 탈항

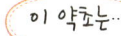

- 암세포 증식을 억제하는 성분인 사포닌과 타닌이 들어 있어 자궁경부암, 유방암, 비인암 등에 효과가 있다.
- 항균작용을 하므로 대장균·녹농균·뇌막염구균 등을 치료하는 데 쓰이며, 감기·호흡기 질환·수족 마비 등에 도움이 된다.
- 해독작용, 혈액순환, 이뇨작용 등에 효과가 있다.
- 피부에 나는 여드름이나 뾰루지 등의 피부염증에 효과가 있다.

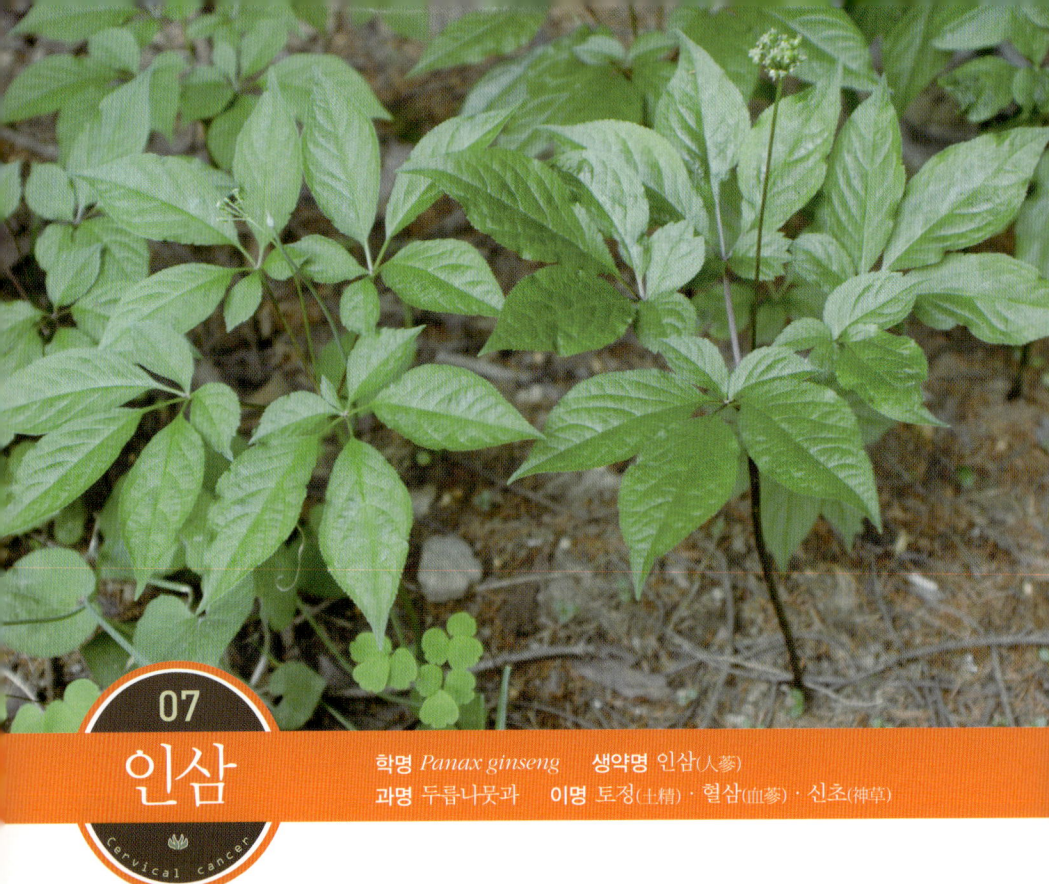

07 인삼

학명 *Panax ginseng* **생약명** 인삼(人蔘)
과명 두릅나뭇과 **이명** 토정(土精)·혈삼(血蔘)·신초(神草)

인삼은 금정옥란(金井玉蘭)·옥정(玉精)·인미(人微)·혈삼(血蔘)·황삼(黃蔘)·야산삼(野山蔘)·별직삼(別直蔘)·활인초(活人草)·인신(人身)·지정(地精)이라고도 한다. 인삼은 뿌리의 모양이 사람과 같다 하여 붙여진 이름이며 원래 한국 삼에만 적용되는 전통적인 이름이다. 인삼속(人蔘屬)을 나타내는 학명 'Panax'의 어원은 Pan(모든·汎) + acos(醫藥·axos)이며 이는 만병통치약이라는 뜻이다. 또한 'ginseng'은 인삼의 중국음이다. ginseng 대신에 'schinseng'도 사용되는데 이 또한 신삼(神蔘)의 중국음에서 유

분 포	전국 각지	생 지	밭에 재배
키	60cm 정도	분 류	여러해살이풀
번 식	꺾꽂이 · 씨	약 효	뿌리
채취기간	5~10월(산삼), 8~10월(재배삼)	취급요령	날것 또는 말려 쓴다.
성 미	따뜻하며, 달고 쓰다.	독성여부	없다.
동속약초	산삼		

래한다. 인삼은 귀신 같은 효험이 있다고 해서 신초(神草)라 불리기도 하고 계급이 높아 사람이 받든다는 의미로 인함(人銜)이라는 이름도 있다. 또한 해를 등지고 음지를 향해 있어 귀개(鬼蓋)라고도 한다. 어떤 사람이 집 뒤에서 매일 밤 사람이 부르는 소리가 들려 그곳을 팠더니 사람 모양의 약초가 나왔고 그 후 더 이상 부르는 소리가 나지 않아 토정(土精)이라는 이름을 붙였다고 한다. 이처럼 인삼에 얽힌 설화와 명칭에서도 알 수 있듯이 인삼은 예로부터 불로(不老) · 장생(長生) · 익기(益氣) · 경신(輕身)의 명약으로 일컬어진다.

잎 줄기 끝에서 3~4개의 잎이 돌려나며 잎자루가 길다. 잎몸은 손바닥 모양으로 갈라져 5개의 작은잎으로 구성된 손꼴겹잎인데 바깥쪽에 달린 2개는 작다. 가운데 달린 작은잎 3개는 길이 4.5~15cm, 너비 3~5.5cm의 달걀꼴, 거꿀달걀꼴 또는 긴 타원

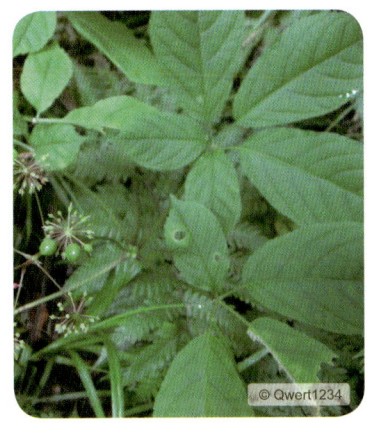
© Qwert1234

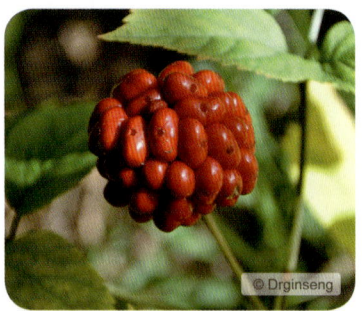

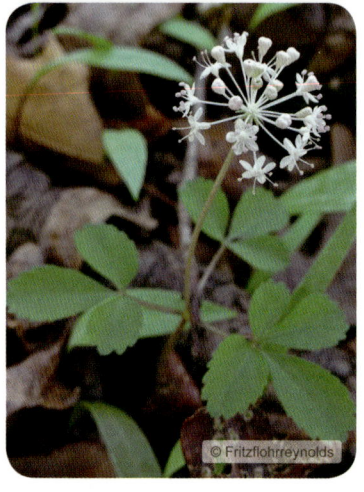

형으로서 가장자리에 잔톱니가 있고 끝이 뾰족하며 밑은 좁다. 앞면 맥 위에 잔털이 약간 있다.

꽃 4월에 가는 꽃줄기가 1개 나와서 그 끝에 4~40개의 작은 오판화가 산형 꽃차례를 이루며 달려 피는데 연한 녹색 또는 연한 녹황색이다. 3년생부터 개화하며 개화 일수는 5~12일 간이다. 꽃잎과 꽃받침 조각은 각각 5개씩이다. 5개의 수술과 1개의 암술이 있으며 암술머리는 2개이다. 씨방은 하위이고 2실로 나누어져 있다.

열매 꽃이 수정된 후 꽃잎이 떨어지고 씨방이 비대해져 열매를 형성하는데 7~8월에 지름 5~9mm의 둥글납작한 장과가 빨갛게 익는다. 그 속에 반원형의 씨가 2개 들어 있다.

 제조 방법 뿌리(재배삼) 20~30g을 1회분 기준으로 달이거나 산제 또는 환제로 하여 1일 2~3회 1개월 이상 복용한다.

1. 복용 중에 고삼, 복령을 금한다.
2. 약재를 다룰 때 쇠붙이 도구(철)를 쓰지 않는다.
3. 두통이나 열이 높을 때는 복용을 금한다.
4. 안구충혈, 어지럼증, 안면홍조가 나타날 수 있다.

주로 소화기 · 신진대사 질환을 다스린다.
가슴앓이, 각혈, 강심제, 강장보호, 갱년기장애, 거담, 건망증, 건비위, 과민성대장증후군, 곽란(건곽란), 관절냉기, 구역증, 구토, 권태증, 근육통, 금창, 기고, 기부족, 기억력감퇴, 냉병, 냉한, 농종독, 다한증, 담궐, 당뇨병, 멀미, 면역력증강, 명목, 무력증, 반점(안면흑반), 발 부르튼 데, 변비, 변혈증, 보신 · 보익, 보정, 보중익기, 보폐 · 청폐, 보혈, 복랭, 불면증, 불임증, 붕루, 비위허약, 빈뇨증, 빈혈증, 산후부종, 산후풍, 산후회복, 살갗이 튼 데, 설사, 설염, 성욕감퇴, 소갈증, 소화불량, 스트레스, 식욕부진, 식체(술), 신경쇠약, 신경통, 신약, 신진대사촉진, 신허, 심기불녕, 심장병, 심장쇠약, 심장판막증, 안면창백, 안신, 암(식도암, 유방암), 야뇨증, 양기부족, 열격, 오심, 원기부족, 위궤양, 위 · 십이지장궤양, 위염, 위통, 음극사양, 음위, 이뇨, 이완출혈, 자궁내막염, 저혈압, 정신분열증, 조루, 종독, 중독, 창종, 천식, 청력감퇴, 충수염, 탈모증, 토혈, 파상풍, 편도선염, 피로곤비, 피부미용(피부미백), 피부윤택, 해수, 행기, 행혈, 허로, 허약체질, 현훈증, 호흡곤란, 흥분제, **[소아 질환]** 냉복통, 백일해, 변비, 소아천식, 허약체질, 헛배 나온 데

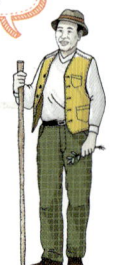

- 암세포 증식을 억제하는 항암 성분인 진세노사이드, 사포닌, 폴리아세틸렌(polyacetylene) 등이 들어 있어 자궁경부암, 유방암 등에 효과가 있다.
- 수술한 환자의 회복과 자궁경부암 수술한 환자의 조혈 기능에 도움을 준다.
- 《동의보감》에서는 "마음을 안정시키고 놀라서 가슴이 뛰는 것을 멈추게 한다"고 했다.
- 대장 및 위장을 따뜻하게 하며, 속을 편하게 해주며, 혈액순환에 도움을 준다.
- 머리를 좋게 하며, 건망증 개선에 도움을 준다.

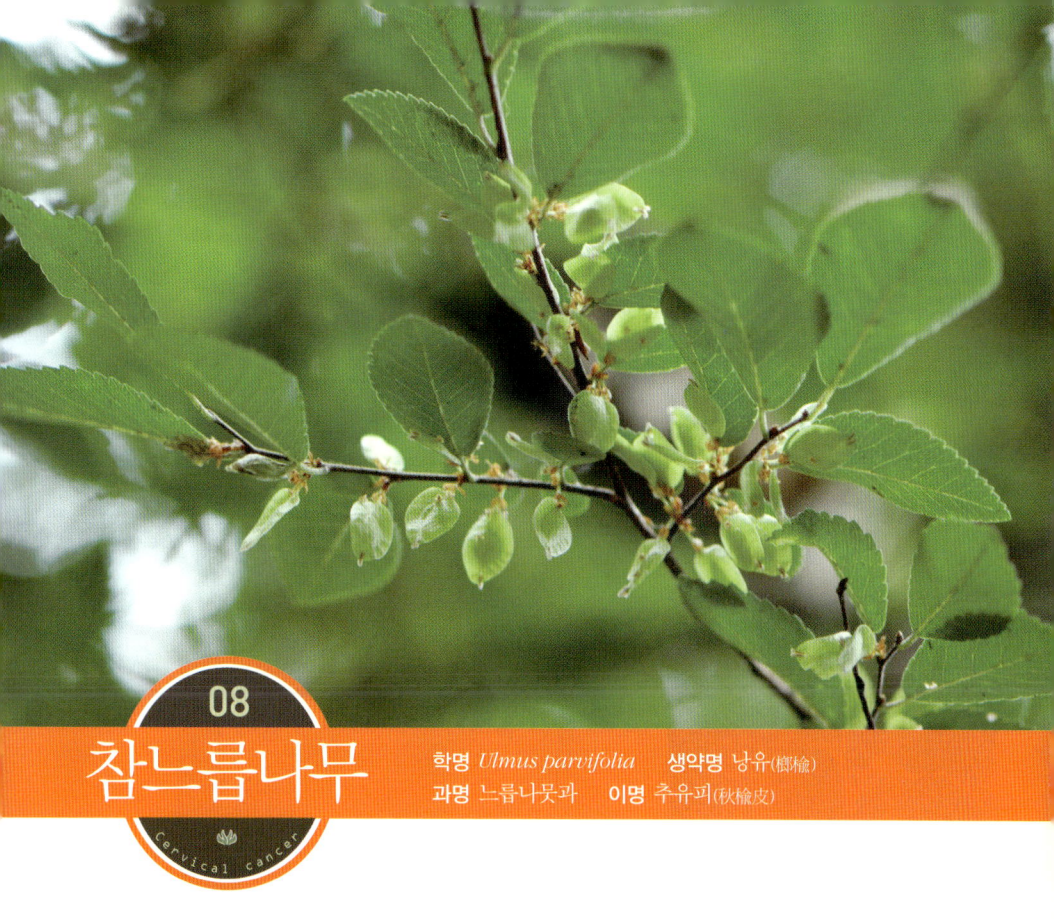

08 참느릅나무

학명 *Ulmus parvifolia*　**생약명** 낭유(榔榆)
과명 느릅나뭇과　**이명** 추유피(秋榆皮)

참느릅나무의 나무껍질은 회갈색이고 조각조각 잘게 갈라져 비늘처럼 벗겨진다. 작은 가지는 홍갈색이며 부드러운 털이 나 있다. 우리나라 특산종이며 9월에 꽃이 핀다. 유사종으로 열매가 둥근 것을 둥근참느릅, 잎이 좁은 댓잎피침형을 좀참느릅 또는 좁은참느릅이라 한다. 관상용 · 공업용 · 식용 · 약용으로 이용된다. 재목은 숯의 재료로 쓰이며 어린잎은 식용한다. 나무껍질을 낭유피(榔榆皮) 또는 추유피(秋榆皮), 잎을 낭유엽(榔榆葉)이라 한다. 약으로 쓸 때는 탕으로 하여 사용하거나 술을 담가서 쓴다.

분 포	추유피(秋榆皮)	생 지	산기슭, 습한 계곡, 냇가 근처
키	10m 정도	분 류	낙엽 활엽 교목
번 식	분주·씨	약 효	나무껍질·잎
채취기간	가을	취급요령	햇볕에 말려 쓴다.
성 미	차며, 달다.	독성여부	없다.
동속약초	왕느릅나무		

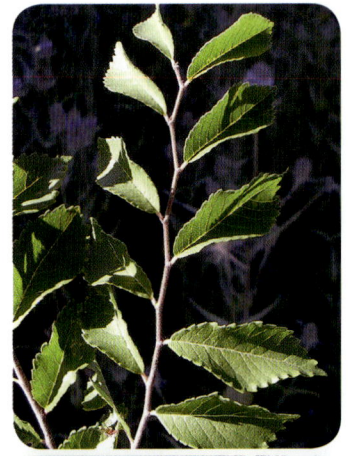

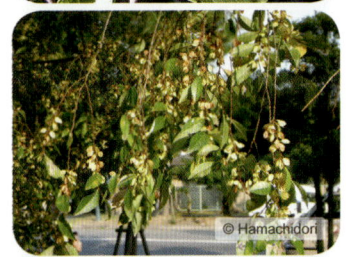

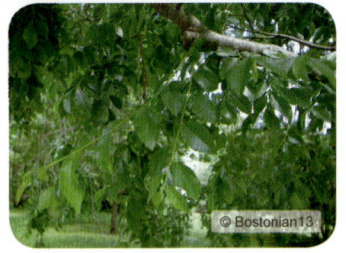

잎 어긋나고 두꺼우며 긴 타원형 또는 거꿀달걀꼴을 닮은 타원형으로서 좌우의 모양이 같지 않다. 끝이 뾰족하고 가장자리에 짧은 톱니가 있다. 양면에 털이 없으며 표면은 윤기가 있다. 뒷면에 잎맥이 튀어나오며 측맥은 10~20쌍이다. 잎자루는 길이 7mm 이하이며 털이 덮인다.

꽃 9월에 황갈색의 자잘한 꽃이 어린 가지의 잎겨드랑이에 모여서 달려 핀다. 잡성화이다. 수술은 4~5개이고 꽃밥은 자줏빛이 도는 황색이다.

열매 10월에 털이 없는 타원형의 시과가 납작하게 달려 연한 갈색으로 익는다. 가장자리에 날개가 있고 그 한가운데에 씨가 들어 있다.

제조방법 나무껍질 또는 잎 12~15g을 1회분 기준으로 달이거나 산제 또는 환제로 하여 1일 2~3회 1개월 정도 공복에 복용한다.

주의사항
1. 소화력이 약한 사람은 소량으로 복용하는 것이 좋다.
2. 임산부는 유산할 수 있으니 금한다.

기타효능 **주로 비뇨기 · 운동계 · 피부과 질환에 효험이 있다.**
부종, 수종, 안태, 오로, 옹종, 완하, 이뇨

이 약초는…

- 암세포를 파괴하는 NK(natural killer)세포 활성화로 자궁경부암, 유방암 등에 효과가 있다.
- 비염과 축농증 등 인후 질환을 치료하는 데 탁월한 효과가 있다.
- 뿌리껍질에는 베타 시토스테롤(beta sitosterol), 스티그마스테롤(stigma-sterol) 등의 성분이 들어 있어 위궤양, 십이지장궤양, 대장궤양 등 염증 질환에 효과가 있다.
- 《동의보감》에서는 "대소변을 잘 나오게 하고 장염에 효과적이며, 부종과 불면증을 낫게 한다"고 했다.

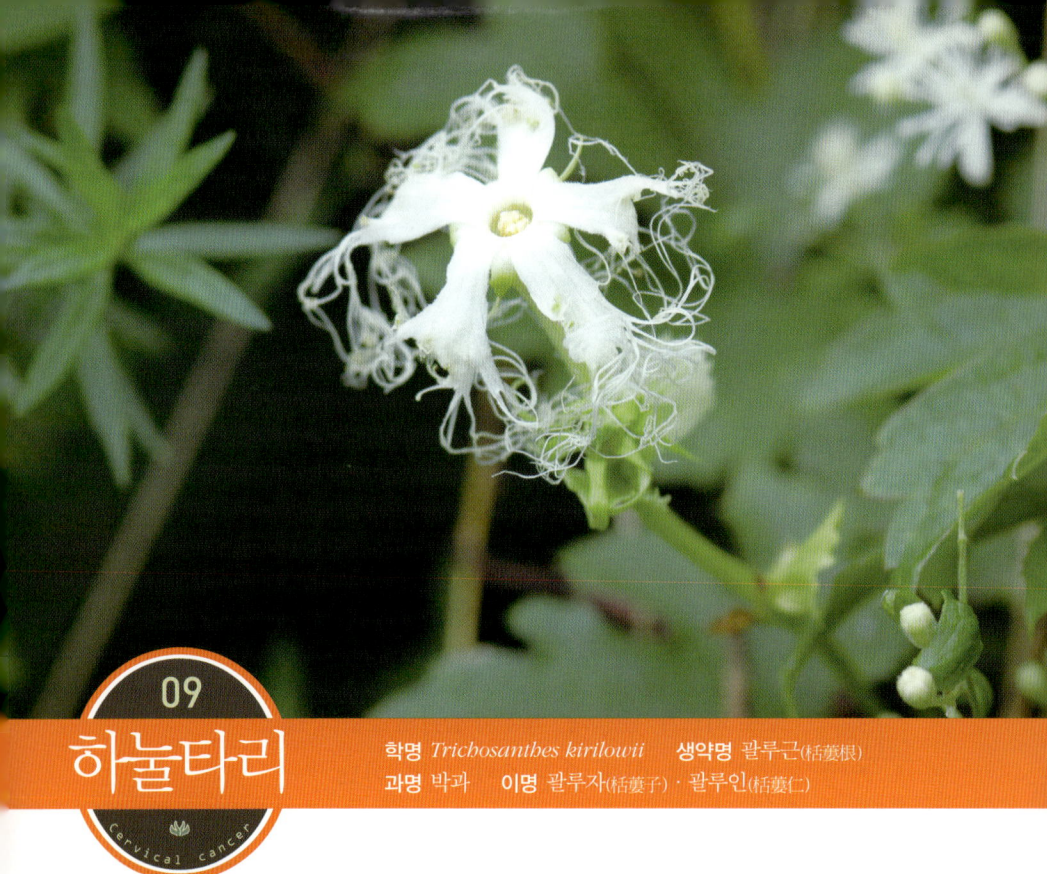

09 하늘타리

학명 *Trichosanthes kirilowii*　**생약명** 괄루근(栝蔞根)
과명 박과　**이명** 괄루자(栝蔞子) · 괄루인(栝蔞仁)

Cervical cancer

하늘타리는 과루(瓜蔞) · 과루등 · 괄루 · 오과(烏瓜) · 큰새박 · 자주 꽃하늘수박 · 하늘수박 · 하늘타리 · 쥐참외 · 천과(天瓜) · 천원자 (天圓子) · 천원을(天原乙) · 천을근(天乙根) · 천질타리(天叱他里) · 천 선지루라고도 한다. 덩이뿌리가 비대하여 고구마처럼 굵어진다. 줄기는 길게 뻗으며 잎과 마주난 덩굴손으로 다른 물체를 휘감아 오른다. 관상용 · 공업용 · 식용 · 약용으로 이용된다. 덩이뿌리를 괄루근(栝蔞根) · 왕과근(王瓜根), 열매를 괄루실 · 토과실(土瓜實), 씨 를 괄루인(栝蔞仁) · 토과인(土瓜仁)이라 하며 약재로 사용한다. 열

분 포	전국 각지	생 지	산기슭, 들, 밭둑
키	길이 3~5m	분 류	여러해살이 덩굴풀
번 식	씨	약 효	뿌리 · 과육
채취기간	10~11월	취급요령	날것 또는 햇볕에 말려 쓴다.
성 미	서늘하며, 달고 쓰고 시다.	독성여부	있다.

매는 씨를 제거한 후 말려 두고 쓴다. 과육은 화장품 원료로 쓴다. 뿌리의 녹말을 식용한다. 약으로 쓸 때는 탕으로 하거나 환제 또는 산제로 하여 사용하며, 술을 담가서도 쓴다.

잎 어긋나며 길이와 너비가 각각 6~10cm인 심장형으로서 단풍잎처럼 3~7갈래로 얕게 또는 깊게 갈라진다. 갈라진 조각의 가장자리에 거친 톱니가 있으며 밑은 심장 밑 모양이고 표면에 털이 있다.

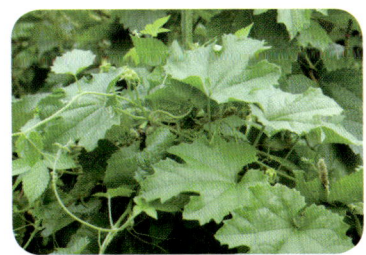

꽃 7~8월에 흰색으로 피는데 암수딴그루의 단성화이다. 수꽃은 길이 15cm 정도의 수상 꽃차례를 이루며 달리고 암꽃은 길이 3cm 정도의 꽃자루 끝에 1송이씩 달린다. 꽃받침과 꽃부리는 각각 5개로 갈라지고, 갈라

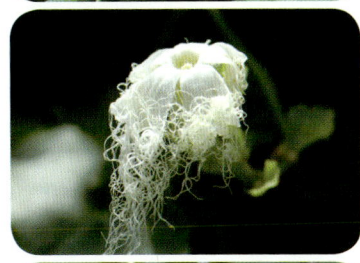

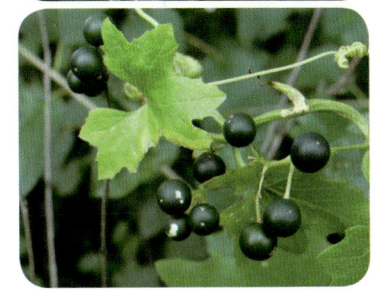

진 꽃부리 조각은 실처럼 다시 갈라진다. 수술은 3개, 암술은 1개이다.

 10월에 지름 7cm 정도의 둥근 장과가 달려 오렌지색으로 익는데 다갈색 씨가 많이 들어 있다.

 열매 15~18g 또는 뿌리 8~10g을 1회분 기준으로 열매를 달이거나 뿌리를 산제로 하여 1일 2~3회 1개월 이상 복용한다.

 1. 복용 중에 모란, 생강, 쇠무릎, 패모를 금한다.
2. 설사를 자주하거나 위한증이 있는 사람은 금한다.
3. 임산부는 유산할 수 있으니 금한다.

주로 소화기 · 호흡기 질환을 다스리며, 조갈증을 해소한다.
각혈, 간기능회복, 강장보호, 거담, 결핵, 기울증, 농혈리, 늑막염, 당뇨병, 방광습열, 배농, 변비, 변혈증, 보폐 · 청폐, 복통, 부인병, 부종, 비열, 사지동통, 산욕열, 산후변혈, 서증, 소갈증, 소변불통, 소염제, 소화불량, 습담, 습진, 암(식도암), 야뇨증, 어혈, 열광, 오장보익, 오풍, 요도염, 월경불순, 유방염, 유종, 유즙분비부전, 이뇨, 자양강장, 적백리, 종창, 중풍, 진정, 진통, 창종, 천식, 치루, 치질, 치창, 타박상, 탕화창(화상), 토혈, 통경, 피부미용(거칠어진 피부-고운 살결을 원할 때), 피부윤택, 피부염, 한진, 해수, 해열, 황달

이 약초는…

- 부작용이 없는 항암제로 알려져 있을 정도로 항암효과가 뛰어나 자궁경부암을 다스리는 데 주로 쓰인다.
- 폐 기능을 좋게 하고, 기침을 멈추게 하며 가래를 삭이는 데 좋다.
- 대소변을 잘 나오게 하고, 혈당을 낮춰주므로 당뇨 환자에게 좋다.
- 항균작용을 하므로 피부 질환에 좋고, 꾸준히 복용하면 피부가 윤기가 나며, 피로회복에도 효과가 있다.

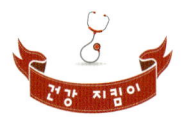

자궁경부암 똑똑한 대처법

　여성의 몸에서 가장 중요한 부위는 자궁이다. 그 부위에 이질감이 느껴진다면 어떤 여성이더라도 고민하지 않을 여성은 없다. 여성의 흔한 질환인 자궁근종은 35세 이상에서 10명 중 5명이 걸린다고 한다. 그러므로 이질감이 있을 때는 병원에 가서 치료를 받는 것이 중요하다. 자궁근종이 양성으로 나오면 종양으로 더 큰 위험을 감수해야 하기 때문이다.

　자궁경부암은 여성이 흔하게 걸리는 암이다. 지금은 백신 접종으로 그 수가 줄어드는 추세이지만, 아직도 백신 접종을 하지 않아 해마다 4,000명 이상 자궁절제술을 받고 있다. 안타까운 것은 20대 여성이 해마다 4퍼센트 이상 증가하고 있다는 것이다.

　20대는 성적 유혹에 매우 노출되어 있다. 주기적인 성관계를 갖는 것은 피부 접촉으로 인해 바이러스가 침투할 경우가 높다. 이는 20대 여성들이 자궁경부암에 무방비로 노출되어 있다는 것을 보여준다. 2014년 국립암센터의 자료에 따르면 20대 여성이 자궁경부암 검진을 받았다고 한 비율이 13퍼센트도 안 된다.

　자녀를 사랑하지 않는 부모는 없다. 부모도 예방 접종을 하고 성인이 된 자녀에게도 선물로 자궁경부암 예방접종을 해 주는 것도 나쁘지 않을 것이다. 이는 성적 책임에 대해 일깨워주는 의미가 될 것이다.

생활 속 자궁경부암 예방법

 모두가 건강하게 살아가기를 원한다. 그러나 병에 걸려 병원에 입원하고 심하면 수술을 받는다. 그때 이제는 생활습관을 바꿔야지 라고 생각한다. 때늦은 후회이다. 한 번 건강을 잃은 몸은 예전의 상태로 돌아가기란 그리 쉽지 않다. 그러므로 지금이 중요하다. 지금부터라도 좋은 생활습관을 갖는 것이 중요하다. 그중 가장 중요한 것은 바른 식습관을 갖는 것이다.

 동물성을 즐겨 먹는 식습관은 그만큼 포화지방산에 노출되어 있다. 이 포화지방산은 콜레스테롤 수치를 높인다. 또한 여성 호르몬이 많이 생성되게 된다. 여성 호르몬이 많아지게 되면 자궁근종의 원인이 된다. 포화지방산은 붉은 살코기, 설탕, 밀가루, 유제품, 가공된 식품 등에서 비롯된다.

 이탈리아 약리학 연구소에서는 자국 여성 5,000명을 대상으로 지중해식 식사와 자궁암의 관련성을 분석했다. 이 실험에서 채소와 과일, 견과류, 콩류, 곡물류, 감자류, 생선류, 올리브유(단일불포화지방)의 섭취는 높이고 육류와 우유, 유제품은 낮추고 술은 적당히 마시게 했다. 연구팀은 이런 식단을 서로 다른 9가지 식품군으로 분류하고 이를 얼마나 유지하는지 조사했다. 그 결과 지중해식 식사에 들어가는 식품군 가운데 7~9개를 꾸준하게 섭취하고 있는 여성 그룹은 자궁암에 걸릴 위험이 절반 이상 낮은 것으로 나타났다(서울신문 2015년 5월 28일).

 또한 규칙적인 운동을 하는 것도 자궁 건강에 좋다. 운동을 하면 호흡과 활동적인 움직임을 통해 골반에 산소와 혈액이 잘 공급된다. 스트레스도 해소되므로 정신 건강에 좋다.

천혜의 명약 암을 이기는 약초

Part 8

전립선암

Prostate cancer

Part 8 전립선암 Prostate cancer

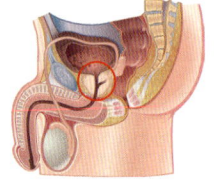
전립선 구조

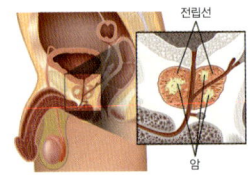
전립선암

전립선에 생기는 암종(癌腫)이다. 남성 특유의 암이며, 발병 원인은 정확하게 밝혀진 것이 없다. 50세 이상의 남자에게 많다. 초기에는 이렇다 할 자각 증상이 없으나, 암이 진행됨에 따라 소변이 잘 안 나오거나 가늘어지고 배변을 할 때 통증이 나타나는 등의 배뇨장애가 생긴다. 또한 배뇨하는 데 시간이 걸리거나 잔뇨감이 있거나 빈뇨 현상이 올 수도 있다. 전립선비대증일 때에도 이와 비슷한 증상이 나타나는데, 연령상으로 보아 전립선비대증과 전립선암은 같이 오는 수가 많아 증상만으로는 구별이 힘들기 때문에, 이런 증상이 있으면 꼭 검사를 받아 보는 것이 좋다. 그 외에도 증상이 매우 다양하여 피로감, 전신 권태, 허리 통증, 회음부 통증, 직장의 불쾌감과 압박감, 심한 변비 등이 생긴다. 밤새 소변을 보는 횟수가 증가해 불면증에 시달리기도 한다. 말기가 되면 통증이 더욱 심해지고 배뇨와 배변이 극히 힘들어진다. 뼈에 전이하기 쉽고 신경통이나 신장 기능장애가 생긴다. 전립선암은 일반적으로 병의 진행이 늦으며, 고령의 환자인 경우 더욱 그렇다. 특히 은닉성 전립선암의 경우는 수년간 증상이 나타나지 않기도 한다. 증상이 분명하게 나타난 경우에는 병이 매우 빠르게 진행된다.

다음의 약초와 처방으로 효험을 볼 수 있다.

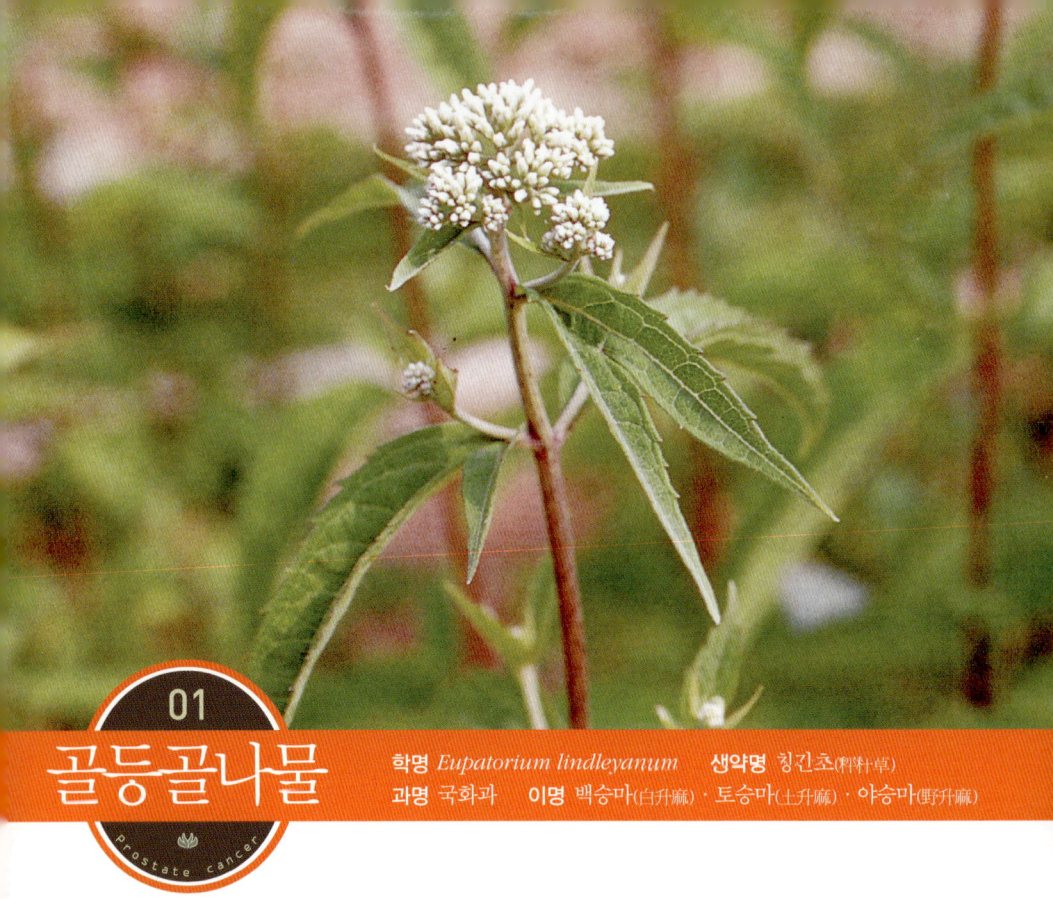

01 골등골나물

학명 *Eupatorium lindleyanum* **생약명** 칭간초(刑奸草)
과명 국화과 **이명** 백승마(白升麻)·토승마(土升麻)·야승마(野升麻)

골등골나물은 산이나 들에서 나는 데 한국·동북아시아의 온대에 분포한다. 뿌리줄기는 짧고 풀 전체에 털이 난다. 줄기는 곧게 서고 원기둥 모양이다. 등골나물에 비해 잎이 좁다. 관상용(생화)·밀원·식용·약용으로 이용된다. 어린잎은 식용한다. 약으로 쓸 때는 탕으로 하여 사용한다.

분 포	전국 각지	생 지	산과 들의 습지
키	70cm 정도	분 류	여러해살이풀
번 식	꺾꽂이 · 씨	약 효	줄기 · 잎 · 뿌리
채취기간	여름~가을	취급요령	햇볕에 말려 쓴다.
성 미	평온하며, 쓰고 맵다.	독성여부	없다.

잎 마주나는데 밑쪽이 세 갈래가 지기 때문에 돌려나는 것처럼 보인다. 밑부분의 잎은 꽃이 필 때 떨어진다. 중앙부분의 잎은 댓잎피침형 또는 선 모양의 댓잎피침형으로서 길이 6~12cm, 너비 8~20mm이며 잎자루는 거의 없다. 양면에 털이 나고 뒷면에 샘점이 있으며 가장자리에 불규칙한 톱니가 있다.

꽃 7~10월에 연한 홍자색으로 피는데 줄기 끝에 많은 꽃가지가 나와 산방 꽃차례를 이루며 많이 달린다. 양성화이다. 꽃차례 받침은 길이 4~5mm의 원통 모양이다. 작은 꽃은 5개이고 꽃턱잎 비늘은 9개가 2줄로 배열되는데 약간 자줏빛이 돈다.

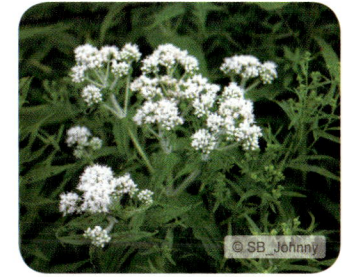
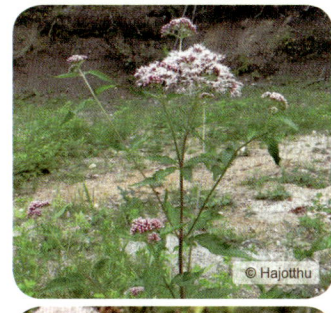
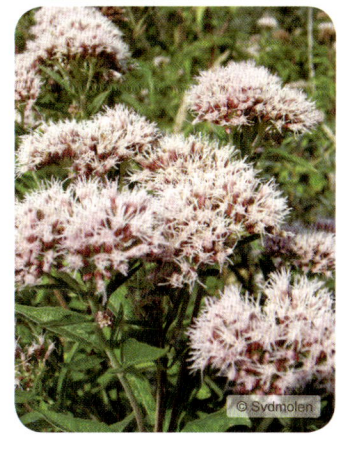

9~10월에 5각이 진 원뿔 모양의 수과가 달려 익는다. 갓 털은 흰색이다.

 온포기 12~15g을 1회분 기준으로 달이거나 환제로 하여 1일 2~3회 1개월 이상 복용한다.

 1. 입이 건조하거나 어지럼증이 있을 때는 주의해야 한다.
2. 복부 통증이 있을 때는 주의해야 한다.

주로 부인과 · 호흡기 질환 및 각종 혈증을 다스린다.
감기, 고혈압, 당뇨병, 산후증, 산후체증, 소종양, 수종, 신경통, 암(폐암), 어혈, 월경불순, 자한, 중풍, 진통, 충수염, 치질, 토혈, 통경, 폐렴, 해수, 해열, 황달

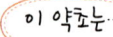

- 항암 효능이 입증되었으며, 이뇨 질환과 전립선암에 효과가 있다.
- 비장의 기능을 회복하며, 구취 제거에 효능이 있다.
- 속이 메스꺼운 구토증세와 피부 질환에 효과가 있다.
- 항균작용과 해열작용이 있어 감기, 기침, 홍역, 기관지염, 고혈압, 신경통, 월경불순, 치질 등에 효과가 있다.

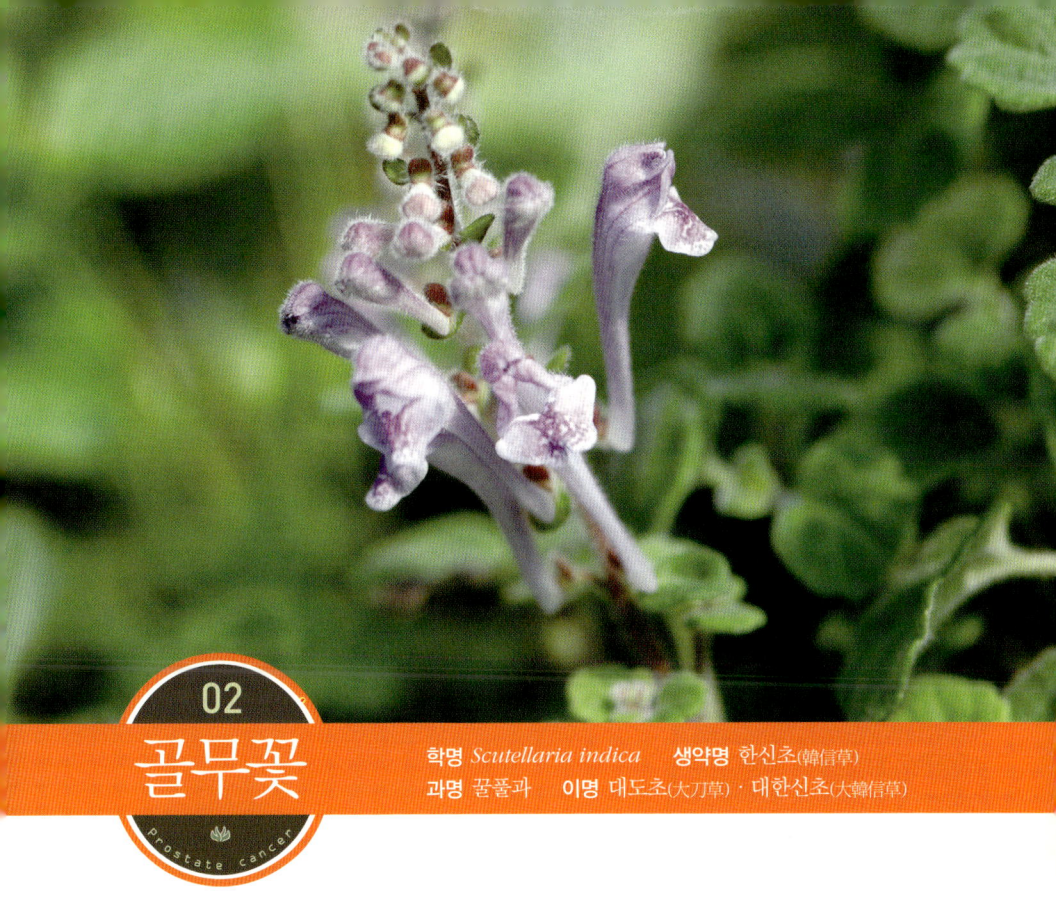

02 골무꽃

학명 *Scutellaria indica* **생약명** 한신초(韓信草)
과명 꿀풀과 **이명** 대도초(大刀草) · 대한신초(大韓信草)

골무꽃은 강원 · 경기 · 제주 등지에 분포한다. 줄기는 둔한 사각형으로 모가 나며 곧게 서는데 다소 뭉쳐난다. 전체에 짧은 털이 나 있다. 식용 · 약용으로 이용된다. 어린순을 나물로 먹는다. 약으로 쓸 때는 탕으로 하거나 생즙을 내어 사용한다.

분 포	전국 각지	생 지	산이나 들의 숲가, 길섶
키	30cm 정도	분 류	여러해살이풀
번 식	씨	약 효	뿌리·온포기
채취기간	5~6월(개화기)	취급요령	날것 또는 햇볕에 말려 쓴다.
성 미	평온하며, 맵고 쓰다.	독성여부	없다.
동속약초	구슬골무꽃·다발골무꽃		

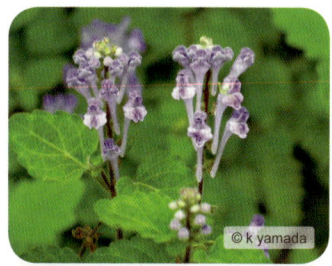

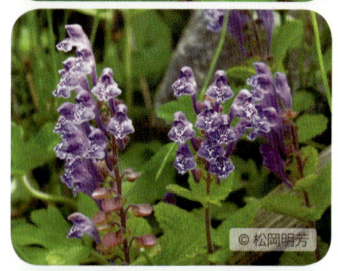

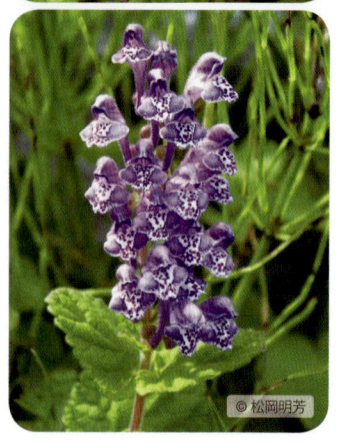

잎 마주나며 길이와 너비가 모두 1~2.5cm인 심장형 또는 원형인데 가장자리에 둔한 톱니가 있고 양면에 털이 나 있다. 잎자루의 길이는 5~20mm이다.

꽃 5~6월에 입술을 닮은 자줏빛 꽃이 이삭 모양을 하고 총상 꽃차례로 피는데 맨 위쪽에서 한쪽으로 치우쳐 2줄로 다닥다닥 달린다. 꽃받침은 위쪽에 원반 모양의 부속체가 있고 겉에 털이 있다. 꽃부리는 길이 18~22mm이며 통 모양을 한 입술꼴로 밑부분이 꼬부라져 있는데 윗입술꽃잎은 투구 모양이며 넓은 아랫입술꽃잎에는 자줏빛 점이 있다. 꽃덮이는 자루가 있고 둥글다. 4개의 수술 중 2개는 길다.

7월에 분과가 꽃받침에 싸여 달려 익는데 돌기가 빽빽하게 나 있다.

 뿌리 6~8g을 1회분 기준으로 달이거나 생즙을 내어 1일 2~3회 1개월 정도 복용한다.

 1. 잎을 짓이겨 사용할 때는 피부 손상이 있을 수 있으니 주의해야 한다.
2. 임산부는 유산할 수 있으니 금한다.

주로 호흡기·순환계 질환을 다스린다.
간염(급성간염), 근골동통, 두통, 보폐·청폐, 암(치암), 옹종, 위염, 이질, 인후염·인후통, 장염, 종독, 중독, 진통, 천식, 출혈, 치통, 타박상, 토혈, 폐기종, 해수, 행혈

- 암세포 증식을 억제하는 자이플라멘드(zyflamend) 성분이 들어 있어 전립선암에 탁월한 효과가 있다.
- 지혈작용과 진통작용이 있어 토혈, 각혈, 자궁출혈, 상처, 여러 통증 등에 효과가 있다.
- 해독작용과 항균작용이 있어 독을 풀어주며, 종기를 낫게 하며, 염증성 질환에 효과가 있다.
- 잎의 즙액은 부스럼이나 벌레 물린 데 바르면 효과가 있다.

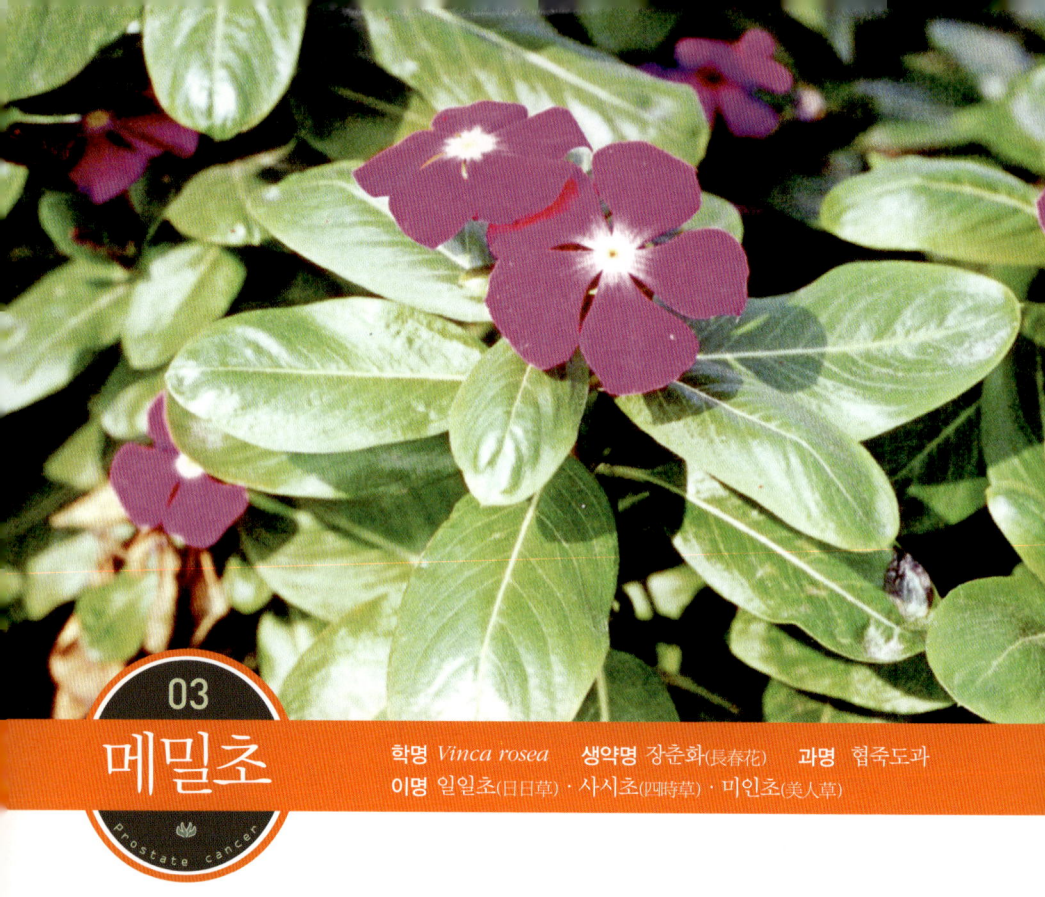

03 메밀초

학명 Vinca rosea **생약명** 장춘화(長春花) **과명** 협죽도과
이명 일일초(日日草) · 사시초(四時草) · 미인초(美人草)

매일초는 원산지인 남아메리카에서는 여러해살이풀이다. 나무처럼 단단한 밑부분에서 덩굴성 가지를 친다. 줄기는 곧게 서고 꽃이 달리는 가지도 곧게 선다. 꽃이 매일 피기 때문에 매일초라고 한다. 유사종으로 덩굴매일초는 연한 홍자색 꽃이 피며, 얼룩매일초는 잎 가장자리에 노란빛을 띤 흰색 무늬가 있다. 관상용 · 약용으로 이용된다. 공해에 강해 도로변의 화단 장식용으로 적합하다. 약으로 쓸 때는 탕으로 하거나 산제로 하여 사용한다.

분 포	전국 각지	생 지	관상용 재배
키	30~50cm	분 류	한해살이풀
번 식	씨	약 효	온포기
채취기간	여름~가을	취급요령	날것 또는 그늘에서 말려 쓴다.
성 미	따뜻하며, 달고 시고 맵다.	독성여부	있다.

잎 마주나고 긴 타원형인데 윤기가 나며 끝이 둔하고 가장자리가 밋밋하다. 주맥(主脈)을 따라 흰 무늬가 있으며 뒷면에는 부드러운 털이 난다. 잎자루의 밑부분에 선이 있다.

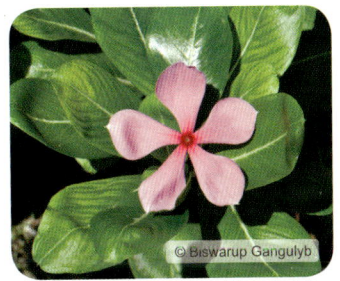

꽃 7~9월에 지름 2.5~3.5cm의 오판화가 잎겨드랑이에 한송이씩 달려 피는데 꽃잎은 5개이다. 꽃의 빛깔은 자주색을 비롯하여 연한 홍자색, 흰색, 붉은 점이 있는 흰색 등 여러 가지가 있는데 연한 홍자색 꽃이 피는 종류는 덩굴성이다. 꽃은 잎의 색과 대비되어 매우 아름답다.

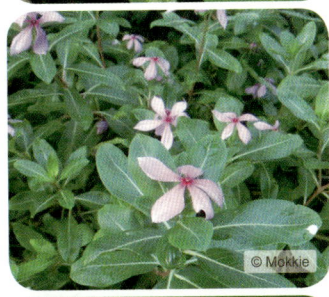

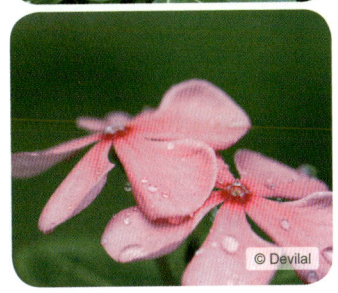

열매 8~10월에 삭과가 달려 익는다.

Part 8 전립선암 · 397

온포기 15~20g을 1회분 기준으로 달이거나 산제로 하여 1일 2~3회 1개월 정도 복용한다.

 1. 독성이 있으므로 과다 복용을 금한다.
2. 말초신경장애, 저나트륨혈증, 변비, 탈모 등이 생길 수 있다.
3. 복용 중에 속이 메스껍고 구토증세가 나타나면 금한다.

 주로 호흡기와 소화기 질환을 다스리고, 피부 염증에 효험이 있다.
기관지염, 복통, 암(식도암, 폐암), 옹종(외옹), 위장염, 종독, 진통, 편도선염

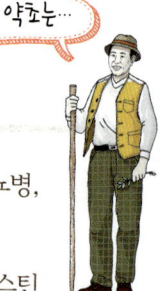

이 약초는…

- 항암작용과 혈압 및 혈당을 낮춰주는 성분이 들어 있어 당뇨병, 악성림프종, 백혈병 등에 효과가 있다.
- 암세포 증식을 억제하는 빈크리스틴(vincristine)과 빈블라스틴(vinblastine) 성분이 들어 있어 전립선암, 호지킨씨병, 신경아세포종 등에 효과가 있다.
- 전초는 상처 난 곳에 사용하며, 달인 물은 목이 아플 때 가글하면 효과가 있다.
- 자궁출혈이나 월경이 과다할 때 외용으로 사용한다.

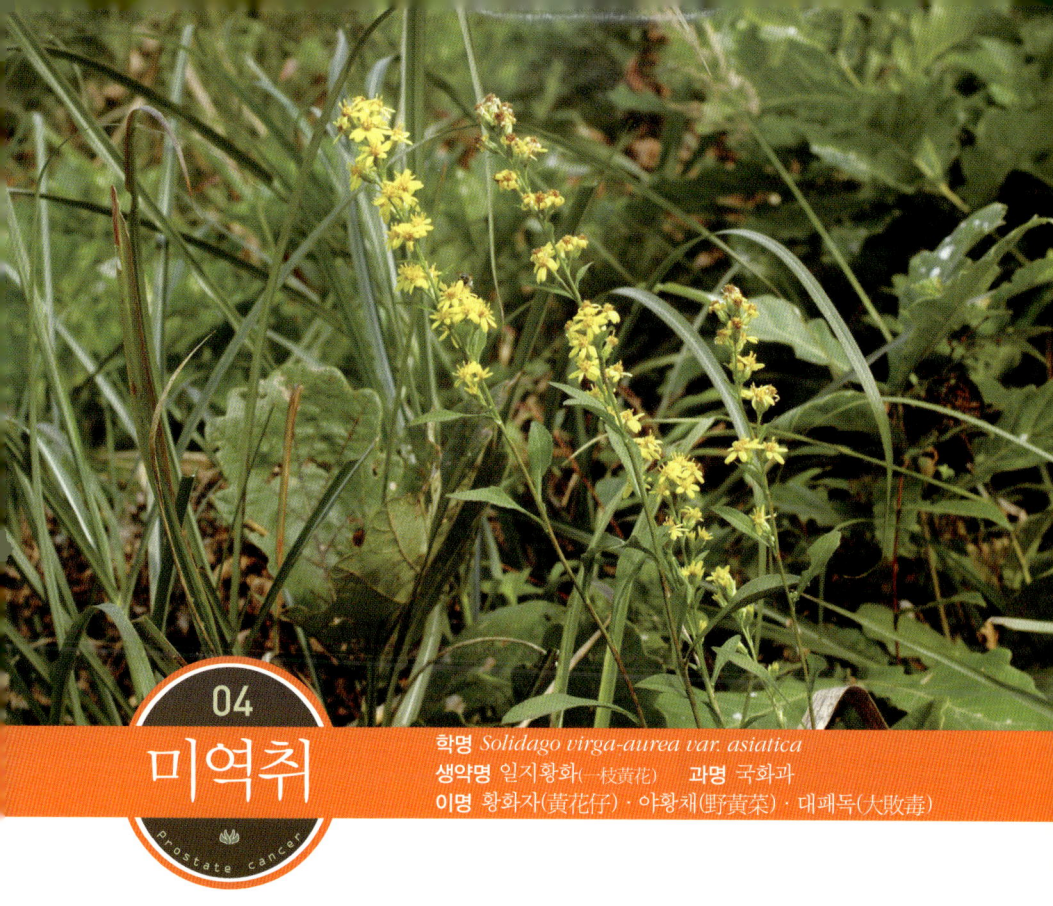

04 미역취

학명 *Solidago virga-aurea var. asiatica*
생약명 일지황화(一枝黃花)   **과명** 국화과
이명 황화자(黃花仔)·야황채(野黃菜)·대패독(大敗毒)

미역취는 산과 들에 나는데 한국·일본·대만·중국 등지에 분포한다. 메역취·돼지나물이라고도 한다. 줄기는 곧게 서고 위쪽에서 가지가 갈라지는데 짙은 자주색을 띠며 잔털이 있다. 식용·약용으로 이용된다. 어린순은 나물로 먹는다. 온포기를 일지황화라 하며 약재로 쓴다. 약으로 쓸 때는 탕으로 하여 사용한다. 외상에는 달인 물로 씻거나 짓이겨 붙인다.

분 포	전국 각지	생 지	산과 들의 양지바른 풀밭
키	40~80cm	분 류	여러해살이풀
번 식	씨	약 효	온포기
채취기간	개화기	취급요령	햇볕에 말려 쓴다.
성 미	서늘하며, 맵고 쓰다.	독성여부	없다.

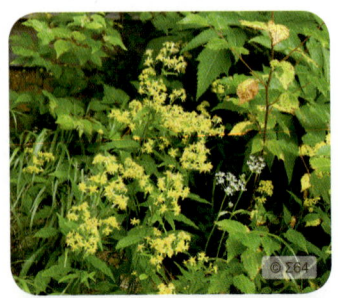

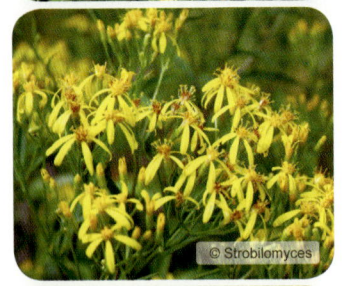

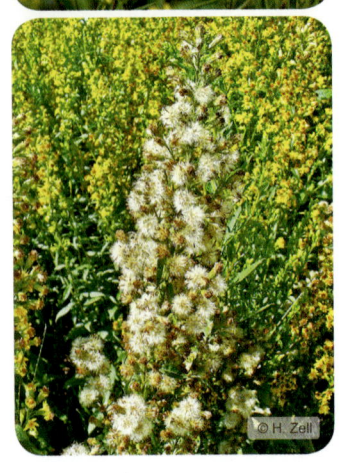

잎 줄기잎은 어긋나는데 날개를 가진 잎자루가 있고 길이 7~9cm의 달걀꼴, 달걀을 닮은 긴 타원형 또는 긴 타원 모양의 댓잎피침형으로서 가장자리에 톱니가 있으며 끝이 뾰족하다. 앞면에 약간 털이 있으나 뒷면에는 털이 없다. 잎자루는 위로 올라갈수록 짧아져 없어진다. 뿌리잎은 꽃이 필 때쯤이면 스러진다.

꽃 7~10월에 지름 12~14mm의 노란 꽃이 피는데 흔히 3~5개의 두상화가 산방 꽃차례를 이루며 달려 전체적으로 커다란 꽃차례를 형성한다. 두상화의 가장자리에 암꽃인 혀꽃이 한 줄로 배열하고 가운데에는 양성화인 대롱꽃이 여러 개 있다. 꽃차례 받침은 통 같은 종 모양이며 꽃턱잎 조각은 4줄로 배열한다.

열매 10월에 원통 모양의 수과가 달려 익는데 길이 약 3.5mm 의 갓털이 있다.

제조 방법 온포기 15~20g을 1회분 기준으로 달여서 1일 2~3회 1개월 정도 복용한다.

주의 사항 과다 복용하지 않는 이상 부작용이 없는 것으로 알려져 있다.

기타 효능 **주로 염증과 열증을 다스린다.**
간염(급성간염), 감기, 두통, 빈뇨증, 암(비암, 폐암), 종독, 중독, 청혈, 타박상, 편도선염, 폐렴, 피부염, 한열왕래, 해수, 해열, 황달, [소아 질환] 경풍, 백일해

- 항균작용과 해독작용 하는 성분이 들어 있어 방광염, 편도선염, 감기, 두통 등에 좋다.
- 비타민 A, C가 들어 있어 눈 건강(시력회복, 눈 보호), 면역력 강화, 감기 예방에 좋다.
- 소변을 보는 데에 불편함이 있을 때 복용하면 효과가 있다.

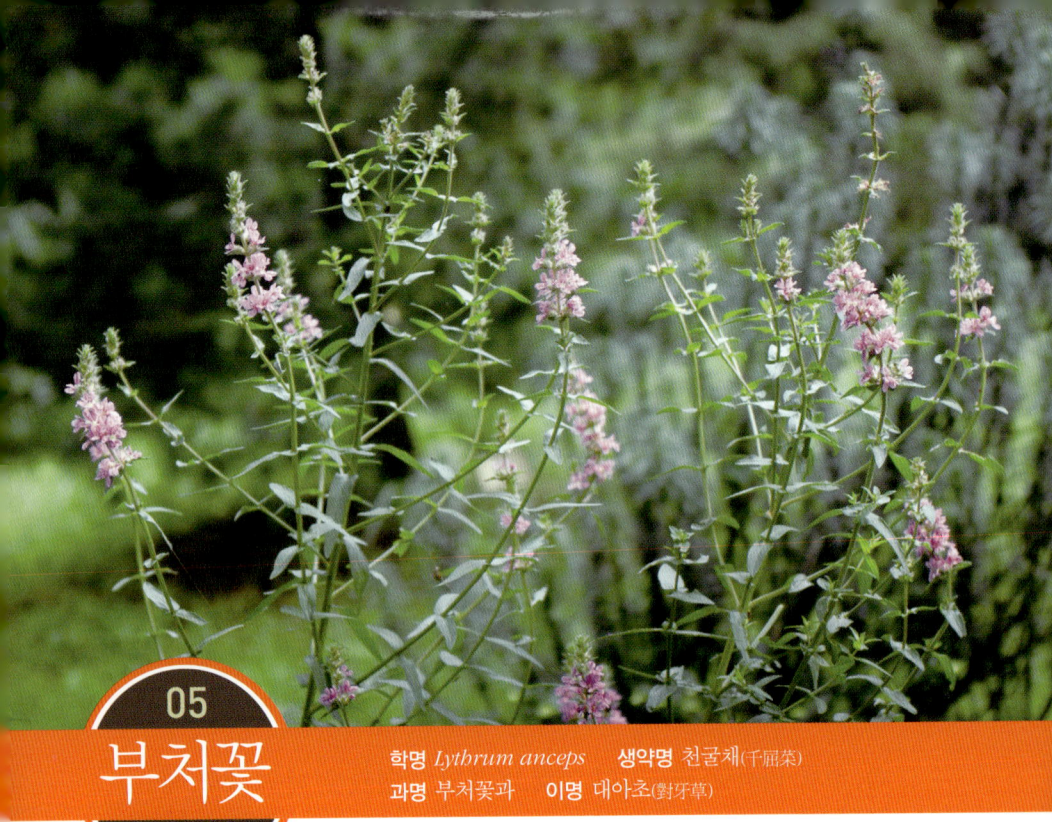

05 부처꽃

학명 Lythrum anceps **생약명** 천굴채(千屈菜)
과명 부처꽃과 **이명** 대아초(對牙草)

부처꽃은 한국·일본 등지에 분포한다. 천굴채라고도 한다. 뿌리줄기가 옆으로 길게 뻗는다. 네모진 줄기가 곧게 자라며 가지가 많이 갈라지는데 털이 있으나 잎에는 없다. 관상용·약용으로 이용된다. 한방에서는 말린 것을 천굴채라 하며 지사제로 사용한다. 약으로 쓸 때는 탕으로 하여 사용한다.

분 포	전국 각지	생 지	냇가, 습지, 밭둑
키	1m 정도	분 류	여러해살이풀
번 식	씨	약 효	온포기
채취기간	8~9월	취급요령	햇볕에 말려 쓴다.
성 미	차며, 쓰다.	독성여부	없다.
동속약초	털부처꽃의 온포기		

잎 마주나고 피침형이며 잎자루가 거의 없고 원줄기와 더불어 털이 없다. 끝은 둔하고 밑은 약간 둥글며 가장자리가 밋밋하다.

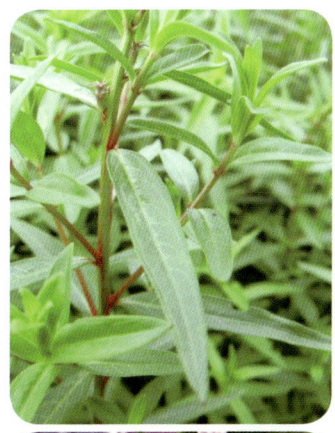

꽃 5~8월에 붉은 자줏빛의 육판화가 피는데 잎겨드랑이에 3~5개씩 달려 층층이 달린 것처럼 보인다. 양성화이다. 꽃턱잎은 보통 옆으로 퍼지는데 밑부분이 좁고 댓잎피침형 또는 달걀 모양의 긴 타원형이다. 꽃받침은 선이 있는 원기둥 모양이며 위쪽이 6개로 얕게 갈라진다. 꽃받침 조각 사이에 옆으로 퍼진 부속체가 있다. 꽃부리는 6개이다. 수술은 12개이며 긴 것, 짧은 것 그리고 중간 것 등 3종류가 있다.

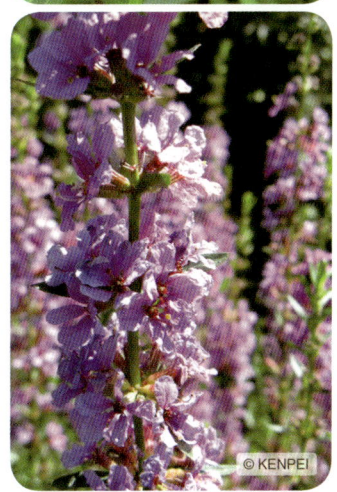

열매 8~9월에 삭과를 맺는데 꽃받침통 안에 들어 있으며 익으면 2개로 갈라져서 씨가 나온다.

 제조 방법 온포기 12~15g을 1회분 기준으로 달이거나 산제 또는 환제로 하여 1일 2~3회 1개월 이상 복용한다.

 주의 사항 1. 성질이 차므로 몸이 냉하거나 약한 사람은 소량으로 복용하는 것이 좋다.
2. 특별한 부작용이 있지 않으나 치유되는 대로 중단하는 것이 좋다.

 기타 효능 **주로 비뇨기·피부과 계통의 질병을 다스린다.**
각기, 방광염, 비창, 서리, 설사, 수종, 암(암 예방/항암/악성종양 예방, 뇌암, 피부암), 어혈, 음종(여성외음부부종), 적백리, 적안, 피로곤비, 피부궤양, 해열

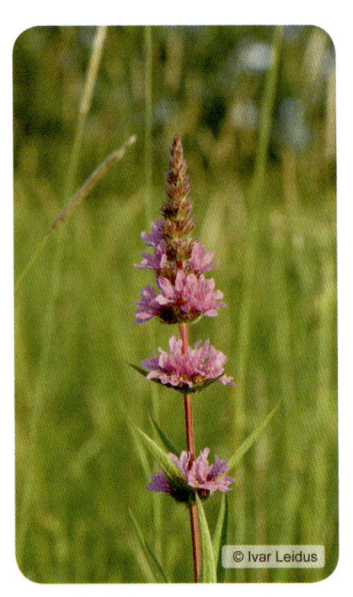

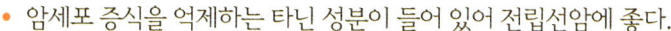

이 약초는…

- 암세포 증식을 억제하는 타닌 성분이 들어 있어 전립선암에 좋다.
- 항균작용 하는 비텍신(vitexin)이 들어 있어 포도상구균, 대장티푸스균 등에 효과가 있다.
- 혈액순환을 도우며, 혈당을 낮춰주므로 고혈압과 당뇨병에 효과가 있다.
- 자궁출혈과 피부 질환을 다스리는 데 쓰인다.
- 설사를 자주하는 사람에게 효과가 있고, 생리가 불규칙한 여성에게도 효과가 있다.

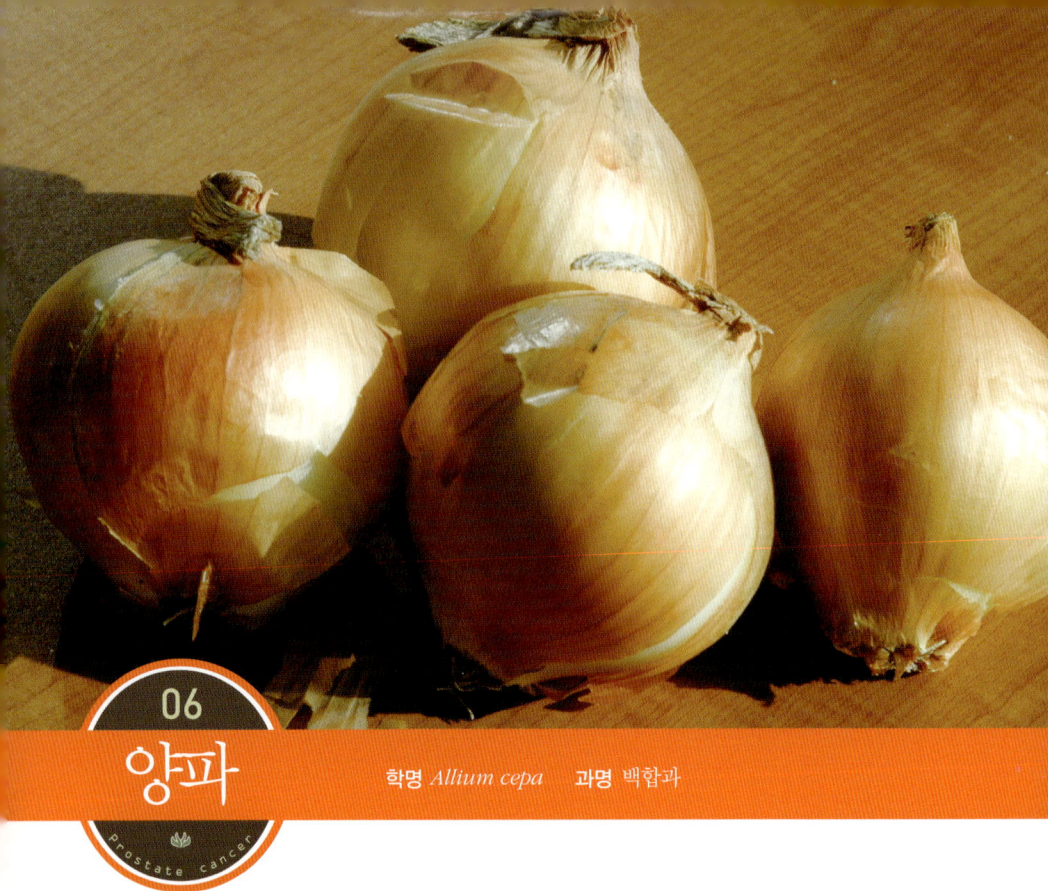

06 양파

학명 *Allium cepa*   과명 백합과

양파는 옥총(玉葱)이라고도 한다. 양파라는 이름은 서양에서 건너온, 파와 비슷한 식물이라 하여 붙여졌다. 비늘줄기는 동글납작하거나 타원형이며 지름이 10cm에 달한다. 비늘줄기 밑부분에서 수염뿌리가 나와 흙 속으로 얕게 뻗으며 자란다. 비늘줄기의 겉에는 자줏빛이 도는 갈색의 껍질이 있는데 마르면 종이처럼 떨어지는 얇은 막질이다. 안쪽의 두꺼운 비늘들은 층층이 겹쳐지고 매운맛이 난다. 양파는 품종에 따라 비늘줄기의 모양이 구형·편구형·타원형인 것과 비늘줄기 껍질의 색이 붉은 것, 노란 것, 흰 것 등이 있고, 생으로 먹을 때 맵고 향기가 높은 것과 달고 맵지 않은

분 포	전국 각지	생 지	밭에 재배
키	50~100cm	분 류	두해살이풀
번 식	씨	약 효	비늘줄기
채취기간	여름	취급요령	채취하여 햇볕에 쬔 후 보관한다.
성 미	따뜻하고, 맵다.	독성여부	없다.
동속약초	마늘		

것 등으로 분류된다. 식용·약용으로 이용되는데 땅속의 비늘줄기에 매운맛과 특이한 향이 있어 주로 비늘줄기를 식용한다. 양파에는 각종 황화물과 함께 비타민과 무기질이 풍부하게 들어 있어 혈액 중의 유해물질을 제거하여 동맥경화나 고혈압을 예방하고 피로를 해소하는 작용을 한다. 약으로 쓸 때는 탕으로 하거나 생즙을 내어 사용하며, 술을 담가서도 쓴다. 양파를 먹고 난 뒤에 김 1장이나 다시마를 먹으면 양파 냄새가 나지 않는다.

잎 잎은 가늘고 긴데 속이 빈 원기둥 모양이며 파처럼 생겼다. 짙은 녹색을 띠며 밑부분이 두꺼운 비늘 조각으로 되어 있고 이것들이 모여서 비늘줄기를 형성한다. 잎은 꽃이 필 때 대개 말라 버린다.

꽃 9월에 흰색으로 피는데 많은 꽃들이 잎 사이에서 나온 꽃줄기 끝에 산형 꽃차례를 이루

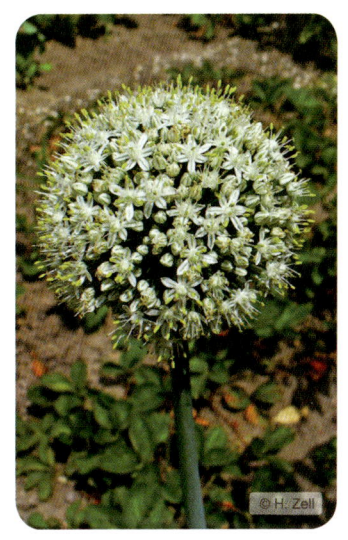

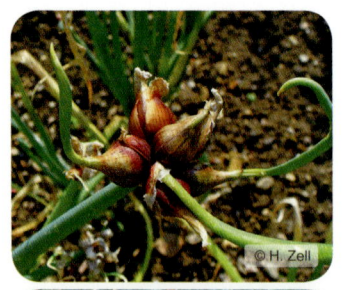

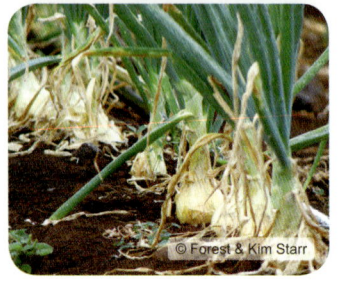

며 달려 공처럼 둥글게 된다. 꽃줄기는 원기둥 모양이고 아래쪽이 부풀어 있으며 그 밑에 2~3개의 잎이 달린다. 6개로 갈라지는 꽃덮이 조각은 거꿀달걀꼴을 닮은 댓잎피침형이며 수평으로 퍼진다. 수술은 6개이고 그 중 3개의 수술대 밑부분 양쪽에 잔돌기가 있다. 암술은 1개이다.

 양파식초(비늘줄기 1개에 소주 2홉을 부어 밀봉한 뒤 따뜻한 곳에 24시간 정도 두면 식초가 된다)를 소주잔 1/2잔 또는 1잔 분량을 1회분 기준으로 1일 2~3회 1개월 정도 복용한다.

 1. 성질이 맵기 때문에 공복에 날것으로 먹으면 위 손상을 유발한다.

2. 즙으로 먹을 경우는 칼륨이 많기 때문에 신장 질환자는 주의해야 한다.

3. 장기 복용하면 요오드 결핍으로 갑상샘에 안 좋은 영향을 줄 수 있다.

 주로 뇌기능장애와 악성 종양을 다스린다.
간기능회복, 강장보호, 갱년기장애, 고혈압, 구충, 뇌기능장애, 뇌졸중, 당뇨병, 독두병, 동맥경화, 두설, 두통, 변비, 불면증, 슬통, 심장병, 암(유방암, 폐암), 외상소독, 원기부족, 자한, 중독, 충수염, 콜레스테롤 억제, 피로곤비, 해수, 행혈, 홍분제

이 약초는…

- 활성산소를 제거하고 항산화와 항암효과를 나타내는 플라보노이드 성분이 들어 있어 전립선암, 위암, 유방암 등에 효과가 있다.
- 안과 질환, 인후 질환, 감기 예방, 숙취 해소, 피로회복에 좋으며, 신경을 안정시키는 역할을 하므로 불면증에도 효과가 있다.
- 황화아릴, 헤미셀룰로오스(hemicellulose) 등의 성분이 들어 있어 혈당을 낮춰주고, 동맥경화에 좋다.
- 해독작용이 있어 몸속의 중금속이나 노폐물을 배출하게 하여 신장 기능을 좋게 한다.

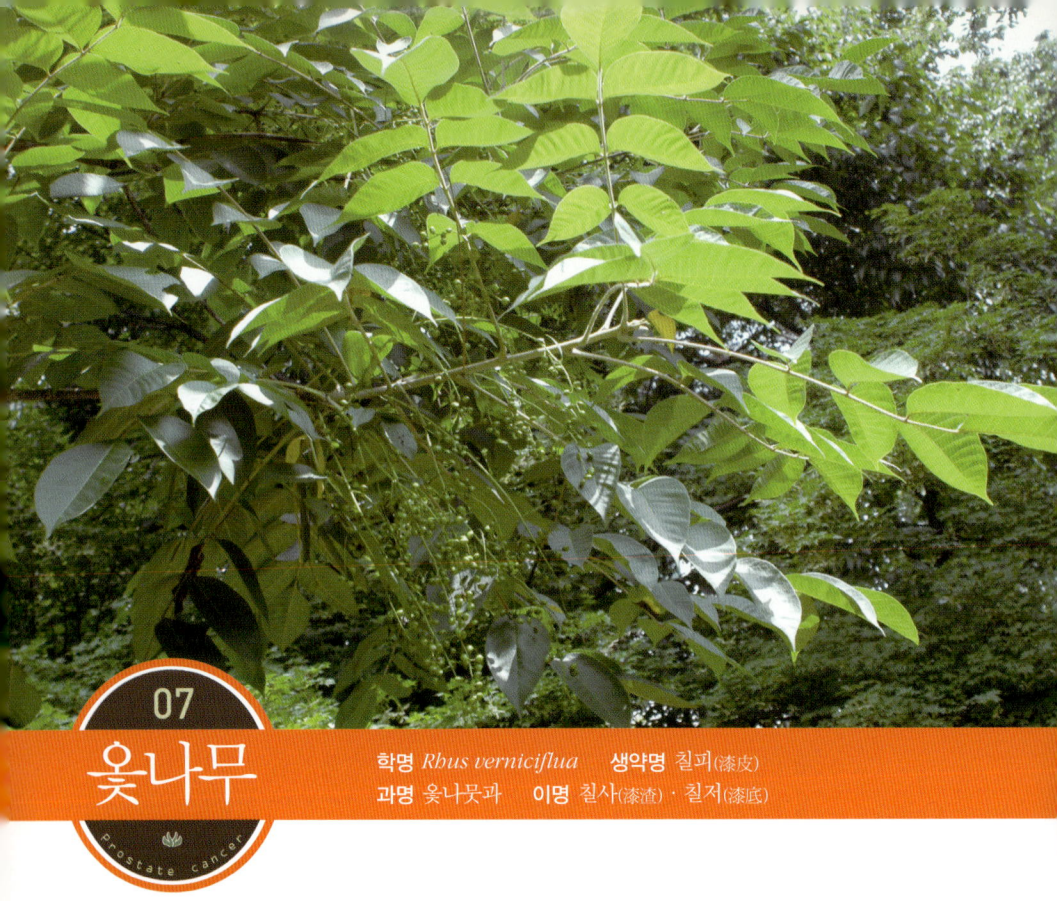

07 옻나무

학명 *Rhus verniciflua*　**생약명** 칠피(漆皮)
과명 옻나뭇과　**이명** 칠사(漆渣)·칠저(漆底)

옻나무는 칠목(漆木)이라고도 한다. 나무껍질은 회백색이고 껍질눈이 있으며 작은 가지는 회황색이다. 어릴 때는 가지에 털이 있다가 곧 없어진다. 잎을 칠엽(漆葉), 씨를 칠수자(漆樹子), 나무껍질을 칠수피(漆樹皮), 나무 중심부를 칠수심(漆樹心)이라 한다. 공업용·도료·식용·약용으로 널리 이용된다. 나무껍질에 상처를 내면 수액(진)이 분비되는데 이를 생옻이라 하며, 건조시켜 굳힌 것을 마른옻, 즉 건칠(乾漆)이라 한다. 수액을 채취할 때 처음에는 무색 투명하지만 공기에 노출되면 산화 효소의 작용으로 검게 변하

분 포	전국 각지	생 지	산기슭, 마을 부근, 논밭둑에 식재
키	12~20m	분 류	낙엽 활엽 교목
번 식	분주·꺾꽂이·씨	약 효	나무껍질
채취기간	연중	취급요령	생옻 또는 포칠(苞漆)을 내어 쓴다.
성 미	따뜻하며, 맵다.	독성여부	있다.
동속약초	붉나무의 나무껍질		

여 옻이 된다. 옻은 칠기 제조나 여러 가지 기구의 도료, 목제품의 점착제로 쓰인다. 또 약재로도 쓴다. 수액에는 우루시올이라는 유독 성분이 들어 있어 만지면 옻이 오르기 쉬우나 옻을 타는 사람은 10명 중 1명 정도이다. 옻을 만질 때는 손과 얼굴에 식물유·광물유의 기름을 바르고, 작업이 끝나면 따뜻한 비눗물로 깨끗이 씻는다. 어린잎은 식용할 수 있다. 약으로 쓸 때는 주로 옻닭으로 요리해서 복용한다.

잎 어긋나고 9~11개의 작은 잎으로 구성된 홀수 1회 깃꼴겹잎이며 가지 끝에 모여 달린다. 잎자루가 포함된 길이는 25~40cm이다. 작은 잎은 길이 7~20cm의 달걀꼴 또는 타원 모양의 달걀꼴로서 끝이 뾰족하고 밑은 다소 둥글며 가장자리가 밋밋하다. 앞면에는 털이 약간 있으나 뒷면에는 많다.

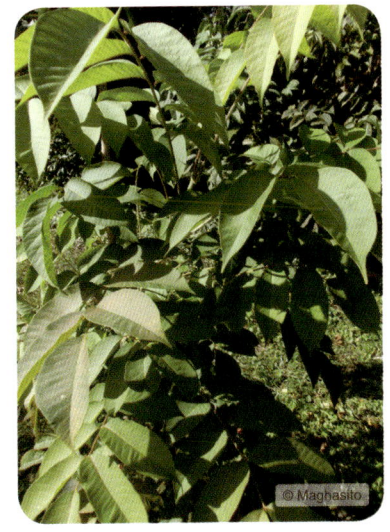

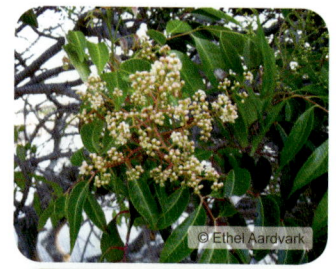

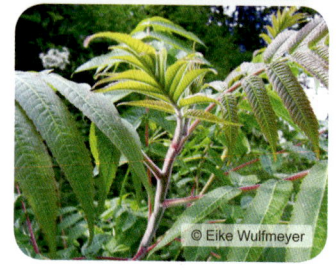

 5~6월에 연한 녹황색 꽃이 잎겨드랑이에서 원추 꽃차례를 이루며 달려 피는데 길이 15~25cm의 긴 꽃이삭이 밑으로 늘어진다. 암수딴그루의 단성화 또는 잡성화이다. 수꽃과 암꽃 모두 꽃잎과 꽃받침 조각이 각각 5개씩이다. 수꽃에는 5개의 수술과 퇴화한 암술이 있다. 암꽃에는 암술대가 3개로 갈라진 암술 1개와 퇴화한 수술 5개가 있다.

 10월에 지름 6~8mm의 동글납작한 핵과가 달려 연한 황색으로 익는데 털이 없으며 광택이 있다.

제조방법 나무껍질을 닭 1마리에 넣고 삶아 옻닭을 만들어서 1개월 정도 복용한다.

주의사항
1. 복용 중에 계피, 차조기를 금한다.
2. 몸에 상처가 있는 사람, 신체가 허약한 사람은 주의해야 한다.
3. 어혈·출혈이 있는 사람, 옻을 타는 사람은 복용을 주의해야 한다.
4. 우루시올 성분은 알레르기 반응을 일으키고 간에 안 좋은 영향을 준다.

주로 소화 기능에 효험이 있으며, 통증을 다스린다.

강장보호, 건위, 견비통, 관절염, 구충, 근골동통, 늑막염, 당뇨병, 보신·보익, 복부팽만, 산후발열, 소화불량, 속근골, 수족마목, 심복통, 암(직장암, 피부암), 염증, 오장보익, 요통, 월경불통, 위장염, 위통, 이뇨, 자궁근종, 주독, 중독(과일중독), 청혈, 출혈, 통경, 풍한, 해수, 해열

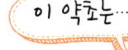

- 플라보노이드 성분이 들어 있어 여성갱년기와 고지혈증을 완화하고 전립선암에 탁월한 효과가 있다.
- 《동의보감》에서는 "나쁜 피를 풀어주고, 장을 튼튼하게 하고, 기생충을 죽이며 피로를 다스린다"고 했다.
- 허리통증, 근육통, 소화불량, 위염, 위궤양, 냉증, 변비, 숙취 해소 등에 도움을 준다.
- 여성의 생리통이나 월경분순에 효과가 있고, 기생충이나 세균, 박테리아 등을 죽이는 효과가 있다.

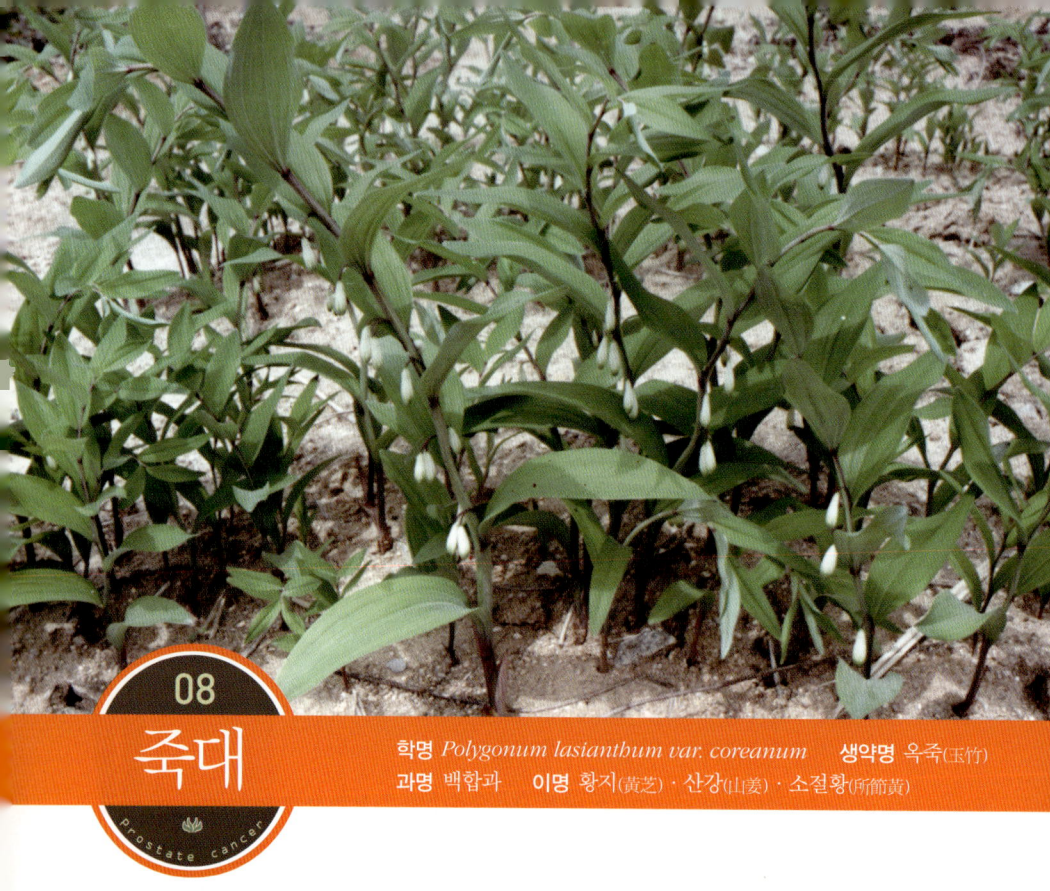

08 죽대

학명 *Polygonum lasianthum var. coreanum* **생약명** 옥죽(玉竹)
과명 백합과 **이명** 황지(黃芝)·산강(山薑)·소절황(所節黃)

죽대는 홀둥굴레라고도 한다. 뿌리줄기는 둥굴레처럼 굵은 육질이고 옆으로 뻗으며 마디가 있으나 잔뿌리가 더욱 많다. 줄기는 곧게 서서 자라다가 끝이 비스듬히 휘어서 옆으로 자라는데 둥굴레와 다르게 모가 지지 않고 둥글며 세로줄이 있고 털이 없다. 우리나라 특산종이며 지리산 지역에 특히 많이 분포한다. 관상용·식용·약용으로 이용된다. 어린순은 나물로 먹는다. 뿌리줄기는 옥죽·위연이라고 하며 자양강장제로 사용한다. 약으로 쓸 때는 탕으로 하거나 산제 또는 환제로 하여 사용하며, 술을 담가서도 쓴다.

분 포	중부 이남	생 지	산과 들의 숲 속
키	30~60cm	분 류	여러해살이풀
번 식	분주·씨	약 효	뿌리줄기
채취기간	가을~이듬해 봄	취급요령	증기로 쪄 그늘에 말려 쓴다.
성 미	평온하며, 달다.	독성여부	없다.
동속약초	둥굴레·통둥굴레·왕둥굴레·용둥굴레의 뿌리줄기			

잎 어긋나와 2줄로 배열하는데 길이 5~13cm, 너비 2~5.5cm인 긴 타원 모양의 댓잎피침형으로서 끝이 뾰족하고 밑은 좁아지며 가장자리가 밋밋하다. 앞면은 녹색이고 뒷면은 회백색이 돈다. 줄기 위쪽으로 올라갈수록 잎이 작아진다.

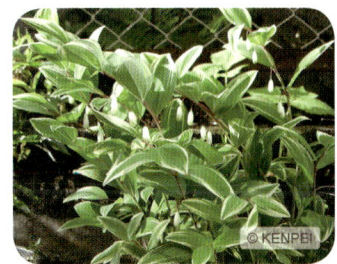

꽃 5~6월에 녹색이 도는 흰 꽃이 잎겨드랑이에서 밑을 향해 달려 핀다. 꽃자루는 길이 2~3cm이고 꽃이 1개씩 달리지만 2개씩 또는 4개까지 달리는 것도 있다. 꽃부리는 길이 1.5~2.5cm의 원통형이고 끝이 6개로 갈라진다. 수술은 6개이며 수술대에 털이 있고 암술은 1개이다.

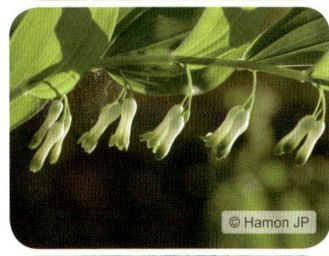

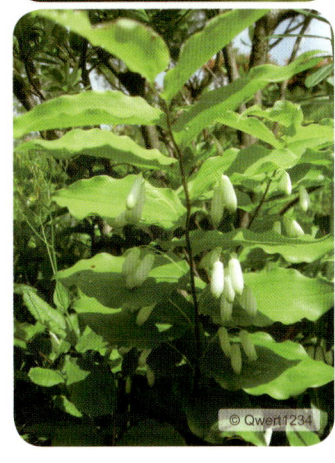

8~9월에 둥근 장과가 달려 검은 하늘색으로 익는다.

 뿌리줄기 8~10g을 1회분 기준으로 달이거나 산제 또는 환제로 하여 1일 3~4회 1개월 정도 복용한다. 20일 이상 장복을 금한다.

 1. 몸이 약하고 설사를 자주하는 사람은 주의하는 것이 좋다.
2. 음식을 먹을 때 자주 체하거나 손발이 잘 붓는 사람은 주의하는 것이 좋다.

주로 오장에 유익하며, 폐 질환에 효험이 있다.
감기, 강근골, 강심제, 강장보호, 거담, 구토, 근골무력증, 근골위약, 기관지염, 담, 담석증, 당뇨병, 명목, 발열(신열), 번갈, 병후쇠약, 보기, 보로, 보신·보익, 보중익기, 보폐·청폐, 부종, 불로장생, 비위허약, 빈뇨증, 빈혈증, 설사, 소갈증, 식욕부진, 신경쇠약, 신부전, 신장기능강화, 신장염(공통), 심기증, 심번, 심장병, 심장쇠약, 심장판막증, 십이지장궤양, 안면창백, 암(유방암), 열격, 오장보익, 오한발열, 완하, 원기부족, 위염, 일사병·열사병, 자양강장, 자율신경실조증, 정수고갈, 정신분열증, 중독, 통풍, 폐결핵, 폐렴, 풍습, 피부미용(피부노화방지), 한열왕래, 한증, 해수, 해열, 허약체질, 협심증, 황달, [소아 질환] 간질

이 약초는…

- 《동의보감》에서는 "태양의 정(精)을 받은 생약이라서 허로(虛勞)와 쇠약한 신체를 보하고 근육과 뼈를 튼튼하게 하며 정신을 맑게 해주고 간과 신을 보하고 정력을 도와 심기를 편안하게 해주는 약으로써 먹으면 몸이 가벼워지고 기운이 나며 장수한다"고 했다.

- 콜레스테롤과 혈당을 낮춰주므로 고혈압과 당뇨 질환에 좋고, 전립선비대, 발기부전, 전립선암 예방에 효과가 있다.

- 비타민 A, 단백질, 미네랄 등이 풍부하여 피로회복, 피부 미용, 다이어트에 좋다.

- 인삼보다 효과가 더 뛰어난 것으로 알려져 있다.

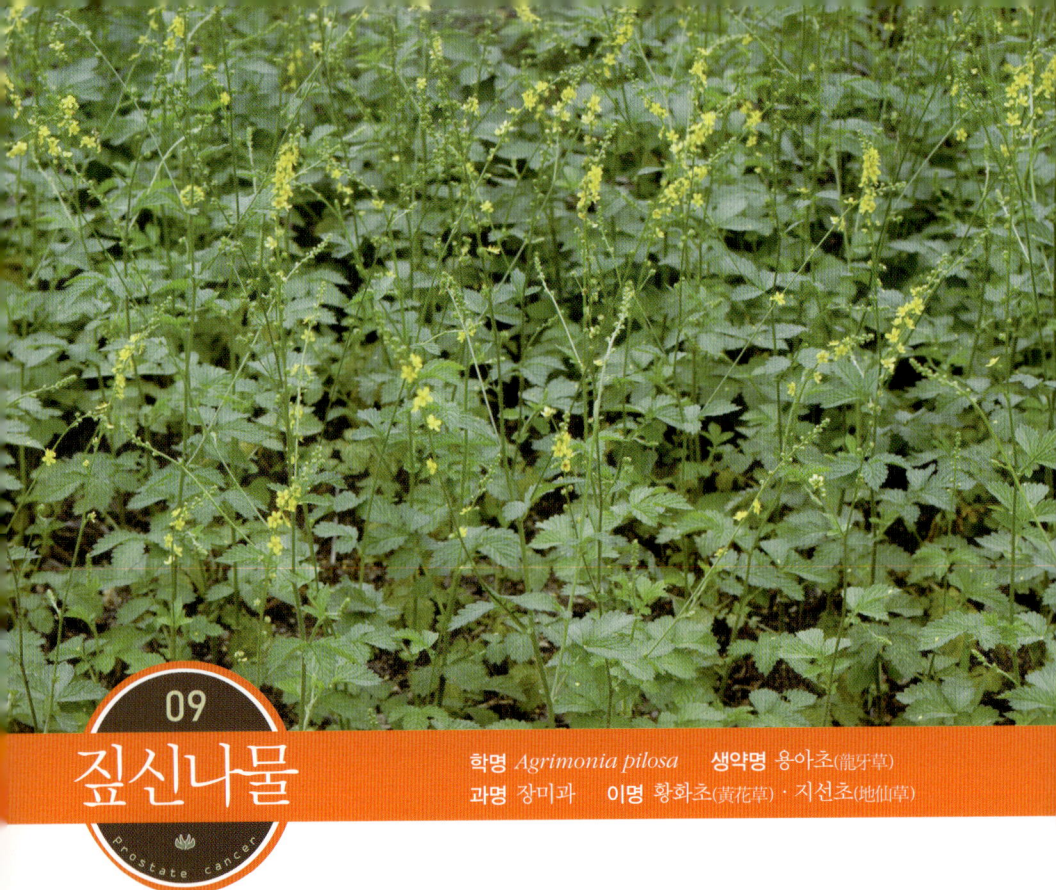

09 짚신나물

학명 *Agrimonia pilosa*　**생약명** 용아초(龍牙草)
과명 장미과　**이명** 황화초(黃花草)·지선초(地仙草)

짚신나물은 낭아채(狼牙菜)·낭아초(狼牙草)·용아초·선학초(仙鶴草)·지선초(地仙草)·과향초(瓜香草)·황룡미(黃龍尾)·탈력초(脫力草)·큰골짚신나물이라고도 한다. 굵은 뿌리에서 줄기가 나와 곧게 서서 자라며 전체에 흰색의 부드러운 털이 나 있다. 식용·약용으로 이용된다. 어린잎을 식용하고 온포기와 뿌리는 약용한다. 온포기를 용아초 또는 선학초라 하며, 뿌리를 아자(牙子)라고 한다. 약으로 쓸 때는 탕으로 하거나 산제 또는 생즙을 내어 사용하며, 술을 담가서도 쓴다.

분 포	전국 각지	생 지	산과 들, 길가, 풀밭
키	30~100cm	분 류	여러해살이풀
번 식	씨	약 효	온포기 · 뿌리
채취기간	개화기 전	취급요령	날것 또는 햇볕에 말려 쓴다.
성 미	평온하며 맵고 쓰다.	독성여부	없다.
동속약초	산짚신나물 · 큰골짚신나물		

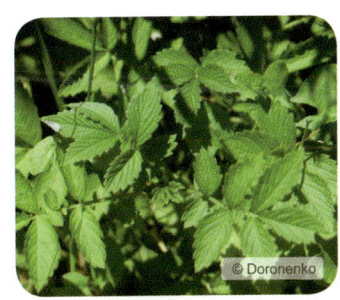

잎 어긋나며 5~7개의 작은 잎으로 구성된 깃꼴겹잎이다. 작은 잎은 크기가 고르지 않지만 끝에 달린 3개는 크기가 서로 비슷하고 아래쪽으로 갈수록 작아진다. 잎몸은 길이 3.6cm, 너비 1.5~3.5cm의 긴 타원형 또는 거꿀달걀꼴로서 양끝이 좁으며 가장자리에 톱니가 있다. 표면은 녹색이고 양면에 털이 있다. 잎자루 밑부분에 한 쌍의 턱잎이 달리는데 반달 모양이고 끝이 뾰족하며 아래쪽 가장자리에 톱니가 있다.

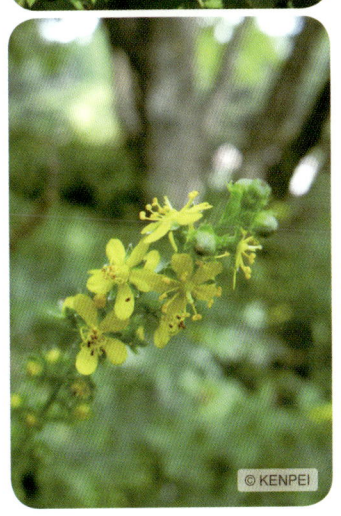

꽃 6~8월에 노란 오판화가 줄기 끝과 가지 끝에서 길이 10~20cm의 총상 꽃차례를 이루며 달려 핀다. 꽃받침은 길이 3mm 정도이고 위 끝이 5개로 갈라지는데 겉에 세로줄과 더불어 갈고리 같은 털이 있다. 5개인 꽃잎은

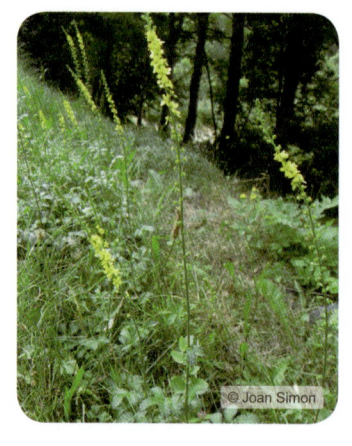

거꿀달걀꼴이거나 둥글며 5~10개의 수술이 있다.

열매 8~9월에 길이 약 3mm의 수과가 달려 익는데 열매를 싸고 있는 꽃받침에 갈고리 같은 털이 많이 나 있어 옷이나 짐승의 몸에 잘 붙는다.

 온포기 또는 뿌리줄기 8~10g을 1회분 기준으로 달이거나 산제 또는 환제로 하여 1일 2~3회 1개월 이상 복용한다.

 1. 몸이 약하고 소화 기능이 약해 설사를 자주하는 사람은 주의하는 것이 좋다.
2. 약재를 다룰 때 불, 쇠붙이 도구(철)를 쓰지 않는다.
3. 다른 약초와 혼합해서 복용하면 효과가 떨어질 수 있다.

기타 효능 주로 부인과 · 신경계 질환을 다스린다.

강장보호, 개창, 거담, 관절염, 구충, 나력, 담, 대하증, 변혈증, 복통, 붕루, 설사, 수렴제, 신경쇠약, 악창, 암(간암, 뇌암, 대장암, 방광암, 백혈병, 비암, 식도암, 신장암, 위암, 자궁암, 직장암, 치암, 폐암, 후두암), 옹종, 위궤양, 위염, 이질, 자궁탈, 장염, 적백리, 중독, 출혈, 치질, 토혈

이 약초는…

- 《동의학사전》에서는 "짚신나물을 위암, 식도암, 대장암, 간암, 자궁암, 방광암 등에 쓴다"고 했다.
- 아그리모닌(agrimonin) 성분이 들어 있어 혈관을 수축 또는 확장하게 하는 데 효과가 있다.
- 해독과 항균작용이 있어 포도상구균, 고초균, 황색포도상구균 등에 효과가 있다.
- 지혈작용이 있어 자궁출혈, 외상출혈, 치질출혈, 객혈, 토혈, 혈뇨 등에 도움이 된다.
- 뿌리를 삶은 물을 마시면 구충 예방과 성대를 보호해 준다.

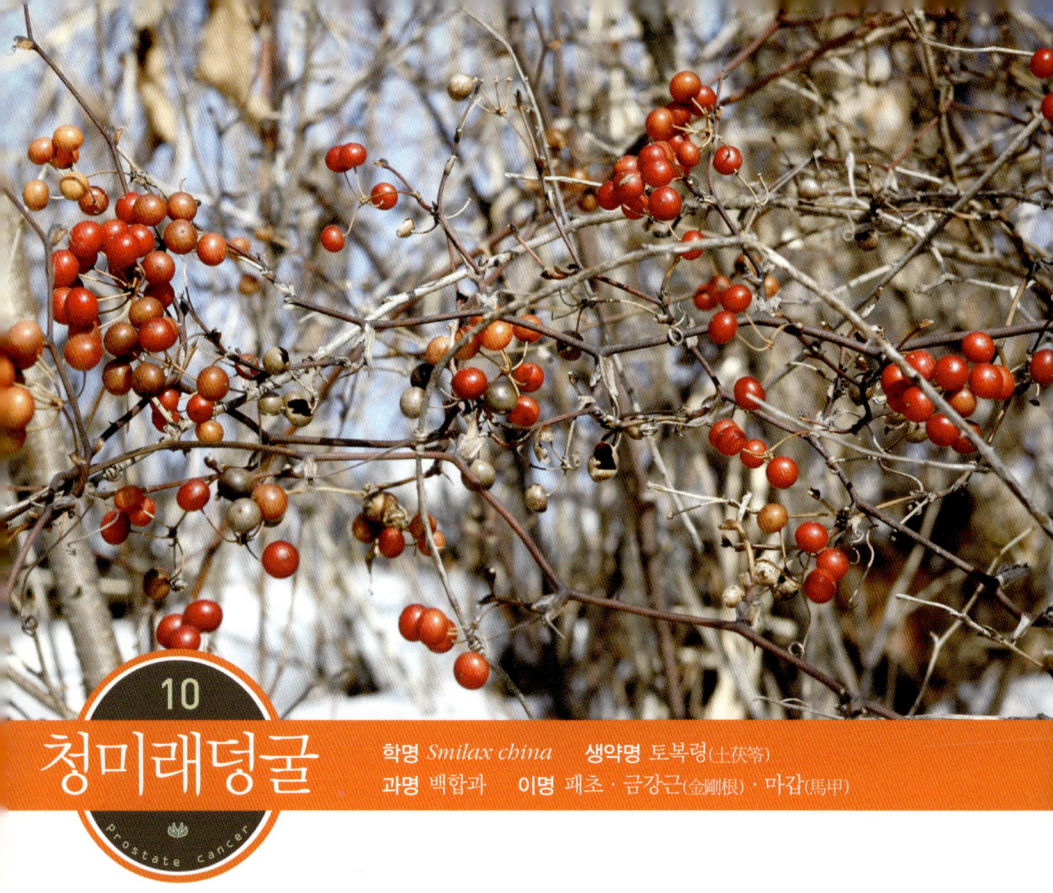

청미래덩굴

학명 *Smilax china*　**생약명** 토복령(土茯苓)
과명 백합과　**이명** 패초 · 금강근(金剛根) · 마갑(馬甲)

청미래덩굴은 명감나무 · 망개나무 · 종가시나무 · 청열매덩굴 · 매발톱가시라고도 한다. 굵은 뿌리줄기는 딱딱하고 회갈색이며 꾸불꾸불 옆으로 길게 뻗는다. 줄기는 마디마다 굽으며 갈고리 같은 가시가 있다. 잎을 금강엽(金剛葉), 열매를 금강과(金剛果)라 한다. 식용 · 약용으로 이용된다. 열매는 명감 또는 망개라고 하며 먹을 수 있고 약재로도 사용한다. 어린순은 나물로 무치고 잎은 쌈으로 먹는다. 잔뿌리는 한줌씩 동여 솔을 만든다. 약으로 쓸 때는 탕으로 하거나 산제 또는 환제로 하여 사용하며, 술을 담가서도 쓴

분 포	전국 각지	생 지	산지의 숲 가장자리
키	2~3m	분 류	낙엽 활엽 덩굴나무
번 식	씨	약 효	열매·뿌리
채취기간	가을~이듬해 봄(뿌리)	취급요령	햇볕에 말려 쓴다.
성 미	평온하며, 달다.	독성여부	없다.

다. 외상에는 달인 물로 김을 쐬거나 닦아낸다.

잎 어긋나는데 길이 3~12cm, 너비 2~10cm의 원형 또는 긴 타원형으로서 끝이 뾰족하며 가장자리가 밋밋하다. 표면에 5~7개의 맥이 있고 질이 두꺼우며 윤기가 난다. 잎자루는 길이 7~20mm로 짧다. 잎 밑동에 나는 턱잎은 칼집 모양으로 유착하며 끝이 덩굴손으로 된다.

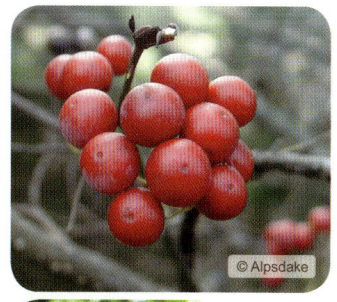

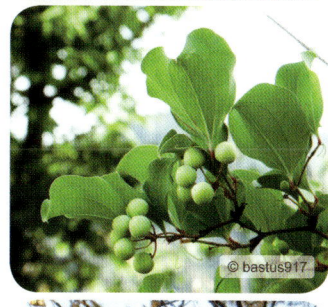

꽃 5월에 황록색으로 피는데 잎겨드랑이에서 산형 꽃차례를 이루며 달린다. 암수딴그루의 단성화이다. 꽃덮이 조각은 6개이고 긴 타원형이며 뒤로 젖혀져서 말린다. 6개의 수술과 1개의 암술이 있으며 씨방은 3실이고 끝이 3개로 갈라진다.

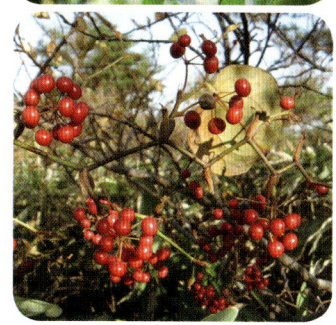

9~10월에 지름 1cm 정도의 둥근 장과가 달려 빨갛게 익는다.

 열매 또는 뿌리줄기(토복령) 10~12g을 1회분 기준으로 달이거나 산제 또는 환제로 하여 1일 2~3회 1개월 정도 복용한다.

 1. 약재를 다룰 때 불, 쇠붙이 도구(철)를 쓰지 않는다.
2. 장기 복용하면 변비가 생길 수 있다.
3. 복용 중에 녹차를 마시면 탈모 등 부작용이 올 수 있다.
4. 몸이 약하고 장이 약한 사람은 과다 복용을 금한다.

주로 염증을 다스리며, 부종에 효험이 있다.
건치, 관절염, 관절통, 근골무력증(근골을 못 펼 때), 대하증, 동상, 매독, 발 부르튼 데, 백탁, 부종, 비치, 설사, 소변간삽, 소변불금, 소변불리, 소변불통, 수족마목, 수종, 아감창, 암(암 예방/항암/악성종양 예방, 뇌암, 대장암, 비암, 식도암, 신장암, 위암, 유방암, 자궁암, 직장암, 치암), 야뇨증, 요독증, 위염, 유실, 이뇨, 이질, 임파선염, 자궁전굴·후굴, 장염, 전립선비대증, 전립선염, 종독, 종창, 중독(수은중독, 약물중독, 양잿물중독), 청열, 출혈, 충수염, 치은궤양, 치창, 치뉵, 치통, 치풍, 치한, 타박상, 태양증, 통풍, 풍, 피부염, 해열

이 약초는…

- 《동의보감》에서는 "오랜 양매창(성병)을 치료한다"고 했듯이 매독을 치료하는 데 탁월한 효과가 있다.

- 해독작용과 해열작용을 하며, 수은중독을 풀어주고, 각종 피부병과 관절통, 남성 여성의 생식기 염증성 질환에 효과가 있다.

- 항암 성분인 사포닌, 타닌, 루틴, 수지 등이 들어 있어 전립선암, 대장암에 효과가 있다.

- 항균작용 성분인 알칼로이드, 리놀렌산, 올레산 등의 성분이 들어 있어 세균성 이질과 결핵 치료에 쓰인다.

- 잎을 담배처럼 말아서 피우면 담배를 끊을 수 있다.

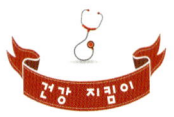

전립선암 똑똑한 대처법

　남성이 걸리는 전립선암은 서양인이 잘 걸리는 암이었다. 그러나 지금은 우리나라에서도 암 환자의 수가 빠르게 증가하고 있다. 2012년 국립암센터 자료에 따르면, 갑상샘암, 전립선암, 유방암, 대장암 등의 순으로 전립선암이 2위이다.

　전립선암은 '황제의 암'이라고도 불린다. 중국 덩샤오핑 전 주석, 프랑스 미테랑 전 대통령, 일본 아키히토 천황, 남아프리카공화국 넬슨 만델라 전 대통령 등 전립선암으로 병원 신세를 지었다. 아이러니하게 소득 수준이 높을수록 전립선암, 신장암 등이 많이 발병하고 낮을수록 자궁경부암, 백혈병 등이 발병한 것이다.

　우리는 너무 자신의 건강에 대해서 자만해 왔다. 몸은 신호를 알리는 데도 그것을 감지하지 못하고 있다. 미국의 건강사이트 프리벤션닷컴에서는 사람들이 무시하기 쉬운 암 증상 10가지를 말하면서 자신의 건강을 지킬 것을 권했다.

1. 지속적인 통증, 혹이나 멍울이 만져지는데도 대수롭지 않게 여긴다. 가슴이나 다른 부위를 자주 만져 멍울이 있는지 살피는 것이 암을 초기에 치료하는 방법이다.
2. 기침이나 쉰 목소리가 오래 지속되었는데도 약만 먹는다. 이는

후두암, 폐암, 갑상샘암의 흔한 증상이다.
3. 배변 습관이다. 대장암의 전조 증상은 대변 시기나 양, 크기의 변화에 있다.
4. 소변 습관과 방광의 이상 증세다. 소변 변화나 방광에 통증이 있다면 신장암, 방광암, 전립선암으로 이어질 수 있다.
5. 지속적인 통증이다. 통증이 오래 이어진다면 몸에 이상이 있다는 신호다. 뼈의 암이나 난소암의 전조일 수도 있다.
6. 목의 통증이다. 목의 통증이 계속되면 후두암 등의 질환을 의심해 봐야 한다.
7. 급격한 체중 감소다. 체중 감소는 췌장, 위, 폐, 식도암 등에서 일반적으로 나타난다.
8. 음식을 삼키기 어려울 때다. 원인은 신경 또는 면역 체계의 문제, 식도암이나 위암, 목에 암이 생길 때 종종 생긴다.
9. 출혈이다. 비정상적인 출혈은 암의 전 단계임을 명심해야 한다.
10. 피부의 변화다. 점이나 주근깨, 사마귀 등의 모양 변화는 피부암을 예고할 수 있다.

암은 왜 발생하는 것일까? 불량 세포들로 인해 면역 체계가 흐트러지기 때문이다. 불량 세포는 육류, 기름, 버터와 같은 고지방의 음식에서 비롯된다. 이는 전립선암뿐만 아니라 당뇨, 고혈압과 같은 성인병으로 이어지게 한다. 그러나 항산화 성분이 풍부한 콩, 브로콜리, 토마토 등의 채소와 과일을 충분히 섭취하는 것과 꾸준한 운동은 면역력을 높이며 불량 세포의 증식을 막는다.

전립선암은 쉽게 나타나지 않기 때문에 전문의들은 적어도 1년에 한 번 정기 검진을 받는 것이 좋다고 한다.

천혜의 명약 암을 이기는 약초 ①

권혁세 지음

발 행 일   초판 1쇄 2015년 8월 28일
발 행 처   도서출판 평단
발 행 인   최석두

등록번호   제1-765호 / 등록일 1988년 7월 6일
주　　소   경기도 고양시 통일로 140 삼송테크노밸리 A동 351호
전화번호   (02)325-8144(代)   FAX (02)325-8143
이 메 일   pyongdan@hanmail.net
I S B N   978-89-7343-420-6   (13510)

ⓒ 도서출판 평단, 2015

＊ 잘못된 책은 바꾸어 드립니다.

이 도서의 국립중앙도서관 출판시도서목록(CIP)은 서지정보유통지원시스템
홈페이지(http://seoji.nl.go.kr)와 국가자료공동목록시스템(http://www.nl.go.kr/kolisnet)에서
이용하실 수 있습니다.
(CIP제어번호: CIP2015018718)

＊ 저작권법에 의하여 이 책의 내용을 저작권자 및 출판사 허락 없이 무단 전재 및 무단 복제,
　인용을 금합니다.

저희는 매출액의 2%를 불우이웃돕기에 사용하고 있습니다.